U0246959

临床用药护理安全手册

主 审 张玲娟 王 卓
主 编 李海燕 陆小英 钱 皎

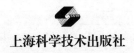

上海科学技术出版社

图书在版编目（CIP）数据

临床用药护理安全手册 / 李海燕，陆小英，钱皎主编. -- 上海：上海科学技术出版社，2025.1. -- ISBN 978-7-5478-6835-5

Ⅰ．R97-62

中国国家版本馆CIP数据核字第20240H13S2号

临床用药护理安全手册

主　审　张玲娟　王　卓

主　编　李海燕　陆小英　钱　皎

上海世纪出版（集团）有限公司
上 海 科 学 技 术 出 版 社　出版、发行
（上海市闵行区号景路159弄A座9F-10F）
邮政编码201101　　www.sstp.cn

徐州绪权印刷有限公司印刷
开本 889×1194　1/32　印张 11.125
字数 280千字
2025年1月第1版　2025年1月第1次印刷
ISBN 978-7-5478-6835-5/R·3114
定价：80.00元

本书如有缺页、错装或坏损等严重质量问题，请向印刷厂联系调换

内容提要

用药护理安全不仅是确保护理质量的基础，也是防止医疗事故及医疗纠纷发生的重要环节。本书旨在为临床一线护士安全用药提供指导。书中采用大量图表，介绍了临床药物管理的各项制度和各类药物的用药护理相关知识，包括心血管系统、消化系统、呼吸系统、血液及造血系统、中枢神经系统、内分泌系统药物等的药理作用、机制、临床应用、药代动力学，重点归纳了各药物的使用方法和用药期间的安全管理。

本书简明扼要、实用性强，是临床护理人员较为实用的参考书。

编委会

主　审　张玲娟　王　卓

主　编　李海燕　陆小英　钱　皎

副主编　徐　立　胡　敏　唐淑慧　陈　翠　范益生
　　　　张　薇

秘　书　韦欣佳

编　者（按姓氏笔画排序）

王　娜	王艺蓉	王金萍	王登台	毛佳宇	凤美娟
史梦燕	兰　芬	吕　专	严立群	李　婵	李烟花
李海燕	杨盼瑞	杨梦月	肖家敏	邱娇娜	位丹丹
张　允	张　薇[①]	张凯丽	张雪晨	陆小英	陈　丽
陈　草	陈　翠	范益生	周苗苗	荚恒娅	胡　敏
费　丽	夏陈成	顾君君	顾赛男	钱　皎	徐　立
唐淑慧	黄菲菲	黄亚婷	曹明悦	植艳茹	程　岚
鲁桂华	雷　雪	詹梦君	管诗佳	颜　哲	

视频制作　胡珍丽　邹宜覃　程　岚

---

① 作者单位：海军军医大学。其他作者单位均为海军军医大学第一附属医院。

序

　　安全用药是在对患者个人的基因、病情、体质、家族遗传病史和药物成分等进行全面的评估后准确选择药物，做到"对症下药"。2023年，美国医院评审联合委员会（The Joint Commission，TJC）发布了《2024年国家患者安全目标》（2024NPSGs），针对确保安全用药给出了最新的要求及注意事项，对全球患者的安全用药起到警示及保障的作用。美国医疗机构评鉴联合会（Joint Commission on Accreditation of Healthcare Organization，JCAHO）更是将用药安全作为持续性监控与督导的安全管理目标。

　　2022年，中国医院协会发布了《患者十大安全目标》，对用药安全再次进行重点强调，包括药品的全流程管理、规范使用药品的各项制度、建立和实施重点药品的诊疗体系及技术规范、药品配置及护送制度和流程等。2023年，国家卫生健康委员会办公厅按照《全面提升医疗质量行动计划（2023—2025年）》安排，制定并下发《患者安全专项行动方案（2023—2025年）》，明确提出加强药品使用的全流程管理，对高警示药物、毒麻精放等重点药物类别需加大管理力度。在政策方针和临床安全双重要求下，在提升用药护理安全方面给护理实践者和管理者提出了更高的要求。

　　注重药品安全是保障患者健康安全的基本前提，通过确保药品的质量、疗效和安全性可以最大限度地减少患者的风险，降低医疗成本，减轻社会负担，从而维护社会公众的信任。同时，药品安全也是医疗行业可持续性发展和创新的基础。只有在药品安全的前提下，医疗技术和药物的研发才能得到有效应用，进而推动医疗科学的发展。护士是药物治疗的执行者，需要熟悉药物的药理知识、保管方法、给药途径、给药时间等，在安全用药过程中扮演着非常重要的角色。医疗机构也应该为护士搭建快速学习平台，充分发挥护士在用药安全中的"把关人"角色。

　　针对临床护士的工作需求，我欣慰地看到，我院护理安全管理学组团结各专科的骨干编写了《临床用药护理安全手册》。本书对药品管理的规章制度、药理性质及安全管理等进行系统梳理及提炼，以表格的形式进行归纳总结，形式新颖，内容全面。本书既能帮助护士快速识别药品的药理知识，又能准确辨别看似、听似相同的药品，区分不同的作用机制，掌握使用后的注意事项，可以成为护士在临床药物安全实践方面的有益参考和学习工具，对于提升临床用药的护理安全质量具有一定的作用。

张玲娟
2024 年 5 月 30 日

前　言

　　自 2021 年以来，国家卫生健康委员会每年发布年度国家医疗质量安全改进目标和各专业质控工作改进目标，其中，对确保安全用药进行强调，以提升医疗质量安全管理科学化、规范化、精细化的程度。

　　安全用药是对患者个人的基因、病情、体质、家族遗传病史和药物的成分等做全面的检测，准确地选择药物，真正做到"对症下药"，同时以适当的方法、适当的剂量、适当的时间准确用药。虽然各大医疗机构非常重视给药安全，但与给药相关的差错还时有发生，严重时危及患者生命。护士是给药医嘱的执行者，护士掌握药物的药理知识、保管方法、给药途径、给药时间等，对预防给药差错的发生起到非常重要的作用。

　　海军军医大学第一附属医院护理处一直重视患者的安全管理，不仅成立了护理安全管理学组，而且自 2015 年起，每年都举办护理安全百日竞赛活动，从多角度、全方位推进活动有序开展，为进一步营造医院护理安全氛围，促进临床护理安全提供有力保障。2021 年，我有幸担任医院护理安全管理学组组长，和各病区选拔出来的管理能力过硬和护理安全意识强的骨干一起做好医院护理安全管理的各项工作。今年，为了更好地确保护理人员安全用药，医院护理安全管理学组组织护理骨干编写《临床用药护理安全手册》一书，希望该书可以为临床一线护士提供安全用药的理论依据，最大限度地确保患者给药安全。

　　本书主要分为药物管理制度和药物护理知识两大部分。药物管理制度主要包括病区药品存放管理制度、静脉用药品配置管理制度、高警示药品管理制度等；药物护理知识主要包括心血管系统药物、利尿药和脱水药、消化系统药物、呼吸系统药物等，每类药物的护理知识分别从药物种类、常见剂型规格、药理作用及机制、临床应用、药代动力学、使用方法和用药期间安全管理方面以表格化的形式呈现，可以帮助临床一线护士快速查找相关的药物知识，提高其对相关知识的掌握度，是一本非常实用的临床护理工具书。

衷心感谢主审专家对本书的严格把关，衷心感谢各位编者的积极参与。由于编者水平有限，本书可能还存在一定的不足之处，敬请各位读者批评指正。

李海燕

2024 年 5 月 30 日

目 录

绪　论

第一章
临床安全用药护理概述

　　药物（drug）指用于预防、诊断、治疗疾病或计划生育的化学物质。随着医学和药理学研究的不断进步和发展，临床药物的种类和数量不断增多。护士是各种药物治疗的实施者，也是药物治疗过程中的监测者，在临床药物治疗中起着非常重要的作用。护理人员掌握好药物基础知识及安全用药管理相关知识对协助医生合理用药、指导患者正确用药、观察疗效、监测药物不良反应、提高护理质量和医疗服务质量具有重要意义。

一、药物基础知识

　　与临床护理工作息息相关的药物基础有药物代谢动力学和药物效应动力学。研究机体对药物作用（吸收、分布、代谢、排泄等）称为药物代谢动力学；研究药物对机体作用（治疗作用、不良反应等）称为药物效应动力学。

（一）药物代谢动力学

　　1. 吸收　药物自给药部位进入血液循环的过程称为吸收。直接注入血管的药物及皮肤黏膜局部用药者无需吸收，其他药物只有经吸收后才能发挥作用。

　　吸收与给药途径密切相关。皮下或肌内注射给药通过毛细血管壁吸收，一般吸收快速而完全。口服给药通过胃肠黏膜吸收，弱酸性药物在胃肠道经毛细血管吸收进入肝门静脉，大部分药物通过肠道内吸收入血。舌下含服、灌肠及栓剂由于接触面小，吸收量较口服的少；但由于不经肝门静脉，药物破坏少，作用较快。其他影响药物吸收的因素有：一方面是药物本身的性质，包括药物的物理化学性质、剂型及对组织的亲和力等；另一方面来自机体，口服药物人体影响因素较多，如服药时的饮水量、是否空腹、胃肠蠕动情况、胃肠道 pH、胃排空速度等。

2. 分布　分布是指进入血液循环的药物向人体有关部位转运的过程。药物在体内的分布，随着其吸收和消除不断变化而变化。影响药物分布的因素大致有：① 药物的物理化学性质；② 局部组织器官血流量；③ 药物与血浆蛋白的结合率；④ 细胞膜屏障；⑤ 机体的病理状况及合并用药等。

3. 代谢　代谢是指药物在体内发生结构转化的过程，又称生物转化。大多数药物代谢发生在肝脏，其他部位有肾脏、血浆等。代谢的最终结果是使药物失去药理活性（灭活）。药物代谢有三种情况：① 非活性物质代谢为活性物质，有些不具药理活性的物质在体内代谢后产生具有药理活性的物质，前者称为前药；② 一种药物代谢为另一种药物，如海洛因代谢为吗啡，非那西汀代谢为扑热息痛；③ 代谢为无活性物质，大多数药物的代谢属于此类。

药物在肝脏代谢主要依靠肝氧化酶，其中主要是细胞色素 P-450。许多药物都经它代谢，其活性有限，因此药物之间存在竞争性抑制作用。

4. 排泄　药物在体内的最后过程。排泄的主要途径有经肾脏、胆汁、呼吸道等。多数药物经代谢后变为极性大的化合物排出体外，也有些药物以原形排出体外，或部分以原形、部分以代谢物排泄。

药物的代谢和排泄统称为药物的消除过程。用以描述消除过程的重要药代动力学参数是半衰期（$t_{1/2}$）和清除率（CL）。半衰期是衡量药物从体内消除速度的参数，指血浆中药物浓度下降一半所需要的时间，其实用价值是帮助确定重复给药时间。清除率是机体消除药物速率的表示方法，指单位时间内有多大容积血浆所含的药物被清除，是给药方案的重要参数之一。

（二）药物效应动力学

1. 治疗效果　根据治疗作用效果可将药物分为对因治疗和对症治

疗。对因治疗是消除原发致病因子，目的是治愈疾病，如抗生素杀灭机体致病菌。对症治疗是改善症状，不能根除病因，但是对病因暂时无法明确或者根治的疾病必不可少。

2. 不良反应　药物在产生治疗效果的同时，也会产生不利于机体的反应。凡与用药目的无关，并为患者带来不适或痛苦的反应统称为药物不良反应，包括副作用、毒性反应、后遗效应、变态反应等。

（1）副作用：一种药物可能有多种作用，或（和）涉及多个器官，当某一效应做治疗目的时，其他效应就成为副作用（也称副反应），副作用是在治疗剂量下发生的，是药物本身固有的作用，多数较轻微并可以预料。

（2）毒性反应：毒性反应是指在剂量过大或药物在体内蓄积过多时发生的危害性反应，一般比较严重。

（3）后遗效应：后遗效应是指停药后血药浓度已降至阈浓度以下时残存的药理效应，例如服用巴比妥类催眠药后，次晨出现的乏力、困倦等现象。

（4）变态反应：变态反应是一类免疫反应，常见于过敏体质的患者。反应的严重程度与剂量无关，从轻微的皮疹、发热至造血系统抑制、肝肾功能损害、休克等。停药后反应逐渐消失，再用时可能再发。

二、临床药物护理安全管理

临床工作中，护士不仅需要掌握相关药理学基础知识，还需要掌握和严格执行安全用药规范，才能够准确协助医生给予治疗，使药物治疗达到最佳效果。

（一）用药前评估

护士在给患者进行药物治疗前，首先要做好给药前评估，具体内容如下。

（1）了解治疗目的：护士了解患者用药目的，包括诊断、当前病情和给药用途等。

（2）收集基础资料：用药前了解患者相关基本情况，如用降压药前测量患者血压；用退热药前应测量患者体温。如果没有基础资料，无法评价疗效。

（3）识别高危患者：了解患者是否有用药禁忌证。如使用青霉素前要了解是否有青霉素过敏史。护士应掌握药物禁忌证，不能盲目依赖医生医嘱。

（二）给药

护士进行药物治疗时，应当仔细审核医嘱，尤其是对剧毒药物，如有疑问应澄清后再执行。掌握临床药物相关知识，可帮助护士减少差错。护士执行医嘱时，应注意核对患者姓名、药名、剂量、用药时间、频次及途径，必要时两人核对；按医嘱配制或稀释药物，静脉输液时要注意药物的配伍禁忌。

有些药物有多种适应证，如阿司匹林，低剂量可解热镇痛，高剂量则无此作用。某些药物有多种给药途径，如吗啡可口服和注射给药，口服剂量大于注射剂量，如果把吗啡的口服剂量当作注射剂量用，就有可能中毒甚至死亡。某些静脉给药的药物如去甲肾上腺素，静脉点滴时如外渗至血管外会造成局部组织坏死，因此要密切观察，防止药液外渗。

（三）给药后评价

药物疗效评价是药物治疗的重要环节，可有助于决定是否需要继续、停止或调整治疗方案。护士经常接触患者，最适宜为疗效评价提供信息。临床中护士不仅要做好药物疗效评价，还应掌握药物不良反应的表现、预防和抢救措施。

第二章

临床药物管理制度

一、病区药品存放管理制度

【目的】

规范管理病区药品存放，保证药品质量和用药安全。

【标准】

1. *存放环境要求* 病区药品根据种类、性质等定点分类分柜放置，保证药柜清洁，药品摆放整齐、标签清晰，无变质、混放、过期、失效。室温应控制在（20±2）℃，湿度控制在（55±5）%。

2. *药品标签要求* 药品标签必须与瓶中药品、瓶身或安瓿上的药品名称保持一致，标签模糊、残缺或涂改的药品不得继续使用；标签内容至少应包括药品通用名称（可同时包括商品名）、规格、有效期。

3. *药品摆放要求* 同种药品应按有效期先后顺序摆放，药品使用严格按照有效期实施"近期先用""先进先出"的管理原则，杜绝药品过期现象发生。

4. *存放核查要求* 每日清点、检查以确保药品在有效期内，使用基数药品后应及时做好消耗登记，并按照药品请领流程及时补充备用，做到账物相符。

5. *使用人群要求* 病区所有基数药品只能供住院患者按医嘱使用，其他人不得私自取用。

6. *特殊药品管理要求*

（1）需要冷藏的药品：应置于病区专用冰箱内，冰箱冷藏温度2~8℃。

（2）需要遮光的药品：应遮光贮存，即使用不透光的容器包装。

（3）需要避光的药品：对光很敏感的药物，贮存及使用时均应避免阳光直射。

（4）贵重药品：放在专用抽屉柜内上锁管理。

（5）剧毒药或腐蚀性的药品：应专柜放置，加锁保管。

（6）抢救药品：应固定放置在抢救车内，保证抢救时急用。

（7）自备药品：由病区护士统一保管，应注明床号、ID 号、姓名，消耗或补充数量后应登记在专用账册上。

二、静脉用药品配置管理制度

【目的】

规范静脉用药品的配置，保证配置质量，确保患者用药安全。

【标准】

1. 配置核查要求

（1）按输液标签和医嘱核查摆放的药品，包括药品的名称、规格、数量、有效期和药品完好性，核查输液袋（瓶）有无裂纹，瓶口有无松动、裂缝，输液袋（瓶）内有无沉淀、絮状物等，确认无误后，方可进行配置。

（2）配置中，应核查药液有无沉淀、变色、异物等，尤其严格核查非整瓶（支）药品剂量和输液标签上的剂量是否相符。

（3）配置结束后，再次核查药液有无沉淀、变色、异物等，以及非整瓶（支）药品剂量和输液标签上的剂量是否相符，并进行挤压试验，观察输液袋有无渗漏现象，尤其是加药口。

（4）按医嘱单内容逐项核查所用输液袋（瓶）、空西林瓶和安瓿的药名、规格、用量是否相符，并要求操作人员和核查人员共同签名，签名需清晰可辨。

2. 配置无菌要求

（1）用安尔碘消毒输液袋（瓶）口，待干。

（2）除去密封瓶瓶盖，用安尔碘消毒西林瓶塞；安瓿需用安尔碘棉球擦拭消毒后掰开。

3. 配置抽吸要求

（1）选用适宜的一次性注射器，检查注射器功能是否良好。

（2）抽取药液时，根据药液容器的不同调整注射器针尖斜面位置，紧靠安瓿颈口抽取药液，然后注入输液袋（瓶）中，轻轻摇匀。

（3）溶解粉针剂时，用注射器抽取适量静脉注射用溶媒注入密封瓶内，必要时可轻轻摇动（或置振荡器上）助溶，全部溶解混匀后，用同一注射器抽出药液，注入输液袋（瓶）内并轻轻摇匀。

（4）若有两种以上粉针剂或注射液需加入同一输液袋（瓶）时，应严格按药品说明书要求和药品性质，依次加入，并注意有无配伍禁忌。

（5）配置过程中，输液袋（瓶）中出现异常或对药品配伍、操作程序有疑点时应停止配置，保留相关配置用具，报告护士长或与处方医生协商调整用药医嘱。并对上述情况做好详细记录，防止再次发生。

4. 配置后处置要求

（1）配置完成后，应及时擦拭台面，以保证环境清洁。

（2）每日对操作台、治疗室进行清洁消毒处理。

5. 细胞毒性药品配置要求

（1）细胞毒性药品配置时应重视操作者的职业防护，严格按照有关规程操作。

（2）细胞毒性药品配置完成后，必须将留有危害药品的西林瓶、安瓿等单独置于适宜的包装中，以供核查。

（3）配置细胞毒性药品用过的一次性注射器、手套、口罩及核查后的密封瓶、安瓿等废弃物，按规定统一处理。

三、高警示药品管理制度

【定义】

高警示药品，即高危药品，指一旦使用不当或发生用药错误时会对患者造成伤害，严重时甚至会危及患者生命的药品。

【目的】

规范高警示药品的使用，减少不良反应，确保患者用药安全。

【标准】

（1）高警示药品目录根据2019年中国药学会医院药学专业委员会发布的《中国高警示药品推荐目录》（2019版）制定，包括22类药品种类和12个单个药品，见表2-1。

（2）高警示药品必须专柜或者专用区域放置，不得与其他药品混合存放；需要冷藏的高警示药品应在冰箱的专用区域存放。

（3）高警示药品存放应标识醒目，使用中国药学会医院药学专业委员会发布的我国高警示药品推荐统一标识，见图2-1。

（4）各病区严格控制高警示药品的备用种类，实行严格的数量管理，做到每日清点、账物相符。

（5）加强高警示药品的有效期管理，先进先出，保持安全有效。

（6）高警示药品应严格按照正确给药途径和标准给药浓度给药。

（7）加强高警示药品的不良反应监测，加强巡视，严密观察使用高警示药品患者在用药中及用药后的临床表现，出现异常情况及时报告医生，并记录于护理病历。

【高警示药品推荐目录（2019版）及高警示药品标识】

见表2-1、图2-1。

表2-1 高警示药品推荐目录（2019版）

编号	名　　称
	药 品 种 类
1	茶碱类药物，静脉注射
2	肠外营养制剂
3	化疗药，非肠道和口服
4	抗心律失常药，静脉注射（如胺碘酮、利多卡因）
5	抗血栓药（包括纤维蛋白溶解药、抗凝血药、血小板糖蛋白 IIb/IIIa 抑制剂和降纤药）
6	降糖药，口服
7	氯化钠注射液，浓度＞0.9%
8	麻醉性镇痛药/阿片类药物，注射，经皮及口服（包括液体浓缩物，速释和缓释制剂）

编号	名　　称
9	麻醉药，吸入或静脉（如丙泊酚、氯胺酮）
10	灭菌注射用水，100 mL 或更大体积，供注射、吸入或冲洗用
11	葡萄糖注射液，浓度≥ 20%
12	强心药，静脉注射（如米力农）
13	神经肌肉阻断剂（如琥珀酰胆碱、罗库溴铵、维库溴铵）
14	肾上腺素受体激动药，注射剂（如肾上腺素，皮下注射）
15	肾上腺素受体拮抗药，静脉注射（如乌拉地尔）
16	生殖毒性药品（如阿维 A 胶囊、异维 A 酸片等）
17	胰岛素，皮下或静脉注射
18	硬膜外或鞘内注射药
19	造影剂，静脉注射
20	脂质体药物（如两性霉素 B 脂质体）和传统的同类药物（如两性霉素 B 去氧胆酸盐）
21	中度镇静药，静脉注射（如咪达唑仑）
22	中度镇静药，小儿口服用（如水合氯醛）
单 个 药 品	
1	阿片酊
2	阿托品注射液，规格≥ 5 mg/ 支
3	高锰酸钾外用制剂
4	加压素，静脉注射或骨髓腔内注射
5	甲氨蝶呤，口服，非肿瘤用途
6	硫酸镁注射液
7	氯化钾注射液，高浓度
8	凝血酶冻干粉
9	注射用三氧化二砷
10	注射用缩宫素
11	硝普钠注射液
12	异丙嗪注射液

图 2-1　高警示药品标识

四、麻醉药品和精神药品管理制度

【定义】

麻醉药品指对中枢神经有麻醉作用，连续使用、滥用或者不合理使用易产生身体依赖性和精神依赖性，能成瘾癖的药品。

精神药品指直接作用于中枢神经系统，使之兴奋或抑制，连续使用能产生依赖性的药品。

【目的】

规范管理麻醉药品和精神药品，确保患者用药安全。

【标准】

1. 麻醉药品和精神药品的使用

（1）为门（急）诊患者开具的麻醉药品和第一类精神药品注射剂，每张处方为一次常用量；控、缓释制剂，每张处方不得超过 7 d 常用量；其他剂型，每张处方不得超过 3 d 常用量。哌甲酯常规剂型用于治疗儿童多动症时，每张处方不得超过 15 d 常用量，控、缓释制剂不得超过 30 d 常用量。

（2）为门（急）诊癌症疼痛患者和中、重度慢性疼痛患者开具的麻醉药品和第一类精神药品注射剂，每张处方不得超过 3 d 常用量；控、缓释制剂，每张处方不得超过 15 d 常用量；其他剂型，每张处方不得超过 7 d 常用量。

（3）为住院患者开具的麻醉药品和第一类精神药品处方应当逐日开具，每张处方为 1 d 常用量。

（4）麻醉药品注射剂仅限于医疗机构内使用，除需长期使用麻醉药品的门（急）诊癌症疼痛患者和中、重度慢性疼痛患者外。盐酸哌替啶处方为一次常用量，限于医疗机构内使用。

（5）第二类精神药品一般每张处方不得超过 7 d 常用量；对于慢性病患者，处方用量可以适当延长，医师应当注明理由。

（6）规范疼痛处理方法，麻醉药品和精神药品的适应证、应用原则、使用方法、慎用及禁用、不良反应、注意事项等方面参照卫生部和国务院印发的《麻醉药品临床应用指导原则》《麻醉药品和精神药品管理条例》。

2. 麻醉药品和精神药品管理

（1）麻醉药品必须专柜双锁保管，钥匙由两名护士分别随身携带。

（2）精神药品必须专柜上锁保管，钥匙由两名护士分别随身携带。

（3）麻醉药品和精神药品的使用要严格按照"近期先用""先进先出"的有效期管理原则，杜绝使用过期药品。

（4）实行每日每班交接制，每班清点备用麻醉药品和精神药品的品种与数量，做到账物相符，交接内容包括药品、处方、登记册、空安瓿和保险箱钥匙等，清点无误后签名确认。

（5）有麻醉药品基数的病区应指定专人负责管理工作。

（6）有麻醉药品和第一类精神药品基数的病区应建立麻醉、第一类精神药品的领入、消耗专用登记册（备基数/不备基数），领入、消耗记录均应真实登记。登记内容包括时间、患者姓名、ID 号、药品批号、数量、处方号等。麻醉、第一类精神药品的领入和使用应做到双人核查并签名。专用登记册应当保存至药品有效期满后至少 3 年。

（7）每月月末要做好麻醉、第一类精神药品专用登记册（备基数）月结记录，记录内容包括结存药品数量和批号，并双人核查签名（护士长和专管人或当班人员）。

（8）在使用麻醉药品之前，护士应确认患者或其委托人已经签署"毒麻精药品疼痛治疗知情同意书"。

（9）各病区使用麻醉药品和第一类精神药品注射剂有残余液时，

必须双人在场销毁处置（弃置于医疗废物袋），填写残余液的"弃置量"，弃置人和复核人在专用登记册上签名。

（10）所有麻醉药品注射剂使用后应保留空安瓿，疼痛透皮贴剂应保存外包装袋和废贴剂，领药时与麻醉处方一同上交药材科，不再换领的疼痛透皮贴剂外包装袋和使用后的贴剂，应在使用完毕 72 h 内交回药材科，统一回收处理。

（11）护理部和药材科应定期对各科室的麻醉、精神药品管理情况进行督查，分析反馈存在问题并提出整改意见，以持续改进药品管理。

（12）麻醉、精神药品在使用过程中出现安瓿破损、安瓿丢失和药品失窃等情况，立即启动应急预案。

【麻醉与第一类精神药品安瓿破损、安瓿丢失和药品失窃应急预案】

见图 2-2、图 2-3 和图 2-4。

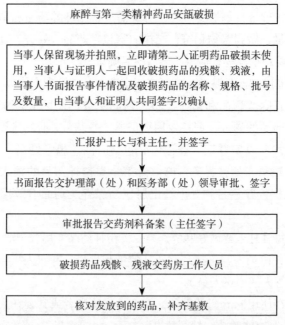

图 2-2　麻醉与第一类精神药品安瓿破损应急预案

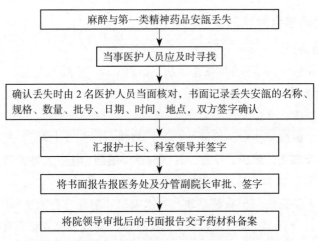

图 2-3　麻醉与第一类精神药品安瓿丢失应急预案

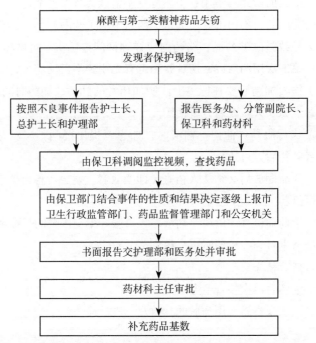

注：报告内容包括事件发生时间、地点、简要经过、涉及范围、事件原因、已采取措施、面临的问题、事件报告单位、报告人及报告时间等

图 2-4　麻醉与第一类精神药品失窃应急预案

五、给药核查管理制度

【目的】

确保患者在用药期间安全，防止给药差错、事故的发生。

【标准】

1. 给药前核查

（1）服药、注射、输液前必须严格执行"三查七对"。三查：摆药、治疗前查；服药、注射、处置前查；服药、注射、处置后查。七对：ID号、姓名、药名、剂量、浓度、时间、用法。

（2）备药前要核查药品质量：水剂、片剂注意有无变质；安瓿、注射液瓶身有无裂痕；密封铝盖有无松动；输液袋包装有无破损；药液有无浑浊和絮状物；药品是否在有效期内；标签是否清楚。

（3）给药前做到三不用：不用标签不清或无标签药品；不用变色、混浊、沉淀药品；不用可疑（剂量、药名不清）药品。

（4）易致过敏的药品，给药前应详细询问过敏史。过敏试验反应阴性者，第一次用药后应密切观察患者有无用药不良反应。

（5）输液加药后要在标签上注明加药者的姓名及加药时间，并留下安瓿，经另一人核查后方可使用。

（6）执行服药、注射、输液时，如患者提出疑问，应及时查清，并向患者解释后方可执行。

（7）药品摆放后必须2人核查（即摆放者、发放者各自核查），无误后方可给药。

（8）给药前核查注射单、输液单、口服药单与医嘱的一致性。

2. 给药中核查　给药时再次核查"七对"。

3. 给药后核查

（1）给药后再次核查"七对"。

（2）注意观察患者用药后的疗效及不良反应。

临床用药护理知识

第三章

心血管系统药物

一、抗高血压药

常见的抗高血压药（图 3-1）主要包括利尿剂、α 受体阻滞剂、β 受体阻滞剂、钙通道阻滞剂、血管紧张素转换酶抑制剂（angiotensin converting enzyme inhibitor，ACEI）、血管紧张素 II 受体拮抗剂（angiotensin II receptor blocker，ARB）、复方制剂及其他降压药（表 3-1～3-8）。

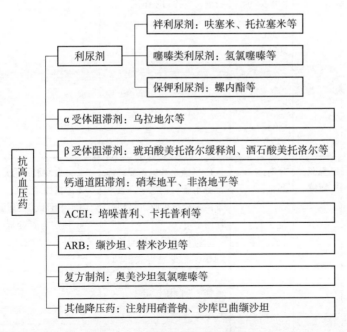

图 3-1 常见抗高血压药分类

表 3-1　袢利尿剂、噻嗪类利尿剂代表药物

种类	代表药物	常见剂型规格	药理作用及机制	临床应用
袢利尿剂	呋塞米	注射液：2 mL/20 mg 片剂：20 mg	1. 排泄水和电解质：主要通过抑制肾小管髓袢对氯化钠的主动重吸收，从而增加水、钠、氯排泄。 2. 扩张血管：通过抑制前列腺素分解酶的活性，降低肾血管阻力	1. 水肿性疾病包括充血性心力衰竭、肝硬化、肾脏疾病。 2. 高血压、高钾血症及高钙血症。 3. 预防急性肾功能衰竭。 4. 急性药物中毒，如巴比妥类药物中毒等
	托拉塞米	注射液：1 mL/10 mg；2 mL/20 mg 片剂：5 mg；20 mg	排泄水和电解质；作用于肾小管，促进钠、氯的排泄，发挥利尿作用	1. 水肿性疾病。 2. 原发性高血压
噻嗪类利尿剂	氢氯噻嗪	片剂：25 mg	1. 排泄水和电解质：抑制肾小管对钠离子、氯离子的主动重吸收，起到利尿的作用。 2. 降压：用药早期通过利尿、减少血容量降压，长期用药则通过扩张外周血管发挥降压作用	1. 充血性水肿性疾病。 2. 原发性高血压。 3. 中枢性或肾性尿崩症。 4. 预防含钙盐成分的肾结石

药代动力学	使 用 方 法	用药期间安全管理
口服：吸收迅速但不完全（约60%），30～60 min 开始起作用，持续6～8 h。 静脉注射：注射后5 min 生效，持续2 h。 88% 以原形经肾脏排泄，12% 经肝脏代谢由胆汁排泄，肾功能受损者经肝脏代谢增多	1. 治疗高血压时 20～40 mg，1～2 次/d 口服。 2. 治疗高血压危象时，起始40～80 mg 静脉注射，伴急性左心衰竭或急性肾功能衰竭时，可酌情加量	1. 用药期间应严密监测患者的尿量及电解质变化，预防患者出现脱水、低钾血症等不良反应。 2. 大剂量或长期应用时，应密切关注患者血压变化，警惕因体位性低血压导致患者摔倒。 3. 常规剂量静脉注射时间应超过 1 min，大剂量静脉注射时不超过 4 mg/min
80% 经肝脏代谢，20% 经肾脏排泄	1. 心力衰竭所致水肿、肝硬化引起腹水：一般初始剂量为5 mg 或 10 mg，1 次/d，缓慢静脉注射，也可用 5% 葡萄糖溶液或生理盐水稀释后静脉滴注；如效果不明显可增至 20～40 mg，1 次/d，疗程不超过 1 周。 2. 肾脏疾病所致水肿：初始剂量 20 mg，1 次/d，根据病情需要可逐渐增加至最大剂量100 mg/d，疗程不超过 1 周	1. 定期检查电解质（特别是血钾）、血糖、尿酸、肌酐、血脂等。 2. 观察患者尿量或出入量，警惕药物过量使患者过度脱水，从而导致嗜睡、循环衰竭等表现
口服吸收迅速但不完全，进食能增加吸收量。口服 2 h 起作用，达峰时间为 4 h，作用持续时间为 6～12 h，肾功能受损者延长。主要以原形由尿排泄	1.治疗水肿性疾病：25～50 mg/次，1～2 次/d，或隔日治疗，或每周连服 3～5 d。 2. 治疗高血压：12.5～25 mg/次，1～2 次/d。并按降压效果调整剂量	1. 监测血电解质，长期服用可能引起低钾血症，导致心律失常，注意补钾或与保钾利尿剂合用。 2. 注意监测血糖及高血糖引起的并发症，因该药可导致血糖升高。 3. 监测血尿酸，因该药可干扰肾小管排泄尿酸，可诱发痛风

表 3-2　保钾利尿剂、α 受体阻滞剂代表药物

种类	代表药物	常见剂型规格	药理作用及机制	临床应用
保钾利尿剂	螺内酯	片剂：20 mg	排泄水和电解质：抑制钠离子重吸收，减少钾离子排泄，起到保钾排钠利尿作用	1. 治疗水肿性疾病，包括充血性心力衰竭、肝硬化、肾性水肿等。 2. 治疗高血压的辅助药物。 3. 治疗原发性醛固酮增多症
α 受体阻滞剂	乌拉地尔	缓释片/胶囊：30 mg 注射液：5 mL/25 mg	降压：具有中枢和外周双重作用机制。阻断 α_1 受体、抑制儿茶酚胺的缩血管作用，从而降低外周血管阻力和心脏负荷；通过提高中枢神经系统的活性，防止因交感反射引起血压升高及心率加快	主要用于高血压危象；严重的恶性高血压、原发性高血压、肾性高血压、嗜铬细胞瘤所引发的高血压等

药代动力学	使 用 方 法	用药期间安全管理
口服易吸收，起效缓慢，口服后 1 d 左右起效，2～4 d 出现最大利尿效应。食物增加其生物利用度，应饭后立即服用。本药主要通过尿液排出，其次为胆汁	1. 治疗水肿性疾病：40～120 mg/d，分 2～4 次服用，至少连服 5 d。 2. 治疗高血压：40～80 mg/d，分 2～3 次服用，至少 2 周，以后酌情调整剂量，不宜与血管紧张素转化酶抑制剂合用，以免发生高钾血症。 3. 治疗原发性醛固酮增多症：手术前患者 100～400 mg/d，分 2～4 次服用。不宜手术的患者，则选用较小剂量维持	1. 患者单独使用该药或合并肾功能不全时应定期监测血钾，警惕高钾血症发生。如发生高钾血症，应终止给药，立即予钾离子拮抗治疗，必要时行床旁血透。 2. 大剂量或长期应用时，应密切监测血压及肾功能，警惕症状性脱水、低血压和肾功能不全等。 3. 指导患者与饭同服或餐后服药
口服吸收好，生物利用度约 72%；半衰期约 35 min。50%～70% 通过肾脏排泄，其余由胆道排出	1. 口服给药：成人，30～60 mg/次，2 次 /d，维持剂量 30～180 mg/d。根据病情，也可在 1～2 周内逐渐增加剂量至 60 mg/次，2 次 /d。 2. 静脉推注：10～50 mg 缓慢静脉推注，用药后 5 min 起效。若降压效果不理想，可重复用药。使用微量泵时，应严格控制给药速度。 3. 静脉滴注：250 mg 加入生理盐水或 5%～10% 的葡萄糖稀释后静脉滴注。静脉输液的最大药物浓度为 4 mg/mL	1. 预防体位性低血压发生。用药后避免大幅度活动，变换体位时动作轻缓。 2. 给予心电监护持续监测血压。如发生血压骤降，应立即停止静脉给药，可采取头低足高位，并遵医嘱快速补液增加血容量。 3. 防止静脉炎发生：建议选择中心静脉输注，加强输液巡视。如使用外周静脉输注，发现注射部位红肿，立即停止输注，并更换注射部位。 4. 由于该药为酸性，避免与碱性液体如碳酸氢钠等同时使用

表3-3 β受体阻滞剂代表药物

种类	代表药物	常见剂型规格	药理作用及机制	临床应用	药代动力学
β受体阻滞剂	琥珀酸美托洛尔	缓释片：47.5 mg；95 mg	1. 降压：阻断肾上腺能受体、抑制交感神经活性，从而减慢心率，降低心肌收缩力，减少心肌耗氧量。 2. 保护心血管系统：改善心肌重构、减少心律失常、预防猝死等心血管事件，降低死亡率	1. 高血压、心绞痛、心律失常。 2. 伴有左心室收缩功能异常的慢性心力衰竭。 3. 甲状腺功能亢进	口服后吸收完全，药物吸收发生在整个胃肠道。约5%以原形由肾脏排泄，其余均完全代谢
	酒石酸美托洛尔	片剂：25 mg；50 mg；100 mg			
	富马酸比索洛尔	片剂：2.5 mg；5 mg			

使 用 方 法	用药期间安全管理
1. 治疗高血压：47.5～95 mg/ 次，1 次 /d。服用 95 mg 无效患者可合用其他抗高血压药，最好是利尿剂和二氢吡啶类钙拮抗剂。 2. 治疗心绞痛：95～190 mg/ 次，1 次 /d。必要时可联合硝酸酯类药物或增加剂量。 3. 纽约心功能分级（New York Heart Association, NYHA）心功能 Ⅱ 级：治疗起始 2 周内，起始用量为 23.75 mg/ 次，1 次 /d。2 周后剂量可增至 47.5 mg/ 次，1 次 /d，此后每 2 周剂量可加倍。长期治疗的目标用量为 190 mg/ 次，1 次 /d。 4. NYHA 心功能分级 Ⅲ～Ⅳ 级：起始剂量为 11.875 mg/ 次，1 次 /d。1～2 周后，剂量可加至 23.75 mg/ 次，1 次 /d。2 周后剂量可增至 47.5 mg/ 次，1 次 /d。对于能耐受更高剂量的患者，每 2 周可将剂量加倍，最大可至 190 mg/ 次，1 次 /d	1. 使用前应询问患者有无哮喘病史，如有应慎用。 2. 监测血压、心率：密切监测患者血压和心率变化，如出现头痛、头晕、黑矇等表现，应警惕患者出现直立性低血压。一旦出现直立性低血压，协助患者立即平卧，遵医嘱吸氧及补液。高血压患者若初次使用 β 受体阻滞剂，坐位心率不应＜ 60 次 /min，卧位心率不应＜ 55 次 /min。 3. 监测血糖、血脂：与降糖药物联合应用时，可能会掩盖低血糖反应，应告知患者正确识别低血糖的表现（如心悸、出虚汗等），督促患者定期监测血糖，动态记录血糖的变化。 4. 妊娠期妇女使用时，应严密监测胎动情况，该类药可引起胎儿心动过缓
1. 治疗高血压、心绞痛、心律失常、肥厚性心肌病时一般为 25～50 mg/ 次，2～3 次 /d，或 100 mg/ 次，2 次 /d。 2. 治疗心力衰竭：应在使用洋地黄和（或）利尿剂等抗心力衰竭的治疗基础上使用本药。起初 6.25 mg/ 次，2～3 次 /d，后根据患者病情及药物疗效，每数日至 1 周增加 6.25～12.5 mg/ 次，2～3 次 /d，最大剂量 50～100 mg/ 次，2 次 /d	
起始剂量为 5 mg/ 次，1 次 /d。支气管痉挛、肝肾功能不全（肌酐清除率＜ 40 mL/min）患者，应降低起始剂量，为 2.5 mg/ 次，1 次 /d。最大剂量为 10 mg/d	

表 3-4　钙通道阻滞剂代表药物

种类	代表药物	常见剂型规格	药理作用及机制	临床应用
钙通道阻滞剂	硝苯地平	片剂：5 mg；10 mg 缓释片：10 mg；20 mg；30 mg 控释片：30 mg；60 mg	1. 降压：松弛血管平滑肌进而降低血压。 2. 解除和预防冠状动脉痉挛：舒张冠状动脉，拮抗自发或麦角新碱诱发的冠状动脉痉挛。 3. 减少心肌耗氧量：抑制心肌收缩，降低心肌代谢	1. 高血压。 2. 心绞痛：变异型心绞痛；不稳定型心绞痛；慢性稳定型心绞痛
	非洛地平	片剂：2.5 mg；5 mg		
	氨氯地平	片剂：5 mg；10 mg		

药代动力学	使 用 方 法	用药期间安全管理
口服后吸收迅速完全，15 min 起效，1～2 h 作用达高峰，作用持续 4～8 h。药物在肝脏内转换为无活性的代谢产物，约80% 经肾脏排泄，20% 随粪便排出	1. 片剂：口服一般起始剂量为 10 mg/ 次，3 次 /d；常用维持剂量为 10～20 mg/ 次，3 次 /d。冠状动脉痉挛患者，20～30 mg/ 次，3～4 次 /d，最大剂量不宜超过 120 mg/d。如病情紧急，可 10 mg/ 次嚼碎或舌下含服，并根据血压变化，决定是否再次给药。 　2. 控释片：30 mg/ 次，1 次 /d 或 60 mg/ 次，1 次 /d。 　3. 缓释片：1～2 片 / 次，1～2 次 /d。服用缓释片、控释片需要整片服用，不可嚼碎	1. 告知患者服药期间不能随意停药、减药或增药，遵医嘱服用。 　2. 监测血压，观察患者有无头晕、乏力等不适主诉，嘱患者变换体位时动作缓慢。 　3. 观察有无颜面潮红、头痛、眩晕、恶心、便秘等不良反应，如有，应及时汇报医生
口服生物利用度约为20%，服药后 2.5～5 h 血药浓度达峰值，终末半衰期为 11～16 h，血浆蛋白结合率约 99%	口服起始剂量为 2.5 mg/ 次，2 次 /d。常用维持剂量为 5 mg 或 10 mg，1 次 /d，必要时剂量可增加或加用其他降压药	
90% 经过肝脏转化为代谢物形式排泄，其他 10%以原形排出	口服治疗高血压起始剂量为 5 mg/ 次，1 次 /d，最大剂量为 10 mg/ 次，1 次 /d。身材小、虚弱、老年、伴肝功能不全患者，起始剂量为 2.5 mg/ 次，1 次 /d；治疗慢性稳定性冠心病或血管痉挛性心绞痛的推荐剂量为 5～10 mg/ 次，1 次 /d	

表 3-5 ACEI 代表药物

种类	代表药物	常见剂型规格	药理作用及机制	临床应用
ACEI	卡托普利	片剂：25 mg	通过抑制血管紧张素转换酶降低循环系统与血管组织肾素-血管紧张素-醛固酮系统（renin angiotensin aldosterone system，RAAS）活性，从而舒张血管，起到降压作用	1. 治疗各类高血压。2. 改善心肌缺血，预防和逆转心肌与血管重构。3. 增加肾血流量，保护肾脏。4. 改善胰岛素抵抗，预防和逆转肾小球基底膜的糖化
	贝那普利	片剂：5 mg；10 mg		
	培哚普利	片剂：4 mg；8 mg		
	依那普利	片剂：5 mg；10 mg		
	赖诺普利	片剂：5 mg；10 mg		
	福辛普利	片剂：10 mg		

药代动力学	使 用 方 法	用药期间安全管理
食物可以影响卡托普利、培哚普利的吸收，应在餐前 1 h 服用。其他可在饭后服用。除福辛普利通过肝肾清除以外，其他药物主要通过肾脏代谢	治疗高血压时，推荐剂量为 12.5 mg/ 次，2～3 次 /d，可根据患者具体情况适当增加剂量，最大剂量不超过 150 mg/d	1. 定时监测血压，防止低血压。可能出现首剂低血压不良反应，表现为血压迅速下降、恶心、头晕、心悸等。一旦出现上述症状，让患者立即卧床休息。
2. 肾功能受损的患者若与保钾利尿药、非甾体类抗炎药、β 受体阻滞剂合用，易致高钾血症，用药过程中密切监测血钾。
3. 用药期间做好呼吸观察，刺激性干咳是常见的不良反应，偶有支气管痉挛性呼吸困难。
4. 监测血糖，防止低血糖发生。该药能增加机体对胰岛素的敏感性，导致低血糖。
5. 用药的第 1 个月内观察是否有嘴唇、舌头、口腔、鼻部水肿情况发生，偶可发生于喉头，威胁生命安全。这与该药的不良反应血管神经性水肿有关，一旦发生应停药
	推荐剂量为 10 mg/d，若疗效不佳，可加至 20 mg/d，最大剂量 40 mg	
	建议起始剂量为 4 mg/d，经过 1 个月治疗后可加至 8 mg/d	
	开始剂量为 5～10 mg/d，分 1～2 次服，肾功能严重受损者为 2.5 mg/d	
	吸收不受食物影响，可在饭前、饭中或饭后服用，建议起始剂量为 2.5～5 mg/d，最高剂量为 40 mg	
	剂量范围为 10～40 mg/d，起始剂量为 10 mg	

第三章

表 3-6　ARB 代表药物

种类	代表药物	常见剂型规格	药理作用及机制	临 床 应 用
ARB	缬沙坦	片剂 / 胶囊：80 mg；160 mg	通过抑制 RAAS 激活，降低钠的重吸收，舒张血管，达到降压效果	治疗高血压，抑制心肌重构，改善预后
	替米沙坦	片剂 / 胶囊：40 mg；80 mg		
	氯沙坦钾	片剂 / 胶囊：50 mg；100 mg		
	奥美沙坦酯	片剂 / 胶囊：20 mg；40 mg		
	厄贝沙坦	片剂 / 胶囊：150 mg		
	坎地沙坦酯	片剂 / 胶囊：4 mg；8 mg		
	阿利沙坦酯	片剂 / 胶囊：80 mg；240 mg		

药代动力学	使 用 方 法	用药期间安全管理
口服后 2～4 h 血浆浓度达峰值。降压效果维持至服药后 24 h 以上。主要以原形排泄，70% 从粪便中排出，30% 从尿中排出	缬沙坦胶囊 80 mg/ 次，1 次 /d。如降压疗效不满意，可将剂量增至 160 mg/ 次，1 次 /d	1. 监测患者血压，观察药物效果。 2. 替米沙坦、奥美沙坦、厄贝沙坦和阿利沙坦过量可引起心动过速，应做好心律、心率监测，必要时行心电图检查。 3. 氯沙坦钾过量可引起心律失常、食欲减退、恶心、呕吐等，使用过程中应密切观察患者有无上述不良反应
口服 0.5～1 h 后达到峰浓度。食物会轻度降低替米沙坦的生物利用度，半衰期约为 24 h。全以原形从粪便中排泄	初始剂量为 40 mg/ 次，1 次 /d，若用药后未达到理想血压可加大剂量，最大剂量为 80 mg	
口服吸收良好，生物利用度约为 33%。氯沙坦及其活性代谢产物的血药浓度分别在 1 h 及 3～4 h 达到峰值	50 mg/ 次，1～2 次 /d	
口服后经胃肠道吸收，口服给药 1～2 h 之后即达血药峰值浓度，进食不影响奥美沙坦的生物利用度	通常推荐起始剂量为 20 mg，1 次 /d。经 2 周治疗后仍需进一步降低血压的患者，剂量可增至 40 mg	
口服后吸收良好，绝对生物利用度为 60%～80%，不受进食影响	口服 150～300 mg，1 次 /d	
在经胃肠道吸收期间水解为坎地沙坦，绝对生物利用度约为 15%，主要以原形经尿粪排出	口服一般成人 4～8 mg/ 次，1 次 /d，必要时可增加剂量至 12 mg	
半衰期为 10 h，主要以原形经尿粪排出	通常起始和维持剂量为 240 mg，1 次 /d，治疗 4 周可达最大降压效果，食物会降低吸收，不建议与食物同服	

表 3-7 复方制剂代表药物

种类	代表药物	常见剂型规格	药理作用及机制	临床应用	药代动力学
复方制剂	卡托普利氢氯噻嗪	片剂：10 mg；6 mg	复方制剂同时具有两种降压机制（参考前文单方药理机制）	单方控制不佳的高血压患者	参考前文单方制剂
	氨氯地平贝那普利	片剂：5 mg；10 mg			
	奥美沙坦酯氢氯噻嗪	片剂：20 mg；12.5 mg			
	缬沙坦氨氯地平	片剂：80 mg缬沙坦＋5 mg氨氯地平			

使 用 方 法	用药期间安全管理
治疗高血压时，口服 1 片 / 次，2～3 次 /d	参考前文单方制剂
通常剂量为 1 片 / 次，1 次 /d，最大可增加至 2 片	
推荐起始剂量为 20 mg/d，经 2 周治疗后仍需进一步降压的患者，剂量可增至 40 mg	
常用剂量为 1 片 /d	

表 3-8 其他降压药代表药物

种类	代表药物	常见剂型规格	药理作用及机制	临床应用	药代动力学
其他降压药	硝普钠	注射液：2 mL/50 mg	1. 降压：扩张动、静脉，降低外周血管阻力，从而降压。 2. 减轻心力衰竭：血管扩张使心脏前、后负荷均降低，心排血量改善。同时减少主动脉和左心室反流	1. 高血压急症：高血压危象、高血压脑病、恶性高血压。 2. 围手术期高血压：嗜铬细胞瘤手术前后阵发性高血压患者的紧急降压，也可用于外科麻醉期间控制性降压。 3. 急性心力衰竭：如急性肺水肿。亦用于急性心肌梗死或瓣膜（二尖瓣或主动脉瓣）关闭不全时的急性心力衰竭	给药后几乎立即起作用并达到药物浓度高峰，静滴停止后维持 1～10 min。经肾脏排泄
	沙库巴曲缬沙坦钠	50 mg；100 mg；200 mg	通过抑制脑啡肽酶活性，提高体内具有降压和器官保护作用的利尿钠肽水平，阻断血管紧张素Ⅱ的 1 型受体（AT1），起到降压及心脏、肾脏、血管等靶器官保护作用	1. 原发性高血压患者的降压治疗、老年高血压、盐敏感性高血压、高血压合并心力衰竭、高血压合并左心室肥厚、高血压合并慢性肾脏病（1～3 期）和高血压合并非肥胖的患者。 2. 用于治疗射血分数低（≤40%）的成年患者，可以降低心血管死亡和心力衰竭住院风险	沙库巴曲缬沙坦由沙库巴曲和缬沙坦组成，两种药物分别在 0.5 h 和 1.5 h 达到血浆峰浓度。沙库巴曲和缬沙坦的口服绝对生物利用度分别约为 ≥60% 和 23%。连续给药 3 日后达到稳态血药浓度

使 用 方 法	用药期间安全管理
1. 成人：静脉滴注，开始速度 0.5 μg/（kg·min）。根据治疗效果以 0.5 μg/（kg·min）递增，逐渐调整剂量，常用剂量为 3 μg/（kg·min），极量为 10 μg/（kg·min）。总量为 3.5 mg/kg。 2. 小儿：静脉滴注，起始速度为 1.4 μg/（kg·min），根据效果逐渐调整用量	1. 监测血压：使用期间严密监测血压、心率的变化，建议给予心电监护。 2. 药物保存：现配现用，配置好的溶液保存与应用不应超过 24 h。溶液对光敏感，稳定性较差，输注时注意避光。 3. 给药速度：建议使用微量注射泵，精确控制给药速度，减少不良反应发生。 4. 血管选择：建立单独静脉通道，避免与其他药液混合静脉滴注。一旦出现外渗，停止输注，重新选择输注部位。避开关节和细小血管，选择粗、直而又便于肢体活动的血管部位。建议使用中心静脉。 5. 向患者及家属介绍用药目的、注意事项等，以防止自行调整滴速或体位变化过快，而影响疗效或引起不良反应的发生
1. 可与食物同服或空腹服用，不建议与 ACEI 或 ARB 合用。治疗高血压时推荐起始剂量为 200mg/ 次，1 次 /d。起始剂量降压效果不佳，服药剂量可增加至 400 mg/d。 2. 用于高龄老人，伴有射血分数低的慢性心力衰竭患者、合并慢性肾脏病（3～4期）的患者，可从低剂量 50～100 mg/ 次开始。 3. 在目前未服用 ACEI 或 ARB 的患者或服用低剂量上述药物的患者中，推荐本品的起始剂量为 50 mg，2 次 /d。根据患者耐受情况，本品剂量应该每 2～4 周倍增一次，直至达到 200 mg/ 次，2 次 /d 的目标维持剂量。	1. 沙库巴曲缬沙坦钠可导致血管性水肿，若发生皮肤肿胀、喉头水肿、局部发红、疼痛、有灼烧感等血管性水肿症状时，应立即停药，遵医嘱给予对症治疗并监测呼吸道受累情况。 2. 监测血压，若出现头晕、黑蒙、四肢无力等低血压表现时，应在医生指导下调整剂量，对症处理。 3. 定期监测血钾水平，血钾 > 5.4 mmol/L 的患者不建议使用该药

第三章

二、抗心绞痛药

常见的抗心绞痛药（图 3-2）主要包括硝酸酯类（表 3-9）、β 受体阻滞剂（见表 3-3）、钙通道阻滞剂（见表 3-4）。

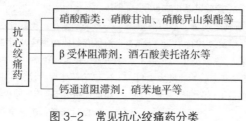

图 3-2　常见抗心绞痛药分类

三、抗慢性心功能不全药

常见的抗慢性心功能不全药（图 3-3）主要包括正性肌力药、利尿剂、β 受体阻滞剂、血管扩张剂、肾素-血管紧张素系统抑制剂、盐皮质激素受体拮抗剂（mineralocorticoid receptor antagonists，MRA）、钠-葡萄糖共转运蛋白 2 抑制剂（sodium-dependent glucose cotransporter 2 inhibitor，SGLT-2i）、窦房结起搏电流通道抑制剂、可溶性鸟苷酸环化酶刺激剂（表 3-10～3-13）。其中利尿剂、β 受体阻滞剂、肾素-血管紧张素系统抑制剂、血管扩张剂（硝普钠）、盐皮质激素受体拮抗剂（螺内酯）相关知识详见本章抗高血压药，血管扩张剂（硝酸酯类）详见本章抗心绞痛药。

第三章

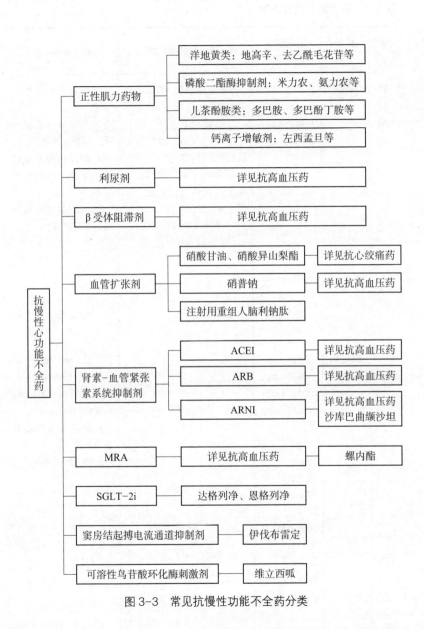

图 3-3　常见抗慢性功能不全药分类

表 3-9　硝酸酯类代表药物

种类	代表药物	常见剂型规格	药理作用及机制	临床应用
硝酸酯类	硝酸甘油	注射液： 1 mL/5 mg 片剂： 0.5 mg	1. 扩张动静脉，降低心肌耗氧量。 2. 扩张冠状动脉，改变心脏血液分布，增加缺血区血液灌注。 3. 降低左室充盈压，增加心内膜供血，改善左室顺应性。 4. 保护缺血的心肌细胞，减轻心肌缺血性损伤	1. 缓解各种类型心绞痛。 2. 治疗急性心肌梗死，减小梗死面积。 3. 辅助治疗充血性心力衰竭，降低心脏负担。 4. 治疗急性呼吸衰竭和肺动脉高压
	硝酸异山梨酯	注射液： 1 mL/10 mg； 5 mL/10 mg； 10 mL/10 mg 片剂： 5 mg； 10 mg； 40 mg； 50 mg 胶囊： 20 mg； 40 mg； 50 mg 缓释片： 20 mg		1. 冠心病长期治疗。 2. 心绞痛的预防。 3. 心肌梗死后持续心绞痛的治疗。 4. 慢性充血性心力衰竭治疗。 5. 肺动脉高压治疗

药 代 动 力 学	使 用 方 法	用 药 期 间 安 全 管 理
片剂舌下含服立即吸收，2～3 min 起效，作用持续 10～30 min；静脉使用即刻起效。主要在肝脏代谢，代谢迅速而近乎完全。代谢后经肾脏排出	1. 片剂：心绞痛急性发作时，成人 0.25～0.5 mg/次舌下含服，不可吞服。每 5 min 可重复含服 0.5 mg，直至疼痛缓解。如果 15 min 内总量达 1.5 mg 后疼痛持续存在，应立即采取其他措施。 2. 注射液：用生理盐水或 5% 葡萄糖注射液稀释后静脉输注，最好用输液泵匀速输入。开始剂量为 5 μg/min，用于降低血压或治疗心力衰竭，可每 3～5 min 增加 5 μg/min	1. 用药前后严密监测患者血压，血容量不足或收缩压低的患者慎用。用药轻度过量可导致低血压和心动过速，可通过抬高下肢、减少用药或停药改善上述症状。患者站立时应小心，避免由于头晕或头昏而跌倒。 2. 硝酸甘油可引起剂量相关性头痛，尤其在开始使用硝酸甘油治疗时，但通常随着继续使用消退。 3. 用药期间患者如果出现视力模糊或口干，应立即停药。 4. 静脉使用时需避光。 5. 禁忌证：青光眼、颅内高压患者
普通片剂生物利用度近 100%，血清浓度在服药后 30～60 min 达峰值。作用时间 6 h，半衰期为 4～5 h。缓释制剂释放时间长达 10 h，吸收期、作用期比普通片剂延长。经静脉给药，迅速分布至全身。在肝脏几乎完全被代谢，肝病患者不出现蓄积现象	1. 口服：片剂，预防心绞痛，5～10 mg/次，2～3 次/d，总量 10～30 mg/d。舌下给药，5 mg/次，缓解症状。胶囊剂，成人 20～40 mg/次，1～2 次/d。缓释片，30～40 mg/次，1 次/d，饭后整片吞服，勿嚼碎服。 2. 注射：初始剂量可以从 1～2 mg/h 开始，然后根据患者个体需要进行调整，最大剂量通常不超过 8～10 mg/h	1. 禁忌证：贫血、头部创伤、脑出血、严重低血压和血容量不足、硝酸盐类药物敏感以及青光眼患者。 2. 密切观察用药后有无不良反应发生。药物过量可表现为口唇指甲发绀、眩晕、头胀、气短、明显乏力、心率快而弱，甚至抽搐等。 3. 用药过程中应监测血压，应避免血压过低和低血压持续时间过长。老年患者易出现直立性低血压。用药期间避免突然改变体位，动作缓慢。 4. 使用过程中应避免突然停药，以免出现反跳现象

表 3-10　洋地黄类正性肌力药和磷酸二酯酶抑制剂代表药物

种类	代表药物	常见剂型规格	药理作用及机制	临床应用	药代动力学
洋地黄类正性肌力药	地高辛	注射液：2 mL/0.5 mg 片剂：0.25 mg	1. 正性肌力作用。 2. 影响心脏电生理，有负性频率作用。 3. 抑制神经内分泌系统过度激活	各种急性和慢性心功能不全，增加左心室射血分数，改善心力衰竭症状。用于控制伴有快速心室率的心房颤动、心房扑动患者的心室率及室上性心动过速	口服吸收率75%，起效时间0.5～2 h，达峰时间2～3 h，持续时间4～7 d，半衰期36 h。静脉注射起效时间5～30 min，达峰时间1～4 h，持续时间为6 h，半衰期为36 h
	去乙酰毛花苷（西地兰）	注射液：2 mL/0.4 mg		1. 主要用于心力衰竭治疗。由于其作用较快，适用于急性或慢性心功能不全急性加重患者。 2. 用于治疗伴快速心室率的房颤、心房扑动患者	静脉注射可迅速分布到各组织，10～30 min 起效，1～3 h作用达高峰，作用持续时间2～5 h。半衰期为33～36 h
磷酸二酯酶抑制剂	米力农	注射液：5 mL/5 mg；10 mL/10 mg	使心肌细胞内环磷酸腺苷浓度增高，细胞内钙离子增加，发挥正性肌力和血管舒张双重作用，缓解心力衰竭症状，属正性肌力扩血管药	主要用于心力衰竭患者的短时间支持疗法，尤其是对洋地黄、利尿剂、血管扩张剂治疗无效或效果欠佳的各种原因引起的急、慢性顽固性充血性心力衰竭患者	生物利用率为76%，血浆半衰期为1h，而心力衰竭患者则延长达2 h以上。80%～85%以原形经肾排出，肾功能受损时，半衰期延长
	氨力农	注射液：10 mL/50 mg			静脉注射2 min内起效，10 min作用达高峰，持续60～90 min，清除半衰期为2～5 h。10%～40%通过肾脏以原形排泄，其余部分通过肝脏乙酰化，以多种代谢物形式排泄

使 用 方 法	用药期间安全管理
1. 片剂：口服常用剂量 0.125～0.25 mg/d，7 d 可达稳态血药浓度。对于 ≥ 80 岁、体重指数 < 18.5 kg/m² 和肾功能异常者可采取 0.062 5 mg/d 或 0.125 mg 隔日用药。 2. 注射液：0.25～0.5 mg，用 5% 葡萄糖注射液稀释后缓慢静脉注射，以后可用 0.25 mg，每隔 4～6 h 按需注射，总量不超过 1 mg/d	1. 用药期间监测心率和心律。记录静息和运动后心率，定期复查心电图，必要时进行心电监测或做 24 h 动态心电图。 2. 监测症状和体征，包括心衰和房颤的体征，注意有无洋地黄中毒相关表现。消化道表现：厌食、恶心、呕吐、腹泻、腹痛；视觉异常：视物模糊、黄视、绿视等；心脏表现：各种心律失常均可出现，特征性表现为快速心律失常合并窦房或房室传导阻滞。最常见是多源性室性早搏，严重时发生室性心动过速和心室颤动；神经系统表现：头痛、头晕、失眠、昏睡、谵妄等。
1. 静脉注射：成人常用量首剂 0.2～0.4 mg，以后每 2～4 h 再给 0.2 mg，24 h 总量不超过 1.2 mg。 2. 小儿常用量：早产儿和足月新生儿或肾功能减退、心肌炎患儿，按体重 0.02 mg/kg，3 岁以下患儿按体重 0.025 mg/kg 剂量给药	3. 监测肾功能和电解质：监测血钾、钙、镁水平。 4. 监测地高辛血药浓度：用药期间需监测血药浓度，在开始使用地高辛 1～2 周后监测，每 1～3 个月复查。应在服用地高辛至少 6～8 h 后抽血，建议血药浓度维持在 0.5～0.9 μg/L
负荷剂量是 25～75 μg/kg，5～10 min 缓慢静脉注射，后以 0.25～1.0 μg/(kg·min) 维持。最大剂量不超过 1.13 mg/(kg·d)	1. 使用时给予心电监护，密切监测血压、心率和心律。对于血压低于 90/60 mmHg 的患者，应减慢输注速度或停止输注。 2. 用药期间观察患者尿量，定期监测血生化检验，警惕低钾血症。 3. 注意配伍禁忌。呋塞米和米力农有配伍禁忌，呋塞米不应在含有米力农的静脉输液管路中使用
负荷为 0.5～1.0 mg/kg，5～10 min 缓慢静脉注射，继续以 5～10 μg/(kg·min) 静脉滴注，单次最大剂量不超过 2.5 mg/kg。最大量 < 10 mg/(kg·d)。疗程不超过 2 周	

第三章

表 3-11 儿茶酚胺类正性肌力药代表药物

种类	代表药物	常见剂型规格	药理作用及机制	临床应用
儿茶酚胺类正性肌力药	多巴胺	注射液：2 mL/20 mg；5 mL/100 mg	1. 小剂量 [< 3 μg/（kg·min）] 增加肾血流和肾小球滤过率，促进排钠利尿。 2. 中等剂量时 [3~10 μg/（kg·min）] 加强心肌收缩性、增加心排血量。 3. 大剂量时 [> 10 μg/（kg·min）] 可收缩血管，致使收缩压及舒张压均升高	1. 用于洋地黄和利尿剂无效的心功能不全。 2. 心肌梗死、创伤、内毒素败血症、心脏手术、肾功能衰竭、充血性心力衰竭等引起的各种类型休克
	多巴酚丁胺	注射液：2 mL/20 mg	1. 对心肌产生正性肌力作用，直接激动心脏 β_1 受体，增强心肌收缩力，增加每搏输出量和心排血量，增加肾血流量及尿量。 2. 降低外周血管阻力，增加心排血量。 3. 心肌收缩力增强，冠脉血流及心肌耗氧量增加	主要作用于对洋地黄类治疗效果不佳和心肌梗死后心功能不全患者

药代动力学	使用方法	用药期间安全管理
静脉注射后 5 min 内起效，持续 5～10 min。半衰期约为 2 min。输注后有 25% 多巴胺作为前体合成去甲肾上腺素，其余转化为其他代谢产物	1. 多巴胺在静脉滴注前必须稀释，稀释液可以用 5% 葡萄糖或生理盐水。稀释液的浓度取决于所需剂量及个体需要的液体量。 2. 宜选用中心静脉注射，无中心静脉置管时选用粗大的静脉做静注或静脉滴注，以防药液外渗的风险	1. 用药期间应给予心电监护，密切监测血压、心率和心律，观察尿量，遵医嘱调整给药速度。使用时宜选用微量泵给药。 2. 通过外周静脉输注时可能会发生药液外渗情况，引起局部血管痉挛、收缩，导致组织缺血甚至坏死。一旦发生液体外渗，应立即停止该部位输液，早期可用酚妥拉明稀释液（生理盐水 50 mL 加酚妥拉明 40 mg）湿敷或 25% 硫酸镁湿敷，情况严重时可用酚妥拉明稀释液（5～10 mg 溶于 10 mL 生理盐水）进行局部皮下浸润注射。 3. 禁忌证：嗜铬细胞瘤、未控制的快速型心律失常、心室颤动
静脉注射后 1～2 min 内起效，10 min 作用达高峰，半衰期约为 2 min，在肝脏代谢成无活性的化合物	加入 5% 葡萄糖液或生理盐水稀释，以 2.5～10 μg/（kg·min）静脉注射	1. 用药期间应给予心电监护，密切监测血压、心率和心律。 2. 用药过程中患者出现收缩压升高、心率加快，应遵医嘱减量或暂停给药。该药半衰期短，用药时不宜大剂量快速给药。 3. 用药过程中加强巡视，观察注射部位情况。若出现外渗，立即停药，更换注射部位。条件允许，建议使用中心静脉通路

第三章

表 3-12　钙离子增敏剂、血管扩张剂、SGLT-2i 代表药物

种类	代表药物	常见剂型规格	药理作用及机制	临床应用
钙离子增敏剂	左西孟旦	注射液：5 mL/12.5 mg	1. 正性肌力作用。 2. 血管扩张作用。 3. 心肌保护作用	有明确正性肌力药物使用适应证的心力衰竭患者
血管扩张剂	重组人脑利钠肽	注射剂：0.5 mg/500 IU	1. 通过扩张静脉和动脉，降低全身动脉压、右房压和肺毛细血管楔压，降低心脏前后负荷，并迅速减轻心力衰竭患者症状。 2. 增强钠排泄，减少肾素和醛固酮分泌。增加血管通透性，降低心脏前后负荷，增加心排血量	休息或轻微活动时呼吸困难的失代偿心力衰竭患者的静脉治疗。NYHA 心功能分级 Ⅱ 级以上患者
SGLT-2i	达格列净	片剂：5 mg；10 mg	具有渗透性利尿、降压、减轻心室重构及改善心肌能量代谢、心肌细胞稳态等作用，对心血管有益	心力衰竭（NYHA 心功能分级 Ⅱ～Ⅳ级）
	恩格列净	片剂：10 mg；25 mg		

药代动力学	使 用 方 法	用药期间安全管理
该药通过肝肾双通道代谢,原药半衰期约 1.3 h,通过尿、粪排泄,95% 的药物在 1 周内可以排泄。在严重肾功能不全人群中,其半衰期延长至 1.5 倍	收缩压 > 100 mmHg 的患者建议采用负荷剂量为 6~12 μg/kg 静脉注射,时间应 > 10 min,以便快速起效。之后应持续输注 0.1 μg/(kg·min)。如反应过度(低血压、心动过速),应将输注速度减至 0.05 μg/(kg·min)或停止给药	1. 严密监测患者血压变化,该药在停止输注后 48 h 达到血药浓度峰值,所以血压监测应持续到血压降到最低值并开始升高时。用药期间若收缩压 < 100 mmHg,应遵医嘱调整用药剂量或停药。 2. 用药期间密切监测血钾的变化,应维持血钾 ≥ 4.0 mmol/L
通过与细胞表面的清除性受体结合,随后进入细胞内而被溶酶体中的蛋白酶水解。通过肾脏过滤清除率 < 2%	首先以负荷剂量 1.5 μg/kg 静脉注射,后以 0.007 5 μg/(kg·min)维持剂量连续静脉滴注。采用连续静脉滴注 24 h 的给药方式	1. 用药期间密切监测患者血压、尿量,并做好记录。如在给药期间发生低血压,应降低给药剂量或停止给药,遵医嘱输液,增加血容量等。该药引起低血压作用的持续时间可能较长(平均 2.2 h),所以在重新给药前,仍应加强血压监测。 2. 避免与肝素、胰岛素、布美他尼和呋塞米等药在同一条静脉导管中输注
空腹状态下,口服后 2 h 达到血药浓度峰值。服药时同时食用高脂膳食,药物峰值降低 50%。主要经肾脏代谢 口服后 1.5 h 达到血药浓度峰值	目标剂量:达格列净 10 mg/d、恩格列净 10 mg/d。根据心力衰竭患者基线血压、体重、血容量、血糖、肾功能等因素,起始治疗时药物剂量可酌情减半;不推荐超目标剂量治疗心力衰竭。	1. 与胰岛素或胰岛素促泌剂合用可引起低血糖。需密切监测患者血糖值,该药单独使用不会引起低血糖。一旦发生低血糖,应及时处理。 2. 若存在血容量不足,应遵医嘱补足容量后使用。该药可引起渗透性利尿,导致血容量减少,应嘱患者多饮水。 3. 注意做好宣教,预防尿路和生殖系统感染。该药可能增加生殖器真菌感染的风险

表 3-13　窦房结起搏电流通道抑制剂、可溶性鸟苷酸环化酶刺激剂代表药物

种类	代表药物	常见剂型规格	药理作用及机制	临床应用
窦房结起搏电流通道抑制剂	盐酸伊伐布雷定	片剂：5 mg；7.5 mg	单纯降低心率的药物。只特异性对窦房结起作用，对心房、房室或者心室传导时间未见明显影响，对心肌的收缩性或者心室复极化未见明显影响	用于治疗窦性心律（心率 ≥ 70 次 /min）的射血分数降低的心力衰竭患者
可溶性鸟苷酸环化酶刺激剂	维立西呱	片剂：2.5 mg；5 mg；10 mg	可改善心肌和血管功能，抑制左心室重构和纤维化	用于治疗慢性心力衰竭（NYHA 心功能分级 Ⅱ ～ Ⅳ级），射血分数 < 45% 患者

药代动力学	使用方法	用药期间安全管理
在禁食状态下，口服给药后，几乎完全被吸收，血浆药物浓度达峰时间约为 1 h。由于在肠道和肝脏中的首过效应，薄膜衣片的绝对生物利用度约为 40%。食物会导致该药吸收延迟约 1 h，并使血浆暴露增加 20%～30%	通常起始剂量为 5 mg，2 次 /d，早、晚进餐时服用。治疗 2 周后，如果患者的静息心率持续高于 60 次 /min，将剂量增加至 7.5 mg，2 次 /d；如果患者的静息心率持续低于 50 次 /min 或出现与心动过缓有关的症状，例如头晕、疲劳或低血压，应将剂量下调至 2.5 mg，2 次 /d；如果患者的心率在 50～60 次 /min，应维持 5 mg，2 次 /d。建议在早、晚餐进食时服用，以增加吸收	1. 密切监测患者的心率、血压。如发生心动过缓及血压降低等症状及时报告医生。 2. 禁忌证：治疗前静息心率低于 70 次 /min 的患者，重度低血压（血压 < 90/50 mmHg）患者
空腹时达峰时间 1 h；与食物同服达峰时间 4 h。53% 经尿排出，45% 经粪排出	起始剂量为 2.5 mg/d，第 2 周上调至 5 mg/d，第 4 周上调至 10 mg/d。与食物同服以增加吸收	1. 使用后要监测血压情况，该药可引起症状性低血压。出现低血压时及时报告医生。 2. 禁忌证：妊娠期妇女、联合使用其他可溶性鸟苷酸环化酶刺激剂的患者

第三章

四、抗心律失常药

常见的抗心律失常药（图 3-4）主要包括钠通道阻滞剂、β受体阻滞剂（详见本章抗高血压药）、延长动作电位时程药、钙通道阻滞剂（表 3-14、3-15）四大类，其中钠通道阻滞剂包括 A 类、B 类、C 类。

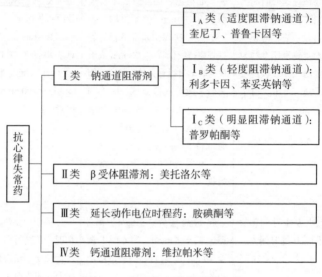

图 3-4　常见抗心律失常药分类

五、降血脂药

常用的降血脂药主要包括降胆固醇药、降三酰甘油药两大类。其中降胆固醇药包括他汀类、胆固醇吸收抑制剂、前蛋白转化酶枯草溶菌素 9（proprotein convertase subtilisin/kexin type 9，PCSK9）抑制剂；降三酰甘油药包括贝特类、ω-3 脂肪酸、烟酸及其同类物（表 3-16～3-18）。

六、防治血栓栓塞性疾病药

常见的防治血栓栓塞性疾病药（图3-5）主要包括抗凝血药、纤维蛋白溶解药、抗血小板药（表3-19～3-23）。

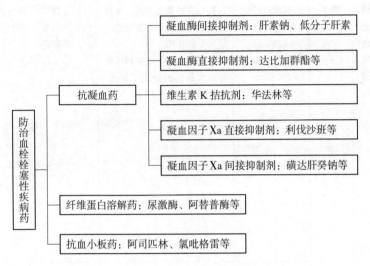

图 3-5 常见防治血栓栓塞性疾病药分类

第三章

表 3-14 钠通道阻滞剂代表药物

种类	代表药物	常见剂型规格	药理作用及机制	临床应用
钠通道阻滞剂	利多卡因	注射液： 2 mL/4 mg； 5 mL/0.1 g； 10 mL/0.2 g	1. 促进钾离子外流，降低心肌自律性，具有抗室性心律失常的作用。 2. 通过阻断神经冲动产生和传导所需的钠离子通道，产生局部麻醉作用	1. 各种原因引起的室性心律失常的首选药。 2. 局麻药
	普罗帕酮	片剂： 50 mg 注射液： 5 mL/17.5 mg； 5 mL/35 mg； 10 mL/35 mg； 20 mL/70 mg	1. 减慢心房、心室和浦肯野纤维的传导。 2. 降低浦肯野纤维自律性。 3. 抑制钾通道，延长心肌细胞动作电位时程和有效不应期	用于有症状的室上性心动过速，如房室交界性心动过速，预激综合征合并室上性心动过速或阵发性心房颤动

药代动力学	使用方法	用药期间安全管理
注射后组织分布快而广。药物从局部消除约需2 h，加用肾上腺素可延长其作用时间。几乎全部在肝内代谢，经尿排出	1. 常用量：① 静脉注射：第 1 次负荷量 1～1.5 mg/kg（一般用 50～100 mg），必要时 5 min 重复静脉注射 1～2 次，1 h 内的总量不得超过 300 mg。② 静脉滴注：一般以 5% 葡萄糖注射液配成 1～4 mg/mL 药液。老年人、心力衰竭、心源性休克、肝或肾功能障碍时应减少用量，以 0.5～1 mg/min 静脉滴注。 　　2. 极量：静脉注射 1 h 内最大负荷量 4.5 mg/kg（或 300 mg）。最大维持量为 4 mg/min	1. 禁忌证：阿-斯综合征、预激综合征、重度传导阻滞（窦房、房室及心室内传导阻滞）、对局部麻醉药过敏者。 　　2. 严密监测患者血压、意识以及心电图变化。如心电图 P-R 间期延长或 QRS 波增宽，出现其他心律失常或原有心律失常加重者立即遵医嘱停药。严格掌握浓度和总量，超量可引起惊厥及心脏骤停
与血浆蛋白结合率高达 93%。严重肝功能损害时普罗帕酮的清除减慢。该药半衰期为 3.5～4 h。经肾脏排泄，主要为代谢产物，小部分（＜1%）为原形物。不能经过透析排出	1. 口服：100～200 mg/ 次，3～4 次 /d。治疗量 300～900 mg/d，分 4～6 次服用。维持量 300～600 mg/d，分 2～4 次服用。用餐时吞服，不得嚼碎。 　　2. 静脉注射：成人常用量 1～1.5 mg/kg 或以 70 mg 加入 5% 葡萄糖液稀释，缓慢注射超过 10 min，必要时 10～20 min 重复 1 次，总量不超过 210 mg。静脉注射起效后改为静脉滴注，滴速 0.5～1 mg/min 或口服维持	1. 禁忌证：窦房结功能障碍、严重房室传导阻滞、严重心力衰竭、低血压、心源性休克、支气管哮喘。 　　2. 不宜与其他抗心律失常药合用，以免引起心脏抑制。 　　3. 使用期间定期为患者行心电图检查。静脉注射时需严密观察患者血压和心电图变化，如患者血压下降，心率减慢，应立即汇报医生减量或停药，防止药物过量引起中毒。 　　4. 用药后观察药物不良反应，如患者出现味觉异常、恶心、呕吐、头晕、便秘、头痛、心律不齐等表现，应及时汇报医生并进行处理。 　　5. 严格按照医嘱剂量及频次用药。 　　6. 若发生漏服，下次剂量仍要在正常时间服用，不可补服。若过量服用，应立即汇报医生

表 3-15 延长动作电位时程药、钙通道阻滞剂代表药物

种类	代表药物	常见剂型规格	药理作用及机制	临床应用
延长动作电位时程药	胺碘酮	注射液： 2 mL/150 mg； 3 mL/150 mg 片剂： 200 mg 胶囊： 100 mg； 200 mg	1. 抑制心脏多种离子通道，降低窦房结、浦肯野纤维的自律性和传导性。 2. 延长心肌细胞动作电位时程和不应期。 3. 延长 Q-T 间期和 QRS 波。 4. 非竞争性的拮抗 α 和 β 肾上腺素受体。 5. 舒张血管平滑肌，扩张冠状动脉，增加冠脉血流量，降低心肌耗氧量	房扑、房颤、室上性心动过速和室性心动过速
钙通道阻滞剂	维拉帕米	注射液： 2 mL/5 mg 片剂： 40 mg	为钙离子拮抗剂。通过调节心肌传导细胞、心肌收缩细胞及动脉血管平滑肌细胞膜上的钙离子内流，发挥作用	主要用于室上性和房室结折返性律失常，是治疗阵发性室上性心动过速的首选药

药代动力学	使 用 方 法	用药期间安全管理
注射后，胺碘酮血药浓度迅速下降而发生组织渗透，注射大约 15 min 后作用达到最大，并在 4 h 内消失	1.口服：负荷剂量：600 mg/d，可连续用 8～10 d。 维持剂量：可给予 100～400 mg/d，由于胺碘酮的治疗作用持续时间较长，可给予 100 mg/d。 2.静脉输注：静脉使用 5% 葡萄糖注射液稀释。负荷剂量：150 mg 胺碘酮注射液缓慢静脉注射 10 min。维持剂量：6 h 给药 360 mg（1 mg/min），剩余 18 h 给药 540 mg（输注速度 0.5 mg/min）	1. 静脉使用时注意配伍禁忌。胺碘酮呈酸性，使用 5% 葡萄糖注射液配制，用药过程中同一静脉通路严禁静脉输注或推注其他药物。严密观察是否发生静脉炎，建议通过中心静脉途径给药。用药期间予心电监护监测患者血压、心律、心率情况。 2. 用药期间需监测肝功能、肺功能和血清三碘甲状腺原氨酸（T_3）、甲状腺素（T_4），药物可引起肝损害、甲状腺功能改变和肺纤维化。 3. 禁忌证：心动过缓、窦性停搏、心脏骤停患者
口服生物利用度 20%～35%，静脉注射起效时间 < 1.5 min，口服起效时间 30 min，半衰期 6 h。90% 与血浆蛋白结合。70% 由肾脏排出，15% 胃肠道消除	1. 静脉用药：起始剂量为 5～10 mg（或按 0.075～0.15 mg/kg），稀释后缓慢静脉推注至少 2 min。如初始剂量效果欠佳，首剂 15～30 min 后可再次给药 5～10 mg 或 0.15 mg/kg。加入生理盐水或 5% 葡萄糖注射液中静脉给药，输注速度为 5～10 mg/h，总量不超过 50～100 mg/d。 2. 口服：80～120 mg/ 次，1 次 /6～8 h	1. 禁忌证：心功能不全、心源性休克、Ⅱ或Ⅲ度房室传导阻滞者。 2. 静脉注射引起的血压下降一般是一过性和无症状的，但也可能发生眩晕，需严密监测患者的血压、心率、心律的变化。 3. 静脉注射速度不宜过快，否则可导致心脏骤停，应备急救设备与药品

表 3-16 他汀类降胆固醇药代表药物

种类	代表药物	常见剂型规格	药理作用及机制	临 床 应 用
他汀类降胆固醇药	阿托伐他汀钙	片剂：10 mg；20 mg；40 mg	通过抑制肝脏羟甲基戊二酰辅酶 A 还原酶及胆固醇的生物合成从而降低血浆中胆固醇和血清脂蛋白浓度，并通过增加肝脏细胞表面的低密度脂蛋白胆固醇（low density lipoprotein，LDL）受体以增强 LDL 的摄取和代谢	1. 原发性高胆固醇血症：包括家族性高胆固醇血症或混合性高脂血症；饮食治疗和其他非药物治疗疗效不满意者。2. 纯合子家族性高胆固醇血症。3. 冠心病或合并高胆固醇血症或混合型血脂异常者
	瑞舒伐他汀钙	片剂：5 mg；10 mg；20 mg		

药代动力学	使 用 方 法	用药期间安全管理
口服后迅速吸收。在肝脏代谢，原药及其代谢产物主要经胆管排泄，不到2%经尿液排出，部分药物可经乳汁分泌	1. 原发性高胆固醇血症和混合性高脂血症：服用 10 mg/次，1 次 /d。 2. 纯合子型家族性高胆固醇血症：初始剂量 10 mg/次，1 次 /d。逐步加量（间隔 4 周）至 40 mg，如仍不满意，可将剂量增加至 80 mg/次，1 次 /d。 3. 预防性用于存在冠心病危险因素：10 mg/次，1 次 /d	1. 监测肝功、血脂：服用过程中，定期监测转氨酶有无进行性升高，监测血脂、血糖变化。 2. 监测肌酸激酶（creatine kinase, CK）：药物可引起肌病（肌肉痛、压痛或无力）和横纹肌溶解。指导患者及时报告任何不明原因的肌肉痛、压痛或无力，尤其是伴有不适或发热时。 3. 注意调整饮食习惯：服药期间，不建议同时摄入大量葡萄柚汁（超过 1.2 L/d）、陈皮、白酒等，因为此类食品/饮品可延缓他汀类药物代谢，升高该类药物的血浆水平，并可能增加肌病和横纹肌溶解的风险。
口服 5 h 后血药浓度达到峰值。绝对生物利用度为20%。约90%剂量以原形随粪便排出，其余部分通过尿液排出	口服起始剂量为 5 mg/次，1 次 /d。对于需要更强效地降低 LDL-C 的患者起始剂量 10 mg/次，1 次 /d。如有必要，可在治疗 4 周后调整剂量至高一级的剂量水平。最大剂量为 20 mg/d	4. 观察有无不良反应发生，包括头痛、失眠、抑郁以及消化不良、腹泻、腹痛、恶心等消化道表现。 5. 他汀类药物属于长效药物，且胆固醇合成酶在夜间活跃，因此本类药宜固定在夜晚睡前服用

表 3-17　胆固醇吸收抑制剂和 PCSK9 抑制剂、贝特类降三酰甘油代表药物

种类	代表药物	常见剂型规格	药理作用及机制	临床应用
胆固醇吸收抑制剂	依折麦布	片剂：10 mg	通过抑制小肠对胆固醇吸收来减少血液中胆固醇水平；减少小肠中胆固醇向肝脏转运，增加血液中胆固醇清除	1. 原发性高胆固醇血症。 2. 纯合子家族性高胆固醇血症。 3. 纯合子谷甾醇血症（或植物甾醇血症）
PCSK9 抑制剂	依洛尤单抗	注射液：1 mL/140 mg	抑制与低密度脂蛋白受体结合，降低低密度脂蛋白胆固醇水平	1. 降低心血管事件的风险。 2. 原发性高胆固醇血症和混合型血脂异常。 3. 纯合子型家族性高胆固醇血症：用于成人或 12 岁以上青少年
贝特类降三酰甘油药	非诺贝特	片剂：0.1 g 胶囊：200 mg	降低低密度脂蛋白、胆固醇和三酰甘油；升高高密度脂蛋白	治疗饮食控制疗法效果不理想的成人高脂血症

药代动力学	使 用 方 法	用药期间安全管理
口服后迅速吸收，并广泛结合成具药理活性的酚化葡萄糖苷酸。在小肠和肝脏与葡萄糖苷酸结合，并随后由胆汁及肾脏排出	1. 推荐剂量为 10 mg/ 次，1 次 / d。可单独服用、与他汀类联合应用或与非诺贝特联合应用。可空腹或与食物同时服用。 2. 轻度肝功能受损患者不需要调整剂量。中度或重度肝功能异常患者不推荐使用本药。	1. 监测患者肝肾功能和血脂水平。 2. 观察不良反应发生：该药与他汀类联合应用，可引起头痛、乏力、恶心、腹胀、腹痛或便秘、肌痛等。 3. 漏服者应尽快补充，如果到了下次用药时间，不应加服所漏服的药物
成人 140 mg 或 420 mg 单次皮下给药 3～4 d 后到中位血清峰浓度，绝对生物利用度为 72%。有效半衰期为 11～17 d	1. 皮下给药剂量为 2 周 140 mg/ 次或每月 420 mg/ 次。 2. 如错过 1 次给药，在错过给药那日起 7 d 内给药，并继续使用原用药计划	1. 需要储存于 2～8℃冰箱中，使用前放于室温环境中至少 30 min 进行复温。 2. 勿振摇注射笔，在准备好注射时才移除注射笔的橙色盖，橙色盖勿回套。 3. 勿在同一注射部位注射该药和其他注射药物。同时应轮换使用注射部位，勿在皮肤淤青、红肿或变硬的区域注射。 4. 如注射部位出血，用棉签或者棉球按压注射部位，请勿揉搓注射部位
口服后胃肠道吸收良好。吸收后在肝、肾、肠道中分布多，约 60% 的代谢产物经肾排泄，25% 的代谢产物经粪便排出	1. 口服 0.1 g/ 次，3 次 /d，维持量 0.1 g/ 次，1～2 次 /d。肾功能不全及老年患者用药应减量；治疗 2 个月后无效应停药。 2. 为减少胃部不适，用餐时或餐后服用	1. 服用 4～8 周后，需监测肝功能、磷酸肌酸激酶，每隔 3 个月监测 1 次。可能会引起肌炎、肌病和横纹肌溶解。 2. 告知有胆囊疾病的患者避免使用贝特类药物。该药可增加胆固醇分泌进入胆汁，可能导致胆石症

第三章

表 3-18　ω-3 脂肪酸、烟酸及其同类物代表药物

种类	代表药物	常见剂型规格	药理作用及机制	临床应用
ω-3脂肪酸	二十碳五烯酸乙酯	胶囊：1.0 g	减少肝脏极低密度脂蛋白甘油三酯酸的合成和（或）分泌，并增加循环极低密度脂蛋白中的三酰甘油清除	用于降低重度高甘油三酯血症成年患者的三酰甘油水平
烟酸及其同类物	烟酸	片剂：500 mg	通过抑制脂肪组织释放游离脂肪酸而导致肝脏的游离脂肪酸减少。降低低密度脂蛋白的生成。增强脂蛋白脂肪酶的活性而使得血浆中乳糜微粒三酰甘油清除速率加快	可作为运动和饮食控制的辅助治疗药物以降低原发性高胆固醇血症（杂合子家族性和非家族性）和混合性脂质异常血症患者升高的总胆固醇、低密度脂蛋白胆固醇、载脂蛋白和三酰甘油的水平，同时升高高密度脂蛋白胆固醇的水平

药代动力学	使 用 方 法	用药期间安全管理
作为乙酰口服时被吸收，首先被转运至肝脏，在肝脏中被并入各类脂蛋白中，然后被引导至外周脂质存储处	1～4 g/次，与食物同服，2次/d，整粒吞服，不可破开、压碎、溶解和咀嚼	1. 观察患者大便情况，该药增加患者便秘风险，有便秘情况及时处理。 2. 观察心率、心律情况，该药使发生心房颤动、心房扑动风险增加
口服后快速大量吸收，烟酸及其代谢产物集中在肝脏、肾脏和脂肪组织中，其代谢途径是通过与甘氨酸简单结合生成烟尿酸，随后经尿液排泄，少量可逆代谢回烟酸	常用量为1～2g，1次/d。开始用量为0.375～0.5 g，睡前服用；4周后增量至1 g/d，逐渐增至最大剂量2 g/d	1. 观察有无皮肤潮红等不良反应。 2. 注意监测血糖，该药物因降低胰岛素敏感性，可能会增加代谢综合征、2型糖尿病发生风险

第三章

表 3-19   凝血酶间接抑制剂代表药物

种类	代表药物	常见剂型规格	药理作用及机制	临床应用	药代动力学
凝血酶间接抑制剂	肝素钠	注射液：2 mL/1 000 IU；2 mL/5 000 IU；2 mL/12 500 IU	在体内外均有抗凝血作用。其主要通过与抗凝血酶Ⅲ结合，增强后者对活化的Ⅱ、Ⅸ、Ⅹ、Ⅺ和Ⅻ凝血因子的抑制作用	1. 防治血栓形成或栓塞性疾病。2. 防治弥漫性血管内凝血。3. 用于血液透析、体外循环、导管术、微血管手术等操作及某些血液标本或器械的抗凝处理	1. 主要在网状内皮系统代谢，降解产物或原形经肾脏排出。2. 起效时间与给药方式有关，静脉用药即刻发挥最大抗凝效应，皮下注射因个体吸收差异较大，故总体持续时间延长
	那屈肝素钙	注射液：0.4 mL/4100 AXaIU	间接性凝血酶抑制剂，可与抗凝血酶结合，通过增强抗凝血酶与Ⅱa和Ⅹa因子结合能力发挥抗凝作用	1. 预防静脉血栓栓塞症（venous thromboembolism, VTE）。2. 治疗已形成的深静脉血栓。3. 联合阿司匹林可用于心绞痛和心肌梗死的治疗。4. 在血液透析中预防血凝块形成	通过肾脏以少量代谢的形式或原形清除。成年人的半衰期平均为 3.5 h（3～6 h），老年人为 6～7 h，肾功能不全患者可延长 1.7 倍
	依诺肝素钠	注射液：0.4 mL/4 000 AXaIU			

使 用 方 法	用药期间安全管理
1. 用于血液透析时：使用肝素泵经血路管透析器前持续输注，透析结束前 30 min 停止追加。 2. 预防导管内血栓形成时，肝素钠稀释配置方法为（以 2 mL/12 500 IU 规格为例）： （1）经外周静脉置入中心静脉导管（peripherally inserted central catheter, PICC）：生理盐水 100 mL+ 肝素钠注射液 0.16 mL（10 IU/mL 肝素稀释液）。 （2）输液港（implantable venous access port，PORT）：生理盐水 100 mL+ 肝素钠注射液 1.6 mL（100 IU/mL 肝素稀释液）	1. 贮存条件：尽量冷藏保存，以免室内温度过高影响药效。 2. 用药期间应定期监测患者凝血指标和血小板计数变化（主要为血小板计数降低），警惕自发性出血和肝素诱导的血小板减少症的发生
常规为皮下注射，禁忌肌内注射。预防性用药时，1 次 /d；治疗性用药时，2 次 /d，间隔 12 h，或根据患者病情给药	1. 贮存条件：建议避光保存于原始包装中。 2. 预灌式注射液皮下注射方法：① 注射前检查其针管及乳头部位有无裂纹。无需排气，首选腹壁注射，范围上起自左右肋缘下 1 cm，下至耻骨联合上 1 cm，左右至脐周 10 cm，避开脐周 2 cm 以内。② 注射时，左手拇、示指相距 5～6 cm，提捏起腹壁皮肤使之形成一凸起皱褶，右手呈执笔姿势垂直握住针管，针尖朝下，于皱褶最高点垂直进针（保持皮肤皱褶不放松），无需抽回血。右手食指按压活塞持续匀速推注药液 10 s，药液推注完毕后停留 10 s，再迅速拔针，拔针后无需棉签按压。③ 规律轮转注射部位，避免在同一部位重复注射，且应避开有瘀斑、瘢痕、硬结、色素沉着部位。④ 注射完毕后，指导患者勿揉搓注射部位。 3. 用药期间关注患者有无注射部位疼痛、过敏反应以及皮肤黏膜、消化道、泌尿道等出血表现

表 3-20　凝血酶直接抑制剂和维生素 K 拮抗剂代表药物

种类	代表药物	常见剂型规格	药理作用及机制	临床应用
凝血酶直接抑制剂	达比加群酯	胶囊：110 mg；150 mg	直接凝血酶抑制剂，可特异性地阻断凝血酶活性，从而阻断血栓形成	1. 预防非瓣膜性房颤患者的卒中和全身性栓塞。 2. 防治 VTE 以及预防相关死亡
维生素 K 拮抗剂	华法林	片剂：1 mg；2.5 mg；3.0 mg	香豆素类口服抗凝血药，其通过抑制维生素 K 依赖的凝血因子 Ⅱ、Ⅶ、Ⅸ、Ⅹ，以及抗凝蛋白 C、S 的合成，发挥抗凝作用	1. 预防和治疗 VTE。 2. 预防和治疗房颤和（或）心脏瓣膜置换术后血栓栓塞相关并发症。 3. 降低心肌梗死后死亡、心肌梗死复发和血栓栓塞（如卒中或体循环栓塞）事件的风险

药代动力学	使 用 方 法	用药期间安全管理
该药主要以原形经尿液排出。口服给药后血药浓度迅速增高，在给药后 0.5～2 h 达到峰值浓度。进食不会影响药物生物利用度，但会使血药浓度达峰时间延后 2 h	口服，成人常规剂量为 1 片 / 次，2 次 /d	1. 指导患者用水整粒吞服，餐时或餐后服用均可，勿打开胶囊用药。同时，关注患者有无胃肠道反应。 2. 用药期间注意监测患者血常规、肾功能和凝血相关指标
在体内几乎完全经过肝脏代谢，主要以代谢物的形式经尿排出。经口服后基本完全吸收，浓度 4 h 内达到峰值。于单次给药后平均半衰期约为 40 h	口服，初始剂量通常为 2～5 mg/d，1 次 /d	1. 服药期间应密切监测国际标准化比值（international normalized ratio，INR），并维持在 2.0～3.0，以保证最佳抗凝效果。同时观察患者有无出血倾向。 2. 服药期间应保持膳食结构稳定、规律服药，以下食物和药物均可影响药效。 （1）增强华法林药效的食物：银杏、大蒜、生姜、花椒、胡萝卜、木瓜、西柚、芒果、葡萄柚和鱼油等。 （2）减弱华法林药效的食物：含有大量维生素 K 的食物、绿茶、藻类和豆制品等。 （3）增强华法林药效的药物：抗凝血药、抗血小板药、抗生素和抗真菌药物、非甾体类抗炎药物等。 （4）减弱华法林药效的药物：巴比妥类药物、镇静催眠药物等

第三章

表 3-21   凝血因子 Xa 抑制剂代表药物

种类	代表药物	常见剂型规格	药理作用及机制	临床应用
凝血因子 Xa 直接抑制剂	利伐沙班	片剂：10 mg；15 mg；20 mg	Xa 因子抑制剂，属于直接口服抗凝药，通过直接和选择性地抑制 Xa 因子来阻断凝血酶的产生	1. 预防静脉系统血栓，包括预防复发性 VTE、骨科大型手术后相关 VTE 等。 2. 预防动脉系统血栓，包括急性冠脉综合征和稳定性心血管疾病的二级预防等。 3. 预防心房血栓及其相关的卒中和栓塞、心室血栓形成等
凝血因子 Xa 间接抑制剂	磺达肝癸钠	注射液：0.5 mL/2.5 mg	新型化学合成抗凝药，可选择性抑制 Xa 因子，通过与抗凝血酶的活化部位特异性结合，加速 Xa 因子复合物形成，进而减少凝血酶产生和纤维蛋白形成	1. 用于预防骨科下肢大手术后 VTE 发生。 2. 用于无指征紧急（<120 min）经皮冠状动脉介入治疗的不稳定性心绞痛或非 ST 段抬高型心肌梗死的治疗。 3. 用于溶栓或初始不接受其他形式再灌注治疗的 ST 段抬高型心肌梗死的治疗

药代动力学	使用方法	用药期间安全管理
口服时可完全吸收，且吸收迅速，服药后 2～4 h 达到最大血药浓度。代谢降解约占给药剂量的 2/3，主要通过肾脏排泄	1. 治疗 VTE，降低复发风险：初始治疗为 15 mg，2 次/d，后续治疗（从第 22 d 起）为 20 mg，1 次/d，对于完成至少 6 个月标准抗凝治疗后，改为 10 mg，1 次/d，或 20 mg，1 次/d。 2. 预防 VTE：10 mg，1 次/d	1. 用药期间，严密观察患者有无局部和（或）全身出血倾向。 2. 10 mg 剂型生物利用度高（80%～100%），可与食物同服，也可以单独服用；15 mg 和 20 mg 剂型空腹条件下服用吸收并不完全，与食物同服后，有较高的生物利用度，故应与食物同服。对于不能整片吞服的患者，可将药物压碎，与水混合后立即服用
半衰期为 10～15 h，经肾脏以原形药物排泄	皮下注射 2.5 mg，1 次/d	用药期间关注患者有无出血倾向，但由于其抗凝作用比较稳定，用药过程中无需频繁监测凝血指标

表 3-22 纤维蛋白溶血栓药代表药物

种类	代表药物	常见剂型规格	药理作用及机制	临 床 应 用
纤维蛋白溶解药	尿激酶	粉针剂：1 万 IU；10 万 IU；25 万 IU；50 万 IU	可直接作用于内源性纤维蛋白溶解系统，使纤溶酶原催化裂解成纤溶酶，继而降解纤维蛋白原、凝血因子 V 和凝血因子Ⅷ等，使血栓溶解	1. 血栓栓塞性疾病的溶栓治疗。2. 人工心脏瓣膜手术后预防血栓形成。3. 处理静脉导管堵塞
	阿替普酶	粉针剂：20 mg；50 mg	可直接激活纤溶酶原转化为纤溶酶，降解纤维蛋白，溶解血块	1. 治疗急性心肌梗死。2. 治疗血流不稳定的急性大面积肺栓塞。3. 治疗急性缺血性脑卒中

药 代 动 力 学	使 用 方 法	用药期间安全管理
通过循环被肝脏代谢,其在肝功能正常患者体内半衰期约为 20 min,少量药物经胆汁和尿液排出	采用生理盐水或 5% 葡萄糖溶液稀释配制	1. 贮存条件:冷藏保存。已配置的药液在室温下(25℃)8 h 内使用,冰箱内(2～5℃)可保存 48 h,建议现配现用。 2. 该药品为内源性纤维酶原激活剂,可引起过敏反应,临床应用期间应关注患者有无皮疹、发热等表现。 3. 溶栓期间应注意监测患者凝血指标,并观察患者有无出血相关并发症
该药可从血液循环中迅速清除,主要经肝脏代谢,其相对血浆半衰期为 4～6 min	1. 配制成 1 mg/mL 的溶液通过静脉给药。 2. 配制的 1 mg/mL 阿替普酶注射液可用生理盐水进一步稀释至 0.2 mg/mL 的最小浓度。但不建议应用灭菌注射用水或用碳水化合物注射液如葡萄糖配制稀释,以免导致溶液混浊	1. 溶液配制后建议即刻应用,以保证药效。 2. 不能与其他药物混合,即不能用于同一输液瓶也不能应用同一输液管道。 3. 用药期间关注患者神经系统相关表现,警惕脑出血的发生。 4. 用药期间严密监测血压变化,控制血压在 180/100 mmHg 以内,以防止颅内出血的发生。若收缩压＞180 mmHg 或舒张压＞105 mmHg,需要增加测量血压的频率,并遵医嘱给予患者静脉内降压治疗

第三章

表 3-23　抗血小板药代表药物

种类	代表药物	常见剂型规格	药理作用及机制	临床应用
抗血小板药	阿司匹林	片剂：100 mg；25 mg	通过抑制血小板内血栓素 A_2 和血管壁内皮细胞内前列环素的形成，实现抗血小板作用	1. 治疗不稳定性心绞痛。 2. 治疗急性心肌梗死和预防心肌梗死复发。 3. 用于动脉血管手术后。 4. 预防短暂性缺血发作和已出现早期症状后预防脑梗死
	氯吡格雷	片剂：75 mg；25 mg	通过选择性地抑制二磷酸腺苷与血小板受体的结合及继发的二磷酸腺苷介导的糖蛋白 GPⅡb/Ⅲa 复合物的活化，抑制血小板聚集	1. 用于近期心肌梗死、近期缺血性卒中或确诊外周动脉疾病患者的动脉粥样硬化血栓事件的二级预防。 2. 与阿司匹林联用，治疗急性冠脉综合征

药代动力学	使 用 方 法	用药期间安全管理
口服给药后吸收迅速、完全，主要经肾脏排泄，在服用 10~20 min（阿司匹林）和 0.3~2 h（总水杨酸盐）后达到血浆峰浓度	口服，100 mg，1 次 /d	1. 指导患者最好在饭前至少 30 min 服用，以保证用药效果。 2. 用药期间观察患者有无出血情况的发生。 3. 部分患者长期用药可能出现胃肠道反应，应注意观察患者有无腹痛等症状甚至消化道出血的发生
主要由肝脏代谢，给药后约 45 min 后达到高峰	口服，75 mg，1 次 /d	用药期间注意观察患者有无出血情况的发生

第四章
利尿药和脱水药

表 4-1 脱水药代表药物

种类	代表药物	常见剂型规格	药理作用及机制	临床应用	药代动力学
脱水药	甘露醇	注射液：250 mL/50 g	1. 脱水作用：水溶性高，静脉注射后可迅速提高血浆渗透压，促使组织间液向血管内转移。 2. 利尿作用：使肾小管中尿液呈高渗状态，滞留足够的水分，因而增加水和电解质经肾脏排出；此外可降低髓质高渗区渗透压，增加肾小球滤过率，有助于利尿	1. 治疗脑水肿、降低颅内压。 2. 青光眼患者急性发作及术前应用。 3. 渗透性利尿药：可预防急性肾小管坏死。 4. 对某些药物过量或毒物中毒（如巴比妥类药物、锂等），可促进排泄，并防止肾毒性。 5. 作为冲洗剂，应用于经尿道内做前列腺切除术。 6. 术前肠道准备	静脉注射后 20 min 生效，2～3 h 达最低水平，作用维持 6 h 以上
	50%葡萄糖	注射液：20 mL/10 g	组织脱水作用：静脉注射后有组织脱水作用，可迅速提高血浆渗透压，促使组织间液向血液内转移	1. 补充能量和体液。 2. 低血糖。 3. 高钾血症。 4. 组织脱水。 5. 作为静脉法葡萄糖耐量试验冲洗剂，应用于经尿道内做前列腺切除术	静脉注射后直接进入血液循环，经肺和肾排出体外，同时产生能量

一、利尿药

见第三章抗高血压药。

二、脱水药

常见的脱水药（表4-1）主要包括甘露醇注射液和50%高渗葡萄糖注射液。

使 用 方 法	用药期间安全管理
1. 利尿：常用量为按体重1～2 g/kg，一般用20%浓度的溶液250 mL静脉滴注，并调整剂量使尿量维持在30～50 mL/h。 2. 治疗脑水肿、颅内高压和青光眼：按体重0.25～2 g/kg给药，配制为15%～25%浓度于30～60 min内静脉滴注。 3. 预防急性肾小管坏死：先给予12.5～25 g，10 min内静脉滴注，若无特殊情况，再给50 g，1 h内静脉滴注，若尿量能维持在>50 mL/h，则可继续应用5%溶液静脉滴注；若无效则马上停药。 4. 治疗药物、毒物中毒：50 g以20%溶液静脉滴注，调整剂量使尿量维持在100～500 mL/h。 5. 肠道准备：术前4～8 h，10%溶液1 000 mL于30 min内口服完毕	1. 用药后水、电解质紊乱最为常见，应定期监测血电解质的情况。 2. 静脉注射时外渗预防及处理： （1）用药时，护士要做到六及时：及时巡视、及时发现、及时报告、及时处理、及时记录、及时沟通。 （2）一旦发生外渗，可引起局部组织肿胀，严重时可致使组织坏死。出现静脉炎应抬高肢端，同时采用50%硫酸镁纱布进行湿敷治疗，并在湿纱布外用保鲜膜包裹
1. 组织脱水：50%葡萄糖注射液快速静脉注射20～50 mL。但作用短暂。临床上应注意防止高血糖。用于调节腹膜透析液渗透压时，50%葡萄糖注射液20 mL即10 g葡萄糖可使1 L腹膜透析液渗透压提高55 mOsm/（kg·H_2O）。 2. 补充热能：患者因某些原因进食减少或不能进食时，可予25%葡萄糖注射液静脉注射，并同时补充体液。葡萄糖用量根据所需热能计算。 3. 低血糖：重者可先予用50%葡萄糖注射液20～40 mL静脉注射。 4. 高钾血症：每2～4 g葡萄糖加1 IU胰岛素输注，可降低血清钾浓度	

第五章

消化系统药物

表 5-1　消化酶类药代表药物

种类	代表药物	常见剂型规格	药理作用及机制
消化酶类药	复方消化酶	胶囊: 含胃蛋白酶 25 mg,木瓜酶 50 mg,淀粉酶 15 mg,熊去氧胆酸 25 mg,纤维素酶 15 mg,胰酶 50 mg,脂肪酶 13 mg	1. 胃蛋白酶使蛋白质分解成胨和多肽。 2. 木瓜酶水解动植物蛋白,提高蛋白质利用率。 3. 淀粉酶使淀粉分解为糊精和麦芽糖。 4. 熊去氧胆酸增加胆汁酸分泌,提高胰酶活性,促进食物中脂肪乳化。 5. 纤维素酶能降解植物细胞壁,促进营养物质的消化吸收,并能激活胃蛋白酶。 6. 胰酶、脂肪酶将脂肪降解为甘油和脂肪酸
	胰酶	胶囊: 0.15 g	胰蛋白酶、胰脂肪酶和胰淀粉酶的混合物,在中性或弱碱性条件下活性较强,具有促进消化、增进食欲的作用
	米曲菌胰酶	片剂: 米曲菌酶提取物 24 mg,胰酶 220 mg	1. 补充人体所需的消化酶。 2. 在胃中分解难以消化的植物细胞壁和骨架

一、消化酶类药

常见的消化酶类药（表 5-1）主要包括复方消化酶胶囊、胰酶肠溶胶囊、米曲菌胰酶片。

二、抗消化性溃疡药

常见的抗消化性溃疡药主要包括抗酸药、H_2 受体阻滞剂、质子泵抑制剂、胃黏膜保护剂（表 5-2～5-3）。

临床应用	药代动力学	使用方法	用药期间安全管理
治疗胆囊炎、胆囊结石、胆管结石等疾病引起的消化不良	无相关研究	口服：1～2 粒 / 次，3 次 /d	1. 10～30℃保存。 2. 饭后服用，不可嚼服。 3. 避免与铝制剂同服。 4. 观察患者有无呕吐、腹泻、口干等不良反应。 5. 禁忌证：急性肝炎、胆道完全闭锁
用于消化不良	仅在胃肠道发挥消化作用，不被人体吸收，口服起效时间为 30 min，效应达最大的时间为 120～300 min	口服：2～6 粒 / 次，3 次 /d，餐前 30 min 整粒吞服	1. 不宜与酸性药物同服。 2. 与等量碳酸氢钠同服时，可增加疗效。 3. 观察患者服药后是否出现腹痛、恶心、腹泻、腹胀等胃肠道反应；有无皮疹、瘙痒和荨麻疹等表现
用于消化酶减少引起的消化不良	胰酶在药物通过胃之后才被释出，在肠道起消化作用，45 min 内达最大的胰酶活性	口服：1 粒 / 次，或遵医嘱，3 次 /d。饭中或饭后服用	1. 30℃以下保存。 2. 整片吞服，不可嚼服。 3. 观察患者服药后是否出现过敏性呼吸道、胃肠道及皮肤反应。 4. 禁忌证：急性胰腺炎、慢性胰腺炎急性发作

表 5-2　抗酸药和 H_2 受体阻滞剂代表药物

种类	代表药物	常见剂型规格	药理作用及机制	临床应用
抗酸药	铝碳酸镁	片剂：500 mg	1. 迅速中和胃酸。 2. 口服后可广泛覆盖于胃黏膜表面，具有黏膜保护作用。 3. 可逆性结合胆汁酸，减轻十二指肠、胃反流的症状	1. 慢性胃炎。 2. 与胃酸有关的胃部不适症状，如胃痛、胃灼热感（烧心）、酸性嗳气、饱胀等
H_2受体阻滞剂	雷尼替丁	胶囊：150 mg 注射液：2 mL/50 mg；2 mL/150 mg	1. 竞争性地阻断组胺与胃壁细胞上的 H_2 受体结合，有效地抑制胃酸分泌。 2. 降低胃酶分泌和活性	胃及十二指肠溃疡、胃黏膜损伤、胃食管反流性疾病、消化不良、预防应激性溃疡、复发性口腔溃疡

药 代 动 力 学	使 用 方 法	用药期间安全管理
治疗剂量的铝碳酸镁在胃肠道几乎不吸收。血浆和尿液中镁和铝的浓度保持在正常范围	口服：1~2片/次，3次/d，餐后1~2 h、睡前或胃部不适时服用	1. 咀嚼口服。单独给药，若需同时口服多种药品，应与其他药物间隔1~2 h。 2. 禁忌证：严重肾功能不全者（肌酐清除率 < 30 mL/min）。 3. 避免与酸性饮料（果汁、葡萄酒等）或食物同时摄入，减少肠道对铝的吸收
1. 口服吸收迅速但不完全，有首过代谢作用，生物利用度仅为50%，其吸收不受食物和抗酸药的影响。 2. 部分以原形经肾排泄，少量在肝内被代谢，也可经胆汁随粪便排出	1. 口服：150 mg/次，2次/d，清晨和睡前服用。 2. 静脉滴注、静脉注射：需稀释后缓慢使用，50 mg/次，2次/d。 3. 肌内注射：50 mg/次，2次/d	1. 静脉注射，观察患者有无面热感、头晕、恶心、出汗及胃不适，若有上述症状，持续10余分钟可自行消失；静脉注射部位可能出现瘙痒、发红，1 h后可自行消失；用药后可能出现焦虑、兴奋、健忘，偶见男性乳房发育，做好患者宣教。 2. 肝、肾功能不全患者慎用。 3. 长期使用可致维生素 B_{12} 缺乏，可遵医嘱补充维生素 B_{12}

第五章

表 5-3 质子泵抑制剂和胃黏膜保护剂代表药物

种类	代表药物	常见剂型规格	药理作用及机制	临床应用
质子泵抑制剂	奥美拉唑	胶囊：20 mg 粉针剂：40 mg	一种脂溶性弱碱性药物，浓集于酸性环境中，特异性作用于胃黏膜壁细胞，抑制 H^+/K^+-ATP 酶的活性，阻断胃酸分泌，使胃液中的酸含量减少	胃及十二指肠溃疡、幽门螺杆菌相关的消化性溃疡、反流性食管炎、消化性溃疡急性出血等
胃黏膜保护剂	硫糖铝	片剂：0.5 g	在酸性环境下，通过局部而非全身发挥药效，保护胃黏膜，促进溃疡愈合	胃及十二指肠溃疡、急性胃炎、反流性食管炎
	胶体果胶铋	胶囊：100 mg	口服后在胃液内形成溶胶，在溃疡面及炎症表面形成保护膜，隔离胃酸，保护受损黏膜；能杀灭幽门螺杆菌，促进胃炎康复	治疗消化性溃疡、慢性胃炎。与抗生素联合，用于胃幽门螺杆菌的根除治疗

药代动力学	使 用 方 法	用药期间安全管理
口服经小肠迅速吸收，1 h 内起效，食物可延迟其吸收，不影响吸收总量。口服后 0.5～7 h 血药浓度达峰值。半衰期为 0.5～1 h，72%～80% 的代谢物经肾脏排泄，18%～23% 的代谢物由胆汁分泌，随粪便排出	1. 胃、十二指肠溃疡：20 mg/ 次，餐前口服。十二指肠溃疡疗程通常为 2～4 周，胃溃疡疗程为 4～8 周。 2. 反流性食管炎：20～60 mg/d，1 次 /d。 3. 消化性溃疡出血：40 mg/次静脉滴注，1 次 /12 h，连用 3 d。首次剂量可加倍。 4. 溃疡出血量大者：用首剂 80 mg 静脉滴注，之后改为 8 mg/h 维持，至出血停止	1. 注意观察患者有无药物过量的临床表现，如恶心呕吐、头晕头痛、腹痛腹泻、淡漠、意识模糊、嗜睡、视力模糊、心动过速、出汗、面红口干等。 2. 严重肝功能不全者慎用，必要时剂量减半
6～20 h 达半衰期，仅有极少量从胃肠道吸收，吸收的少量硫酸化双糖主要通过尿液排出	1. 胃及十二指肠溃疡：1 g/ 次，3～4 次 /d，用药 4～6 周。 2. 预防十二指肠溃疡的复发：1 g/ 次，2 次 /d	1. 慢性肾功能不全者慎用。 2. 空腹摄入，2 h 内避免服用西咪替丁、环丙沙星、地高辛、诺氟沙星、氧氟沙星以及雷尼替丁，连续使用不宜超过 8 周
口服后在肠道吸收甚微，绝大部分随粪便排出	成人：1～2 粒 / 次，3 次 /d，餐前 30 min 服用，用温开水溶解后服用	1. 不得与牛奶、其他铋剂同服，不宜大剂量长期服用。 2. 服药期间，如出现黑褐色无光泽粪便但无其他不适，为正常现象。停药后 1～2 d 后粪便色泽可转为正常

三、泻药和止泻药

常见的泻药主要包括硫酸镁、乳果糖、复方聚乙二醇电解质散Ⅱ、甘油灌肠剂、利那洛肽（表5-4）等，常见的止泻药主要为蒙脱石散（表5-5）等。

表5-4　泻药代表药物

种类	代表药物	常见剂型规格	药理作用及机制	临床应用	药代动力学
泻药	硫酸镁	口服液：500 g注射液：10 mL/2.5 g	1. 导泻：内服不被吸收，在肠道内形成一定的渗透压，刺激肠道蠕动而排便。 2. 利胆：口服可引起总胆管括约肌松弛、胆囊收缩，促进胆囊排空。 3. 抑制中枢神经系统，减少运动神经末梢乙酰胆碱的释放量，产生镇静、解痉的作用。 4. 静脉注射给药，过量镁离子可直接舒张周围血管平滑肌，使血管扩张，血压下降，也可降低颅内压	1. 口服用于便秘、阻塞性黄疸及慢性胆囊炎。 2. 肌内或静脉注射用于惊厥、子痫、尿毒症、破伤风、高血压脑病、急性肾性高血压危象等。 3. 外用热敷消炎消肿	肌内注射后20 min起效，静脉注射立即起效，作用持续30 min。有效血镁浓度为2~3.5 mmol/L，治疗早产的有效血镁浓度为2.1~2.9 mmol/L，个体差异较大。药物均由肾脏排出，排出的速度与血镁浓度和肾小球滤过率相关
	乳果糖	口服液：15 mL	1. 促进肠道嗜酸菌生长，抑制蛋白分解菌。 2. 降低结肠pH，发挥渗透效应，促进肠蠕动，改善细菌及氨代谢，发挥导泻作用	1. 慢性或习惯性便秘。 2. 调节结肠生理节律。 3. 用于治疗和预防肝性脑病或昏迷前状态	口服后几乎不被吸收，在结肠被分解代谢。在40~75 mL剂量下完全代谢；超过该剂量时，部分以原形排出

四、止吐药及胃肠促动力药

止吐药包括昂丹司琼、甲氧氯普胺等（表 5-6）；常见的胃肠促动力药包括多潘立酮、莫沙必利、伊托必利等（表 5-7）。

使 用 方 法	用药期间安全管理
1. 导泻：口服 5～20 g/ 次，清晨空腹服，同时饮水 100～400 mL，也可用水溶解后服用。 2. 利胆：2～5 g/ 次，3 次 /d，饭前或两餐间服，也可服用 33% 溶液，10 mL/ 次。 3. 抗惊厥、降血压：肌内注射 1 g/ 次，10% 溶液，10 mL/ 次；静脉滴注，1～2.5 g/ 次，将 25% 溶液 10 mL 用 5% 葡萄糖注射液稀释成 1% 浓度缓慢静脉滴注	1. 静脉注射时，观察患者有无潮热、出汗、口干等症状。注意控制速度，快速静脉注射时可引起恶心、呕吐、心悸、头晕，甚至眼球震颤，减慢注射速度症状可消失。 2. 对于肾功能不全者，严密观察生命体征变化。观察患者有无血镁浓度升高症状，如肌肉兴奋性受抑制，感觉反应迟钝，膝腱反射消失，呼吸抑制；浓度过高会心脏骤停。 3. 连续使用者，观察患者有无便秘、麻痹性肠梗阻，停药后好转。 4. 使用期间定期监测患者血钙指标。 5. 镁离子可透过胎盘屏障，新生儿使用时应密切观察有无肌张力低、吸吮力差、不活跃、哭声不响亮，甚至呼吸抑制等新生儿高镁血症临床表现
1. 便秘：成人起始剂量 30 mL/d，维持剂量 10～25 mL/d，宜在早餐后服用 1 次。如 2 d 后仍未有明显效果，可考虑遵医嘱加量。 2. 肝性脑病及昏迷前期：起始剂量 30～50 mL，3 次 /d；维持剂量应调至每日最多 2～3 次软便	1. 直接吞服，不宜在口中停留。 2. 超量服用的患者如出现腹痛、腹泻时，应减量；长期大剂量服用时可致腹泻、电解质紊乱，因此嘱患者定期监测肝、肾功能。 3. 禁忌证：半乳糖血症、肠梗阻、急腹症

第五章

续 表

种类	代表药物	常见剂型规格	药理作用及机制	临床应用	药代动力学
泻药	复方聚乙二醇电解质散Ⅱ	粉剂：68.56 g；137.15 g	主要成分为聚乙二醇 4000，在消化道内不被吸收和代谢，通过氢键结合并固定肠腔内固有的水分子，增加粪便的水含量，使粪便体积及重量增加，刺激肠蠕动，引起水样腹泻，达到清洁肠道的目的	1. 术前肠道清洁准备。2. 肠镜、钡灌肠及其他检查前的肠道清洁准备	药物经胃肠道代谢
	甘油	灌肠剂：60 mL	滑润性泻药，注入直肠后，不被吸收，能润滑、刺激肠壁，软化大便使其易于排出，泻下作用温和	1. 用于清洁灌肠。2. 用于便秘患者	无相关研究
	利那洛肽	丸剂：290 μg	1. 鸟苷酸环化酶C 激动剂，具有内脏镇痛作用和促分泌作用。2. 使小肠液分泌增多和结肠转运速度增快	治疗成人便秘型肠易激综合征	胃肠道中局部代谢为主要活性产物去酪氨酸、利那洛肽及去酪氨酸经酶降解为小分子肽，后经蛋白质水解酶降解成天然氨基酸

使 用 方 法	用药期间安全管理
配制方法：药品溶解于水，搅拌均匀。规格Ⅰ（68.56 g/袋）配制成1 L的溶液；规格Ⅱ（137.15 g/袋）配制成2 L的溶液。 1. 术前肠道清洁准备：术前日午餐后禁食（可饮水），午餐3 h后开始给药。 2. 大肠内窥镜检查前的处置： （1）检查当日给药：当日早餐禁食（可饮水），预定检查时间大约4 h前给药。 （2）检查前日给药：前日晚餐后禁食（可饮水），晚餐后1 h给药。 3. 钡灌肠X线造影检查前的处置：检查当日早晨开始禁食（可饮水），预定检查时间大约6 h前开始给药	1. 严重溃疡性结肠炎、冠心病或肾功能障碍患者慎用。有肠道狭窄、肠道憩室或便秘等肠内容物潴留患者应在确认给药前日或当日有排便后谨慎给药。 2. 服药1 L后仍未排便，在确认患者无呕吐、腹痛，可遵医嘱重新给药，密切观察，直至排便。 3. 提前告知患者服药1 h后肠道运动加快，排便前患者可能感到腹胀，属正常现象。如有严重腹胀或不适，可放慢服用速度或暂停服用，待症状消除后再继续服用，直至排出水样清便。 4. 指导患者结肠镜检查前1 d的早餐、午餐吃少渣食物，晚餐吃不含固形物的流食
肛门注入。 1. 便秘：60 mL/次，小儿用量酌减。 2. 清洁灌肠：110 mL/次，重复2～3次。取下包装帽盖，让少量药液流出滋润管口，患者左侧卧位插入肛门内。用力挤压容器，将药液缓慢注入直肠内，注完后，将注入管缓缓拔出，用清洁棉球按住肛门1～2 min，通常5～15 min可以排便	1. 严重心力衰竭患者使用需严格遵医嘱执行，避免加重心脏负担导致病情加重。 2. 冬季该药宜用40℃温水预热后使用
推荐1粒/d，首餐前30 min服用	1. 未成年人避免使用。 2. 指导成人患者将胶囊整颗吞下，也可以使用胃管或鼻胃管注入。首餐前30 min服用，期间禁饮食。 3. 密切观察患者有无腹泻、腹胀、胃胀、头痛等，伴有便血或黑便时及时告知医生

表 5-5 止泻药代表药物

种类	代表药物	常见剂型规格	药理作用及机制	临床应用	药代动力学
止泻药	蒙脱石散	粉剂：3 g	1. 可覆盖胃肠道黏膜，吸附肠道内病原体，保护胃肠道黏膜。 2. 与黏液糖蛋白直接结合，提高攻击因子的防御能力，抑制微生物攻击力	1. 胃肠道黏膜保护和修复。 2. 治疗患儿腹泻。 3. 治疗反流性食管炎。 4. 联合酸剂可有效提高胃溃疡的治疗效果。 5. 联合奥替溴铵可有效提高腹泻型肠易激综合征的治疗效果。 6. 可用于新生儿黄疸辅助治疗	在胃肠道黏膜表面发挥作用，不进入血液循环，用药 6 h 左右与所吸附的有害毒素随肠道蠕动排出体外

表 5-6 止吐药代表药物

种类	代表药物	常见剂型规格	药理作用及机制	临床应用
止吐药	昂丹司琼	注射液：2 mL/4 mg；4 mL/8 mg	选择性 5-羟色胺（5-hydroxytryptamine, 5-HT）受体拮抗剂	1. 适用于细胞毒性药物化疗和放疗引起的恶心、呕吐。 2. 预防手术后恶心、呕吐
	甲氧氯普胺	注射液：1 mL/10 mg	1. 作用于延髓催吐化学感受区中多巴胺受体并提高其阈值，具有强大的中枢性镇吐作用。 2. 阻断下丘脑多巴胺受体，抑制催乳素抑制因子，促进催乳素分泌，有催乳作用	1. 用于化疗、放疗、手术、颅脑损伤、海空作业及急性胃肠炎、胆道胰腺疾病、尿毒症等各种疾患引起恶心、呕吐的对症治疗。 2. 诊断性十二指肠插管前使用，有助于顺利插管；胃肠钡剂 X 线检查，可减轻恶心、呕吐，促进钡剂通过

使 用 方 法	用药期间安全管理
将该药（1袋）溶解于50 mL温水中，搅匀后服用，急性腹泻服用该药时，首次剂量加倍。 儿童：1岁以下，1袋/d；1～2岁，1～2袋/d；2岁以上，2～3袋/d，均分三次服用。 成人：1袋/次，3次/d	1. 治疗急性腹泻时，应注意严密监测生命体征、出入量，及时纠正脱水和水电解质紊乱。体弱及儿童患者，需根据腹泻严重程度、患者年龄和临床症状，遵医嘱使用口服补液盐或静脉补液。 2. 观察患者有无出现便秘，如出现需遵医嘱减量。 3. 过敏体质、有重度慢性便秘病史患者慎用。 4. 注意观察患者有无过量服用的临床表现，如出现重度便秘或胃（肠）结石时需及时告知医生。 5. 如有其他药物同服，需按药品说明间隔错开服用

药代动力学	使 用 方 法	用药期间安全管理
静脉给药4 mg，5 min血药浓度达峰值。主要由肝脏代谢后从循环中清除	肌内或静脉注射。放化疗前使用剂量为8 mg，单次静脉给药剂量不超过16 mg，用药间隔2～4 h，或者恒速静脉输注1 mg/h，持续24 h	1. 超敏反应：包括过敏反应和支气管痉挛，如果发生，立即停药，严密监测病情变化，直至超敏反应消失。 2. 剂量过大护理：剂量过大症状包括嗜睡、躁动、心动过速、呼吸急速、高血压、潮红、散瞳、发汗、水平性眼球震颤、反射亢进、癫痫等。尚无特效解毒药，应予支持性治疗，包括气管插管，使用血管活性物物，症状通常在1～2 d内完全恢复，无后遗症
经肝脏代谢、肾脏排泄，也可经乳汁排出。药物半衰期一般为4～6 h。作用开始时间：肌内注射10～15 min，静脉注射1～3 min，持续时间一般为1～2 h	肌内或静脉注射。 1. 成人10～20mg/次，剂量不超过0.5 mg/（kg·d）。 2. 小儿6岁以下每次0.1 mg/kg；6～14岁2.5～5 mg/次。肾功能不全者剂量减半	1. 静脉注射可引起直立性低血压，嘱患者适当卧床休息，起床分三步走（床边坐-站立-行走），做好安全宣教。 2. 静脉注射时须慢，1～2 min注完，因为快速给药可出现躁动不安，甚至进入昏睡状态。 3. 注意观察患者活动度情况，药物可引起不可逆的迟发性运动障碍，应避免长时间使用，建议不超过2周

表 5-7 胃肠促动力药代表药物

种类	代表药物	常见剂型规格	药理作用及机制	临 床 应 用
胃肠促动力药	多潘立酮	片剂：10 mg	外周多巴胺受体阻滞剂，直接作用于胃肠壁，防止胃食管反流，增强胃蠕动，促进胃排空	1. 因胃排空延缓、胃食管反流、食管炎引起的消化不良。 2. 功能性、器质性、感染性、饮食性、放射性治疗或化疗所引起的上腹胀、腹痛、恶心、呕吐、胃烧灼感。 3. 多巴胺受体激动剂（如左旋多巴、溴隐亭等）治疗帕金森病引起的恶心、呕吐
	莫沙必利	片剂：5 mg	激动消化道黏膜下神经丛的 5-HT$_4$ 受体，促进乙酰胆碱的释放，增强胃肠道运动	1. 主要用于功能性消化不良伴有胃灼热、嗳气、恶心、呕吐、早饱、上腹胀等消化道表现。 2. 用于胃食管反流性疾病、糖尿病性胃轻瘫及部分胃切除患者的胃功能障碍
	伊托必利	片剂：50 mg	通过刺激内源性乙酰胆碱释放并抑制其水解，增强胃和十二指肠运动，促进胃排空，还具有重度镇吐作用	用于功能性消化不良引起的各种症状，如上腹不适、餐后饱胀、早饱、食欲不振、恶心、呕吐等

药 代 动 力 学	使 用 方 法	用药期间安全管理
口服吸收迅速，15～30 min 血药浓度达峰值，半衰期为 7 h，分布以胃肠局部药物浓度最高，经肝脏代谢	口服。成人 1 片 / 次，3 次 /d，饭前 15～30 min 服用	1. 用药 3 d 后，如症状未缓解，需咨询医师或药师；药物使用时间一般不得超过 1 周。 2. 观察患者有无头晕和嗜睡，建议患者服药期间不要从事驾驶、操控机器或其他需要意识清醒和精密操作的活动
口服给药，主要通过肝脏代谢，随尿液和粪便排出		1. 指导患者常规进行血生化检查，有心血管病史或联用抗心律失常药的患者应定期做心电图检查。 2. 部分消化不良、胃炎及胃食管反流疾病患者应进行胃镜检查
口服吸收迅速，给药后 30 min 血药浓度达峰值，半衰期大约为 6 h，主要经肾脏排泄		1. 告知患者用药期间可发生眩晕、情绪激动，做好安全防护。 2. 若用药 2 周后症状改善不明显，建议及时就医，调整药物

第五章

五、保肝药

常见的保肝药（图5-1）主要包括肝细胞膜保护剂和降酶保肝药、抗炎保肝药、解毒保肝药、利胆护肝药、中药制剂、生物制剂和复方制剂等（表5-8～5-12）。

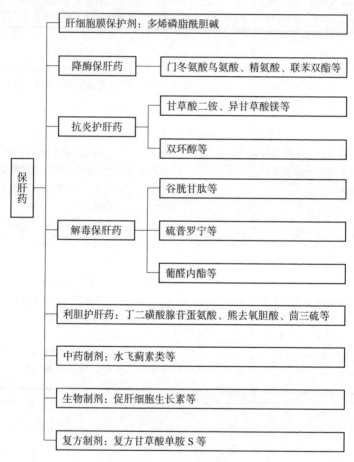

图5-1　常见保肝药分类

六、肠道益生菌药

常见的肠道益生菌药（图 5-2）主要包括双歧三联活菌、枯草杆菌二联活菌（表 5-13）。

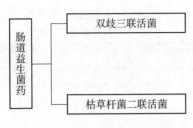

图 5-2　常见肠道益生菌药

表 5-8 肝细胞膜保护剂和降酶保肝药代表药物

种类	代表药物	常见剂型规格	药理作用及机制	临床应用	药代动力学
肝细胞膜保护剂	多烯磷脂酰胆碱	注射液：5 mL/232.5 mg 胶囊：228 mg	稳定肝细胞膜结构，修复受损的肝功能和酶活力，同时能分解中性脂肪和胆固醇	各种类型的肝炎、肝昏迷、脂肪肝、胆汁淤积、中毒、银屑病、神经性皮炎、放射综合征等	口服给药后90%以上的多烯磷脂酰胆碱在小肠被吸收
降酶保肝药	门冬氨酸鸟氨酸	注射液：10 mL/5 g；20 mL/5 g；2.5 g	1. 分解为鸟氨酸和门冬氨酸，作用于两个主要的氨解毒途径-尿素合成和谷氨酰胺合成。2. 改善体内支链氨基酸和芳香氨基酸的比例	1. 急、慢性肝病引发的血氨升高。2. 广泛用于肝脏疾患引起的中枢神经系统症状的治疗及肝性脑病的抢救	半衰期为0.3～0.4 h，进入人体后呈双项分布，鸟氨酸在7 h后降至正常水平，部分门冬氨酸盐以原形的形式从尿液中排出
	精氨酸	注射液：20 mL/5 g	参与鸟氨酸循环，促进尿素形成，由尿液排出，降低氨的含量	肝病或其他原因引起血氨增高致精神症状治疗	无相关研究
	联苯双酯	片剂：25 mg；50 mg 丸剂：1.5 mg	增强肝脏解毒功能、促进肝细胞再生	1. 适用于迁延性肝炎及长期谷丙转氨酶单项异常者。2. 改善肝区疼痛、乏力、腹胀	口服吸收率很低，经门静脉入肝脏代谢转化，经粪便排出

使 用 方 法	用药期间安全管理
1. 静脉注射：一般情况下，成人和青少年一般缓慢静脉注射 232.5～465 mg/d，严重者注射 465～930 mg/d。建议尽早口服多烯磷脂酰胆碱胶囊进行治疗。 2. 口服给药：一般情况下，12 岁以上儿童、青少年和成人开始时 3 次 /d，2 粒 / 次。最大用量不能超过 6 粒 /d。一段时间后，剂量可减至 3 次 /d，1 粒 / 次维持剂量	1. 注射剂配置时用葡萄糖溶液稀释，严禁用电解质溶液稀释。 2. 该药与多种药物存在配伍禁忌，禁止与其他任何注射液混合注射，用药前后需用葡萄糖溶液冲管。 3. 禁忌证：对苯甲醇过敏者、新生儿和早产儿。 4. 口服用药时应随餐服用，整粒吞服，不可嚼服
1. 急性肝炎：5～10 g/d 静脉滴注。慢性肝炎或肝硬化：10～20 g/d 静脉滴注，但不超过 40 g。 2. 肝性脑病：第 1 d 的第一个 6 h 内用 20 g，第二个 6 h 内分两次给药，10 g/ 次静脉滴注	1. 禁忌证：对药物成分过敏者、血肌酐超过 265.2 μmol/L 的患者。 2. 与维生素 K_1 存在配伍禁忌，连续使用时应使用生理盐水对输液管路进行冲洗。 3. 不得动脉给药，应缓慢给药，给药浓度不超过 2%
15～20 g 精氨酸与 5% 葡萄糖溶液 500 mL 稀释后缓慢静脉滴注，于 4 h 内滴完	1. 禁忌证：高氯性酸中毒、肾功能不全及无尿者。 2. 用药期间监测患者血气分析，维持酸碱平衡
1. 片剂：3 次 /d，1～2 片 / 次，6 个月为一疗程。 2. 丸剂：3 次 /d，5 丸 / 次，必要时可增至 6～10 丸，连用 3 个月，谷丙转氨酶下降至正常后改为 2 次 /d，5 丸 / 次，再用 3 个月	1. 慢性活动性肝炎、肝硬化者慎用。 2. 服药期间严密观察黄疸有无加深、加重，定期复查肝功能

表 5-9 抗炎保肝药代表药物

种类	代表药物	常见剂型规格	药理作用及机制	临床应用
抗炎保肝药	甘草酸二铵	胶囊：50 mg	具有抗炎、保护肝细胞膜及改善肝功能的作用。可阻碍可的松与醛固酮的灭活，发挥类固醇样作用，无皮质激素的不良反应	伴有谷丙氨基转移酶升高的急、慢性肝炎的治疗
	异甘草酸镁	注射液：10 mL/50 mg	具有抗炎、保护肝细胞及改善肝功能，减轻肝组织炎症活动及纤维化程度	1. 慢性病毒性肝炎。2. 急性药物性肝损伤
	双环醇	片剂：25 mg	具有保肝、抗肝炎病毒、减轻肝纤维化程度的作用	慢性乙型、丙型肝炎

药代动力学	使用方法	用药期间安全管理
口服后从肠道吸收，经肠肝循环，8～12 h血药浓度达峰值。约70%通过胆汁从粪便中排出，20%从呼吸道以二氧化碳形式排出，尿液中原形排出约为2%	口服：150 mg/次，3次/d	1. 治疗过程中应定期监测患者血压、血生化，血清钾、钠浓度，出现异常时应遵医嘱适当减量。 2. 与排钾利尿剂合用时，可增加低钾血症风险，应注意监测血钾。 3. 禁忌证：对大豆磷脂过敏者；严重低钾血症；高钠血症；高血压；心力衰竭；肾衰竭；新生儿、婴幼儿、妊娠期妇女
肠道吸收，主要分布在肝脏，主要经胆汁排泄	静脉滴注：1次/d，0.1 g/次，慢性病毒性肝炎4周为一疗程或遵医嘱，急性药物性肝损伤2周为一疗程或遵医嘱。如病情需要，可用至0.2 g/d	1. 治疗过程中，应定期监测血压、血钾、血钠。 2. 观察患者有无发热、皮疹、高血压、钠水潴留、低钾血症等假性醛固酮症临床表现，情况严重应予停药
吸收半衰期为0.84 h，消除半衰期为6.26 h，药峰时间为1.8 h，药峰浓度为50 ng/mL，药峰浓度与剂量成正比	口服，成人常用剂量25 mg/次，必要时可增至50 mg，3次/d，最少服用6个月或遵医嘱，应逐渐减量	1. 用药期间应密切观察患者临床症状、体征和肝功能变化，疗程结束后加强随访。 2. 有肝功能失代偿者如胆红素明显升高、低白蛋白血症、肝硬化腹水、食管静脉曲张出血、肝性脑病及肝肾综合征患者慎用或严格遵医嘱

第五章

表 5-10　解毒保肝药代表药物

种类	代表药物	常见剂型规格	药理作用及机制	临床应用	药代动力学
解毒保肝药	谷胱甘肽	注射剂：0.3 g；0.6 g；0.9 g；1.0 g；1.2 g；1.5 g；1.8 g 片剂：0.1 g；0.2 g	1. 激活体内巯基酶，促进碳水化合物、脂肪及蛋白质代谢。 2. 通过巯基与体内的自由基结合，促进易代谢的低毒化合物形成	1. 化疗、放射患者。 2. 低氧血症、急性贫血、成人呼吸窘迫综合征、败血症等。 3. 肝脏疾病：包括病毒性、药物毒性、酒精性及其他化学物质毒性引起的肝脏损害。 4. 有机磷、胺基或硝基化合物中毒的辅助治疗。 5. 解药物毒性	静脉给药后大多分布于肝、肾、皮肤和脾，经尿液排出
	硫普罗宁	注射液：2 mL/0.1 g 片剂：0.1 g	1. 防止四氯化碳、乙硫氨酸、对乙酰氨基酚等造成的肝脏损害。 2. 对慢性肝损伤的三酰甘油的蓄积有抑制作用。 3. 保护肝线粒体结构，保护肝脏组织及细胞，改善肝功能	1. 改善各类急慢性肝炎的肝功能。 2. 用于脂肪肝、酒精肝、药物性肝损伤的治疗及重金属的解毒治疗。 3. 预防放化疗所致的外周白细胞减少和二次肿瘤的发生，降低毒副反应。 4. 治疗老年人早期白内障和玻璃体浑浊	口服后在肠道吸收，经肝脏代谢，经尿液排出
	葡醛内酯	注射液：2 mL/0.133 g 片剂：50 mg	在酶的作用下变为葡萄糖醛酸而起作用，降低肝淀粉酶的活性，阻止糖原分解	急慢性肝炎和肝硬化的辅助治疗	无相关研究

使 用 方 法	用药期间安全管理
1. 化疗患者：注射剂溶解于生理盐水或 5% 葡萄糖注射液中，100 mL 于 15 min 内静脉输注完毕。使用环磷酰胺时，注射完后立即静脉注射该药，并于 15 min 内输完毕；使用顺氯铵铂化疗：建议本药用量与顺铂用量之比不宜超过 35：1，以免影响化疗效果。 2. 肝脏疾病的辅助治疗：病毒性肝炎：1.2 g 静脉滴注；重症肝炎：1.2～2.4 g 静脉滴注；活动性肝硬化：1.2 g 静脉滴注；脂肪肝：1.8 g 静脉滴注，1 次 /d，用药 30 d；酒精性肝炎：1.8 g 静脉滴注；药物性肝炎：1.2～1.8 g 静脉滴注，1 次 /d，用药 14～30 d。 3. 用于放疗辅助用药，照射后遵医嘱给药。 4. 片剂：口服，0.4 g/ 次，3 次 /d，疗程 12 周	1. 注射前必须完全溶解，外观澄清、无色。 2. 用药前询问患者药物过敏史，用药过程中要密切监测患者一般情况，若出现哮喘、胸闷、气促、呼吸困难、心悸、大汗、血压下降等表现，应立即停药并及时治疗。 3. 禁忌证：哮喘患者。 4. 肌内注射时应轮换注射部位，避免同一部位反复注射
1. 静脉滴注：溶于 5%～10% 的葡萄糖注射液或生理盐水 250～500 mL 中，0.2 g/ 次，1 次 /d，连续 4 周。 2. 片剂：口服，0.1～0.2 g/ 次，3 次 /d，疗程 2～3 个月，或遵医嘱	1. 禁忌证：对本药物过敏者；重症肝炎合并严重黄疸、顽固性腹水、消化道出血者、肾功能不全合并糖尿病者、急性重症铅、汞中毒者，既往出现严重不良反应者，以及妊娠期妇女、儿童。 2. 不与具有氧化作用的药物合用。 3. 用药前后及用药时应定期监测血常规、肝功能和 24 h 尿蛋白。 4. 治疗中每 3 个月进行 1 次尿常规检测
1. 注射液：肌内注射或静脉注射，0.133～0.266 g/ 次，1～2 次 /d。 2. 片剂：口服，5 岁以下，0.05 g/ 次；5 岁以上，0.1 g/ 次；成人 0.2～0.4 g/ 次，3 次 /d	1. 禁忌证：对本药物过敏者。 2. 避光保存

表 5-11 利胆保肝药和中药制剂代表药物

种类	代表药物	常见剂型规格	药理作用及机制	临床应用
利胆护肝药	丁二磺酸腺苷蛋氨酸	注射剂：0.5 g 肠溶片：0.5 g	通过肝内甲基化合成磷脂膜调节肝细胞膜流动性以保护肝细胞，通过转硫基途径合成参与内源解毒过程	适用于肝硬化所致肝内胆汁淤积以及妊娠期肝内胆汁淤积
	熊去氧胆酸	胶囊：250 mg	治疗肝和胆汁淤积疾病。能替代亲脂性、去污剂样的毒性胆汁酸，促进肝细胞的分泌作用和免疫调节来完成	1. X线能穿透的固醇型胆囊结石，同时胆囊收缩功能需正常。2. 胆汁淤积性肝病、胆汁反流性胃炎
	茴三硫	胶囊：25 mg；0.2 g	增强肝脏谷胱甘肽水平、谷氨酰半胱氨酸合成酶、谷胱甘肽还原酶和谷胱甘肽硫转移酶活性，增强肝细胞活力，使胆汁分泌增多，有利胆作用	1. 用于胆囊炎、胆结石及消化不适 2. 用于急、慢性肝炎的辅助治疗
中药制剂	水飞蓟素类	片剂：35 mg；38.5 mg；70 mg 胶囊：35 mg	1. 能稳定肝细胞膜并保持其完整性，增强巨噬细胞的活性，加速病毒的清除，经肝脏代谢、解毒作用。2. 促进脂肪转移及抗氧化作用，减轻肝脏脂肪变性	各种类型的急性肝炎、慢性迁延性肝炎、慢性活动性肝炎及初期肝硬化、中毒性肝损伤、脂肪肝及淤胆引起的肝损伤的治疗

药代动力学	使 用 方 法	用药期间安全管理
静脉给药后，药物迅速分布到各组织，半衰期大约为90 min。口服时，在肠道吸收，从尿液排出。肌内注射时基本完全吸收，45 min 后血药浓度达峰值	1. 初始治疗：0.5～1 g/d，肌内或静脉注射，共 2 周。 2. 维持治疗：口服丁二磺酸腺苷蛋氨酸肠溶片，1～2 g/d	1. 注射剂应用所附专用溶剂溶解，现配现用。静脉注射速度必须缓慢，必要时可使用微量泵控制速度。 2. 肠溶片应两餐之间服用，整片吞服。 3. 有血氨增高的肝硬化患者应每月监测血氨水平
口服后迅速在空肠和回肠前部被动转运吸收，半衰期为 3.5～5.8 d，随胆汁一起分泌	1. 固醇性胆囊结石和胆汁淤积性肝病：按时用少量水送服，剂量为每次 10 mg/kg。 2. 溶石治疗：一般需6～24 个月，服用 12 个月后结石未见变小者，停止服用。 3. 胆汁反流性胃炎：晚睡前用水吞服，需定期服用，250 mg/次，1 次/d，一般服用 10～14 d	1. 患者在治疗过程中的前 3 个月需每 4 周检查 1 次肝功能指标，之后每 3 个月检查 1 次肝功能指标。 2. 根据结石大小，在治疗开始后 6～10 个月，进行胆囊 X 线复查。 3. 禁忌证：急性胆囊炎和胆管炎、胆道阻塞、严重肝病及孕产妇
口服后吸收迅速，生物利用度高，服用后 15～30 min 后起效，1 h 后血药浓度达峰值。通过肾脏排泄	口服：1 粒/次，3 次/d，或遵医嘱	1. 禁忌证：胆道完全梗阻者。 2. 甲状腺功能亢进患者用药期间应注意监测甲状腺功能。 3. 用药期间应观察患者尿液颜色的变化。尿色突然加深时，应复测肝功能
口服后约 80% 代谢物经胆汁排泄	1. 片剂：常规 70 mg/次，严重患者可增至 140 mg/次，轻症患者可减至 35 mg/次，维持量为 35 mg/次，3 个月为 1 个疗程，均为 3 次/d，餐后用温水送服。 2. 胶囊：口服，成人 3 次/d，2～4 粒/次，或遵医嘱	1. 禁忌证：对本药物过敏者。 2. 用药期间应定期进行肝功能监测。密切关注患者皮肤情况，如出现黄疸，应及时停药

表 5-12　生物制剂和复方制剂代表药物

种类	代表药物	常见剂型规格	药理作用及机制	临床应用
生物制剂	促肝细胞生长素	注射液：2 mL/30 μg 注射液：60 mg；20 mg	1. 促进正常肝细胞脱氧核糖核酸（deoxyribonucleic acid，DNA）合成，肝细胞再生。 2. 对四氯化碳诱导的肝细胞损伤有较好的保护作用，促进病变细胞恢复	用于各种重型肝炎（病毒性；肝功能衰竭的早期或中期）的辅助治疗
复方制剂	复方甘草酸单胺 S	注射液：2 mL/0.47 g	1. 阻碍皮质醇与醛固酮的灭活，有明显的皮质激素样效应，如抗炎、抗过敏及保护膜结构等作用，无明显皮质激素样副作用。 2. 促进胆色素代谢，减轻肝细胞损伤、坏死，促进上皮细胞产生黏多糖。 3. 盐酸半胱氨酸在体内转换为蛋氨酸，合成胆碱和肌酸，能有效治疗中毒性肝炎	1. 用于急、慢性，迁延型肝炎引起的肝功能异常。 2. 辅助治疗中毒性肝炎、外伤性肝炎以及癌症。 3. 用于食物中毒、药物中毒、药物过敏

表 5-13　肠道益生菌药代表药物

种类	代表药物	常见剂型规格	药理作用及机制	临床应用
肠道益生菌药	双歧三联活菌	粉剂：2 g	直接补充正常生理性细菌，调节肠道菌群，抑制肠道中对人体具有潜在危害的菌群	用于肠道菌群失调引起的腹泻和腹胀
	枯草杆菌二联活菌	胶囊：250 mg	补充正常生理活菌，抑制肠道内有害细菌过度繁殖，促进营养物质的消化、吸收，抑制肠源性毒素的产生和吸收，调整肠道菌群	治疗肠道菌群失调（抗生素、化疗药物等）引起的腹泻、腹胀、便秘、消化不良、食欲不振

使 用 方 法	用药期间安全管理
静脉滴注：120 μg 加入 10% 葡萄糖注射液中，缓慢静脉滴注，1～2 次 /d，疗程为 4～8 周，或遵医嘱	1. 4℃以下密闭保存。 2. 禁忌证：对本药物过敏者。 3. 用药期间应严密观察患者有无皮肤瘙痒、荨麻疹等过敏反应。
1. 静脉滴注：20～80 mg/ 次，加入 5% 葡萄糖或生理盐水 250～500 mL 注射液稀释后，缓慢滴注，1 次 /d。 2. 静脉推注：20～80 mg/ 次，加入 25% 葡萄糖注射液 40 mL 稀释后，缓慢推注，1 次 /d。 3. 肌内或皮下注射：20 mL 注射用水溶解后，2～4 mL/ 次，小儿 2 mL，或遵医嘱，1～2 次 /d	1. 禁忌证：对本剂既往有过敏史者、醛固酮症患者、低钾血症患者。 2. 静脉给药时尽量缓慢速度给药，用药期间定期监测血钾

药代动力学	使 用 方 法	用药期间安全管理
药物服用后有益菌可迅速地到达肠道、定植，第 3～4 d 菌量达到峰值	口服，1～5 岁儿童，半包/ 次；6 岁以上儿童及成人，1 包/ 次，3 次 /d	1. 2～8℃避光保存。 2. 该药为活菌制剂，切勿将该药置于高温处，溶解时水温不宜超过 40℃。 3. 避免与抗菌药、抗酸药同服。 4. 观察患者口服后是否有皮肤发红、瘙痒、皮疹等过敏反应
无相关研究	12 岁以上儿童及成人：口服，温水整粒吞服，1～2 粒/ 次，2～3 次 /d，或遵医嘱	1. 温水整粒吞服，不得打开或溶解后服用。 2. 不宜与酸性药物同服。 3. 与等量碳酸氢钠同服，可增加疗效。 4. 观察患者口服后是否出现恶心、头痛、头晕、心悸等不良反应

第五章

第六章

呼吸系统药物

表 6-1 呼吸兴奋剂代表药物

种类	代表药物	常见剂型规格	药理作用及机制	临床应用
呼吸兴奋剂	尼可刹米	注射液：1.5 mL/0.375 g	1. 选择性兴奋延髓呼吸中枢。 2. 刺激颈动脉体和主动脉体化学感受器反射性的兴奋呼吸中枢，提高呼吸中枢对二氧化碳的敏感性，使呼吸加深加快。 3. 对大脑、脊髓和血管运动中枢有微弱兴奋作用	用于各种原因引起的呼吸抑制（含中枢性呼吸抑制）
	洛贝林	注射液：1 mL/3 mg	1. 刺激颈动脉窦和主动脉体化学感受器，反射性兴奋呼吸中枢而使呼吸加快，但对呼吸中枢无直接兴奋作用。 2. 对迷走神经中枢和血管运动中枢有反射性的兴奋作用。 3. 对自主神经节先兴奋而后抑制	1. 用于各种原因引起的中枢性呼吸抑制。 2. 临床上常用于新生儿窒息，一氧化碳、阿片中毒等

一、呼吸兴奋剂

常见的呼吸兴奋剂主要包括尼可刹米、洛贝林（表 6-1）。

二、平喘药

常见的平喘药（图 6-1）根据作用机制可以分为 β 肾上腺素受体激动剂、抗胆碱能药、糖皮质激素、混合制剂、甲基黄嘌呤类药（茶碱类）、抗炎症介质类药（白三烯受体拮抗剂）（表 6-2～6-7）。

药 代 动 力 学	使 用 方 法	用药期间安全管理
吸收好，起效快，作用时间短暂，静脉注射维持时间 5～10 min/ 次，体内代谢后经尿排出	1. 给药途径：皮下注射、肌内注射、静脉注射。 2. 给药剂量：成人：常用量 0.25～0.5 g/ 次，必要时 1～2 h 重复用药；极量 1.25 g/ 次。 小儿：6 个月以下，0.075 g/ 次；1～3 岁，0.125 g/ 次；4～7 岁，0.175 g/ 次	1. 用药过程中要密切关注患者有无焦虑、易怒、恶心、呕吐、高血压等不适。 2. 为防止用药协同作用导致的惊厥，应尽量避免与其他中枢兴奋药合用。 3. 大剂量给药可能引起血压升高、心悸、出汗、呕吐、震颤和肌肉僵直，用药期间应密切观察，如出现上述症状及时停药，以防惊厥。 4. 禁忌证：抽搐、惊厥、体温过高、怀孕、母乳喂养者。运动员慎用
静脉注射作用持续时间短，一般为 20 min	1. 肌内注射或皮下注射：成人 10 mg/ 次，极量 20 mg/ 次，50 mg/ d；小儿 1～3 mg/ 次。 2. 缓慢静脉注射：成人 3 mg/ 次，极量 6 mg/ 次，20 mg/d；小儿 0.3～3 mg/ 次，必要时每隔 30 min 可重复使用	1. 使用该药可能出现恶心、呕吐、呛咳、头痛、心悸等不适。护士应关注患者食欲、心率和心律变化。 2. 大剂量给药可能引起心动过速、传导阻滞、呼吸抑制甚至惊厥，需准确计算给药剂量，监测患者生命体征，尤其是心律、心率、呼吸频率、节律和神志变化。 3. 为减少心血管系统副作用（恶心、出汗、心悸），应尽量避免与尼古丁合用

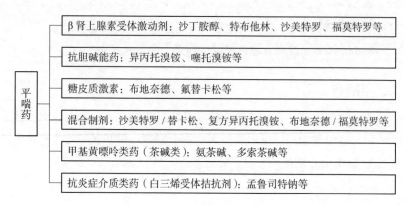

图 6-1 常见平喘药分类

表 6-2 β 肾上腺素受体激动剂代表药物

种类	代表药物	常见剂型规格	药理作用及机制	临 床 应 用
β肾上腺素受体激动剂	沙丁胺醇	片剂： 2.4 mg； 4 mg； 8 mg 气雾剂： 100 μg/揿 雾化剂： 20 mL/100 mg	通过抑制支气管平滑肌细胞中的 $β_2$ 受体，舒张支气管平滑肌，从而达到缓解支气管痉挛的目的	1. 缓解哮喘或慢性阻塞性肺疾病（chronic obstructive pulmonary disease，COPD）患者的支气管痉挛，哮喘急性发作时首选的快速缓解药物。 2. 预防急性运动诱发性哮喘。 3. 缓解其他变应原诱发的支气管痉挛

附 【常见吸入剂使用教程】

附图 6-1 平喘药吸入给药操作（扫码观看）

药代动力学	使 用 方 法	用药期间安全管理
吸入给药时，药物直达呼吸道，起效快，且给药剂量小，全身吸收少。吸入后 3～5 min 起效，1 h 作用达高峰，维持时间为 4～6 h	1. 气雾吸入：100 μg/ 揿，1～2 揿 / 次，按需使用。最大剂量为 4 次 /d，2 揿 / 次，经口吸入。具体操作详见视频（附图 6-1）。 2. 口服：慢性频发的患者可口服片剂，2～4 mg/ 次，3～4 次 /d；沙丁胺醇控释片，4 mg/ 次，早晚各 1 次口服。 3. 雾化吸入：采用呼吸机或喷雾器给药。4 次 /d。成人 0.5～1.0 mL/ 次，2.5～5.0 mg 硫酸沙丁胺醇应以生理盐水稀释至 2.0～2.5 mL。稀释后的溶液由患者通过适当的驱动式喷雾器吸入	1. 用药期间需密切关注患者活动情况，及时发现有无肌肉震颤，观察心率和心律变化，判断患者有无心悸等不适，监测患者血糖及血钾数值。尤其是老年患者要加强观察。 2. 使用时需关注患者哮喘发作的严重程度，根据其呼吸状态选择雾化吸入剂或气雾剂。 3. 急性重症哮喘患者在与肾上腺糖皮质激素、利尿剂合并用时，要监测血清钾浓度，注意有无低血钾。 4. 禁忌证：妊娠期妇女、运动员慎用

第六章

续 表

种类	代表药物	常见剂型规格	药理作用及机制	临 床 应 用
β肾上腺素受体激动剂	特布他林	片剂：2.5 mg 气雾剂：250 μg/撳 注射液：2 mL/0.25 mg 粉针剂：0.25 mg	选择性β$_2$受体激动剂，其支气管扩张作用比沙丁胺醇弱	用于支气管哮喘、喘息性支气管炎、肺气肿等
	沙美特罗	气雾剂：60撳；120撳（50 μg/撳）	长效β$_2$肾上腺素受体激动剂。 1. 对哮喘患者具有明显的支气管扩张作用。 2. 具有抗炎作用，但哮喘患者出现炎症，仍需与糖皮质激素类抗炎药物联合作用，以增加疗效。 3. 适用于治疗气道阻塞性疾病	主要用于COPD维持期的治疗与急性加重的预防；不适用于哮喘的急性发作
	福莫特罗	气雾剂：60撳（4.5 μg/撳）	长效β$_2$肾上腺素受体激动剂。通过抑制抗原诱导的嗜酸性粒细胞聚集与浸润达到抗炎作用	治疗和预防可逆性气道阻塞。在维持治疗中可作为抗炎药治疗时的附加药物

药代动力学	使 用 方 法	用药期间安全管理
气雾吸入后 5～15 min 起效，0.5～1 h 作用达高峰，作用维持 1.5～4 h	1. 口服片剂：成人患者用药开始 1～2 周时，1.25 mg/ 次，2～3 次 /d，以后可增至 2.5 mg/ 次，3 次 /d。 2. 气雾吸入，每揿约 0.25 mg，1 揿 / 次，3～4 次 /d。 3. 静脉滴注：成人 0.5～0.75 mg/d，分 2～3 次给药，以 2.5 µg/min 的速度缓慢滴注。 配制：注射液，每 0.25 mg 用生理盐水 100 mL 稀释；粉剂，每 0.25 mg 用注射用水溶解，再用生理盐水 100 mL 稀释	1. 用药期间少数患者可能出现手部肌肉震颤、头痛、恶心、心律失常和心悸。护理人员应及时听取患者主诉，观察患者手指活动情况，心率和心律变化，一旦出现上述反应，及时汇报医生处理。 2. 癫痫病史患者给药需严格控制剂量，监测血糖，警惕大剂量给药可能发生的酮症酸中毒。 3. 与黄嘌呤衍生物、类固醇、利尿药合用时需监测血清钾的浓度，防止低血钾。 4. 用药后要及时清水漱口，以减少药物对口腔黏膜的刺激，雾化液不慎入眼，应用流动水冲洗或洗脸。 5. 运动员、甲亢、高血压、冠心病、糖尿病、闭角型青光眼的患者慎用
吸入后 15 min 起效，3～4 h 达高峰，维持时间 > 12 h	气雾吸入：轻、中度患者，2～50 µg/ 次，2 次 /d	1. 用药期间需关注患者是否有骨骼肌疼痛、头痛等不适，观察患者心率、心律变化。 2. 糖尿病患者用药初期应监测血糖，注意血糖的控制。 3. 吸入给药时剂量应个体化，尽量使用最低有效剂量。 4. 禁忌证：乳糖过敏的患者。运动员及甲亢、嗜铬细胞瘤、肥厚型梗阻性心肌病、特发性主动脉瓣膜狭窄、严重高血压、颈内动脉-后
吸入后 1.7 min 起效，2～4 h 达高峰，作用持续 12 h 左右	气雾吸入：4.5～9.0 µg/ 次，1～2 次 /d，24 h 内总量 < 36 µg	交通动脉动脉瘤或其他严重的心血管疾病患者（如心肌缺血、心动过速或严重心力衰竭）慎用

表 6-3 抗胆碱能药代表药物

种类	代表药物	常见剂型规格	药理作用及机制	临床应用
抗胆碱能药	异丙托溴铵	气雾剂：200 揿（20 μg/揿）雾化液：2 mL/250 μg	阿托品的异丙基衍生物。1. 对呼吸道平滑肌有较高的选择性，有副交感神经阻滞作用，松弛支气管平滑肌作用较强。2. 与 β 受体激动剂联合应用对扩张支气管有协同作用	扩张支气管，用于 COPD 进行性加重或哮喘急性加重时扩张支气管
	噻托溴铵	胶囊：18 μg	是一种新型的长效抗胆碱能药物，能与气道平滑肌上的 M_1～M_5 受体结合，从而扩张支气管。1. 能够抑制气道平滑肌的收缩，舒张支气管，药效维持时间较长，能够保证慢性呼吸道疾病长期治疗的依从性。2. 可减轻 M_2 受体对支气管舒张的负面效应，确保治疗的安全性。3. 抑制 M 受体，减轻细胞炎症，延缓肺功能恶化。4. 通过抑制成纤维细胞和肌成纤维细胞的增殖，对 COPD 的气道重塑产生有益的影响	1. 适用于 COPD 维持期的治疗，包括慢性支气管炎和肺气肿，伴随性呼吸困难的维持治疗及急性加重的预防。2. 不适用于支气管痉挛性发作初始治疗（抢救治疗）药物

药 代 动 力 学	使 用 方 法	用药期间安全管理
吸入后，吸入剂量的 10%～30% 沉积在肺内，迅速起效，作用维持 2～4 h，其余剂量的大部分被吞咽并经胃肠道排泄	1. 气雾吸入：1～2 揿 / 次，3～4 次 /d，总量 < 12 揿 /d，经口吸入。 2. 雾化吸入：该药 1～2 mL 加入生理盐水 3～4 mL，3～4 次 / d。在有墙壁给氧装置情况下，吸入液以 6～8 L/min 的氧流量经雾化吸入	1. 用药期间少数患者会有口干、口苦，咽喉刺激，头痛，老年患者偶有尿潴留，需嘱患者用药后及时清水漱口，观察患者排尿情况。 2. 雾化吸入可以和吸入用氨溴索溶液、吸入用溴己新溶液共同吸入使用，但不能和吸入用色甘酸钠溶液在同一个雾化器中使用。 3. 避免药液或气雾进入眼睛，如不慎入眼，应用流动水冲洗或洗脸
干粉吸入给药，吸入后 30 min 起效，药效维持时间长，大部分药物沉积在胃肠道，只有少量药物到达靶器官肺	1. 给药途径：吸入给药。 2. 给药频次：1 次 /d，1 吸 / 次	1. 使用步骤 （1）开（拉开防尘帽，然后打开吸嘴）。 （2）上药（将胶囊放入中心腔腔，合上吸嘴并听到咔嗒声，保持防尘帽敞开，手持吸入器装置，吸嘴向上，按压穿刺按钮，完全按下算 1 次）。 （3）吸（尽量吐气后缓慢深吸气，屏气 10 s）。 （4）关（打开吸嘴，取出胶囊壳）。 （5）漱（使用后充分清水漱口，漱口水不要咽下）。 具体操作详见视频（附图 6-1）。 2. 注意事项 （1）胶囊不能吞咽，噻托溴铵胶囊的内容物只能配合干粉吸入粉设备一起使用。 （2）少数患者吸入后会出现口干，使用后要立即清水漱口。 （3）避免干粉进入眼睛，不慎入眼立即用毛巾擦拭眼部或洗脸，防止闭角型青光眼。 3. 禁忌证：对噻托溴铵、阿托品或其衍生物过敏的患者。< 18 岁青少年儿童慎用

表 6-4 糖皮质激素代表药物

种类	代表药物	常见剂型规格	药理作用及机制	临床应用
糖皮质激素	布地奈德	雾化混悬液：2 mL/1 mg 气雾剂：200 μg/喷 都保：100 μg/喷	1. 通过增强黏膜上皮细胞及支气管平滑肌细胞的稳定性，从而达到降低机体免疫反应、减少过敏性介质的释放及舒张支气管平滑肌的作用。 2. 通过抑制血小板活化因子、白三烯及前列腺素等炎性介质的释放，达到降低机体炎症反应的作用	1. 适用于需使用糖皮质激素维持治疗以控制基础炎症的支气管哮喘患者。 2. 尤其适用于慢性哮喘
	氟替卡松	气雾剂：50 μg/揿；125 μg/揿	局部用强效肾上腺糖皮质激素药物。通过增强肥大细胞和溶酸体膜的稳定性，抑制免疫反应所致炎症，减少前列腺素和白三烯的合成，从而达到抗炎、抗过敏作用	尤其适用于慢性哮喘的长期控制，不用于哮喘急性发作

药 代 动 力 学	使 用 方 法	用药期间安全管理
成人经气雾吸入血浆半衰期为2h，儿童为1.5h，血浆峰浓度在用药后即刻出现	气雾剂吸入，成人200 μg/次，2次/d，哮喘发作期剂量可增至1.2 mg	1. 雾化吸入时应通过喷射式雾化器给药，不建议使用超声波雾化器。 2. 雾化混悬液需避光保存，铝箔打开后，应将未使用的安瓿放回铝箔，打开的安瓿必须立即使用，使用前应轻轻摇动安瓿。 3. 使用后，应充分漱口，如果使用面罩雾化器还需洗脸，应以温水淋洗面罩雾化器并晾干
药物的全身吸收由药物到达肺部的量决定，吸入后30 min作用达高峰，吸收后大部分经肝脏首过效应转化为无活性代谢物	1. 气雾剂吸入，16岁以上儿童和成人，100～1 000 μg/次，2次/d。 2. 起始剂量：轻度哮喘：100～250 μg/次，2次/d；中度哮喘：250～500 μg/次，2次/d；重度哮喘，500～1 000 μg/次，2次/d；4岁以上儿童，50～100 μg/次，2次/d	1. 只能吸入给药，手口协调性差的患者可以配合储雾罐使用。 2. 当哮喘症状被控制后，应将剂量逐渐减至可有效控制哮喘的最低剂量。 3. 吸入后应充分漱口

第六章

表 6-5 混合制剂代表药物

种类	代表药物	常见剂型规格	药理作用及机制	临床应用	药代动力学
混合制剂	沙美特罗/替卡松	吸入制剂：60 吸/支、28 吸/支（沙美特罗 50 μg 和氟替卡松 100 μg，或沙美特罗 50 μg 和氟替卡松 250 μg，或沙美特罗 50 μg 和氟替卡松 500 μg）	沙美特罗、氟替卡松具有协同作用，可抗炎、平喘、扩张支气管，起效较慢，作用时间长，药效持久	用于 COPD 或支气管哮喘（FEV_1 ＜预计正常值的 50%，或者 COPD 综合评估属于 C 级或 D 级的患者）、肺气肿等的常规治疗或维持治疗	吸入后 15 min 起效，维持时间 ＞ 12 h
	复方异丙托溴铵	雾化剂：2.5 mL 内含异丙托溴铵 0.5 mg 和硫酸沙丁胺醇 3.0 mg	1. 作用于交感和副交感神经。2. 同时舒张大、中、小气道，延长作用时间	1. 适用于气道阻塞性疾病有关的可逆性支气管痉挛。2. 适用于急性发作期及维持治疗期	吸入后起效时间 5 min，作用维持时间 6 h

使 用 方 法	用药期间安全管理
1. 支气管哮喘（≥12 岁以上的青少年和成人）：根据支气管哮喘的严重程度，1 吸 / 次 (50 μg 沙美特罗和 100 μg 丙酸氟替卡松，或 50 μg 沙美特罗和 250 μg 丙酸氟替卡松，或 50 μg 沙美特罗和 500 μg 丙酸氟替卡松)，2 次 /d。 2. COPD：1 吸 / 次（50 μg 沙美特罗和 500 μg 丙酸氟替卡松），2 次 /d	1. 使用步骤 （1）开（一手握住外壳，另一手大拇指放在拇指柄上，向外推动拇指直至尽头卡住）。 （2）推（向外推滑动杆，直至发出咔嗒声）。 （3）吸（吐尽肺内空气后将吸嘴放入口中，快速用力深吸药物）。 （4）关（将准纳器从口中拿出，继续屏气约 10 s，关闭准纳器）。 （5）漱（使用后充分清水漱口，漱口水不要咽下）。 具体方法详见视频（附图 6-1）。 2. 注意事项 （1）如需要吸入两吸药物，必须关上准纳器后，再重复步骤。 （2）保持准纳器干燥，不用时保持关闭状态。 （3）不要对准纳器呼气，不要随意拨动滑动杆，避免浪费药物。 （4）准纳器上部的剂量指示窗口显示剩余药量，数目 0～5 将显示为红色，提示剩余剂量已不多。 （5）该药沙美特罗 / 替卡松 50 μg/100 μg/ 吸规格不适用于患有重度哮喘的成人和儿童患者
1. 通过合适的雾化器或间歇正压呼吸机给药。 2. 雾化吸入给药：3～4 次 /d，2.5 mL/ 次	同时具有异丙托溴铵和沙丁胺醇的副作用（口干、口苦，咽喉刺激，头痛，肌肉震颤、心悸、心动过速、恶心、头晕、血糖升高、低血钾、老年人偶有尿潴留），使用时需密切关注不良反应

第六章

续　表

种类	代表药物	常见剂型规格	药理作用及机制	临床应用	药代动力学
混合制剂	布地奈德/福莫特罗	吸入制剂：60吸/支，每吸含布地奈德80 μg和富马酸福莫特罗4.5 μg即80 μg/4.5 μg制剂，或布地奈德160 μg和富马酸福莫特罗4.5 μg即160 μg/4.5 μg制剂	长效β₂受体激动剂和吸入激素的混合制剂，具有协同作用，起效较快，作用时间长	1. 适用于需要联合应用吸入皮质激素和长效β₂受体激动剂的支气管哮喘患者的常规治疗。2. COPD：患有COPD（FEV₁≤预计正常值的50%或者COPD综合评估属于C级或D级的患者）和伴有病情反复急性加重的COPD患者进行临床治疗	福莫特罗吸入后3～5 min起效，作用维持时间12 h。布地奈德吸入后30 min血浆浓度达峰值，吸收后大部分经肝脏首过效应转化为无活性代谢物
	布地奈德/格隆溴铵/福莫特罗	气雾剂：120吸/支，国内每吸含布地奈德160 μg、格隆溴铵7.2 μg和富马酸福莫特罗4.8 μg；国外每吸含布地奈德160 μg、格隆溴铵9 μg和富马酸福莫特罗4.8 μg	三复方制剂，联合使用可增加疗效，对气道平滑肌松弛的联合治疗作用可有助于进一步改善肺功能	适用于COPD患者维持期的治疗	支气管扩张作用与剂量相关，1～3 min内起效，单剂量至少可维持12 h

使 用 方 法	用药期间安全管理
1. 支气管哮喘：根据病情的严重程度调节剂量。80 μg/4.5 μg 制剂，1～2 吸/次，2 次/d；160 μg/4.5 μg 制剂，1～2 吸/次，2 次/d。在常规治疗中，当 2 次/d 剂量可有效控制症状时，应逐渐减少剂量至最低有效剂量，甚至 1 次/d。 2. COPD：160 μg/4.5 μg 制剂，2 吸/次，2 次/d	1. 使用步骤见下，具体使用方法详见视频（附图 6-1）。 （1）拧（一手握住都保瓶身部分，一手旋转底部红色部分，先向右旋转到底，再向左旋转到底，听到"咔嗒"声）。 （2）呼（不可对着吸嘴呼气，吐尽肺内空气）。 （3）吸（将吸嘴置于齿间，用双唇包住吸嘴用力快速吸气）。 （4）屏（将吸嘴从嘴部移开，继续屏气 5～10 s 后恢复正常呼吸，用药结束旋紧盖子）。 （5）漱（充分漱口）。 2. 注意事项 （1）新药首次使用往右拧 1 次即可，不用回拧。 （2）勿对着制剂装置的吸嘴呼气。 （3）每次用完后应旋紧盖子，为了减少口咽部念珠菌感染的风险，应在每次用药后充分漱口。 （4）勿拆装装置的任何部分。 （5）剂量指示窗提示吸入器中剩余多少剂量。每 20 吸有一个数字标示。当红色记号 0 到达指示窗中部时，表示药已使用完毕，摇晃吸入剂瓶身听到的沙沙声是干燥剂的声音，并不能作为剩余剂量的判断依据。 （6）在停用该药时需要逐渐减少剂量，不能突然停止使用
该药推荐剂量和最大剂量为 2 吸/次，2 次/d	1. 使用步骤见下，具体使用方法详见视频（附图 6-1）。 （1）开（摇匀药液、打开防尘帽）。 （2）呼（不可对着吸嘴呼气，吐尽肺内空气）。 （3）吸（将吸嘴置于齿间，用双唇包住吸嘴用力且深长的吸气同时按压揿压器，然后将吸嘴从嘴部移开）。 （4）屏（继续屏气 10 s 后恢复正常呼吸用药结束盖上防尘帽）。 （5）漱（充分漱口）。 2. 注意事项 （1）如果漏了 1 次用药剂量，应尽快补用，并应按照常规时间使用下 1 次的剂量。不可以使用双倍剂量来弥补漏服剂量。 （2）仅可通过经口吸入途径服药。 （3）储药罐外壳至少每周清洗 1 次，清洗后或超过 1 周未使用，使用前先空喷 2 次；首次使用需空喷 4 次。 （4）按压吸药要同时进行。 （5）老人、儿童手口协调能力较差者建议配合储雾罐使用

第六章

表 6-6 甲基黄嘌呤类药（茶碱类）代表药物

种类	代表药物	常见剂型规格	药理作用及机制	临床应用
甲基黄嘌呤类药（茶碱类）	氨茶碱	注射液：2 mL/0.25 g	1. 松弛支气管平滑肌，抑制过敏介质释放，减轻支气管黏膜的充血和水肿，增强呼吸肌如膈肌、肋间肌的收缩力。 2. 增强心肌收缩力，增加心排血量，舒张冠状动脉、外周血管和胆管平滑肌。 3. 增加肾血流量，提高肾小球滤过率，减少肾小管对钠和水的重吸收，具有利尿作用。 4. 兴奋中枢神经作用	1. 用于支气管哮喘、喘息型支气管炎、阻塞性肺气肿等患者缓解喘息症状。 2. 治疗急性心功能不全和心源性哮喘
	多索茶碱	注射液：10 mL /100 mg	1. 直接作用于支气管，松弛支气管平滑肌，从而抑制哮喘。 2. 抑制血小板活化因子造成的气道收缩，发挥抗炎作用；抑制白三烯的生成，预防由其引起的呼吸道损伤	1. 支气管哮喘。 2. 喘息性支气管炎。 3. 其他支气管痉挛引起的呼吸困难

药代动力学	使 用 方 法	用药期间安全管理
用药后 1~3 h 血浆浓度达峰值，血浆蛋白结合率约 60%。大部分以代谢产物形式通过肾脏排出，10% 以原形排出	1. 静脉注射，0.125~0.25 g/ 次，0.5～1 g/d，用 50% 葡萄糖注射液稀释至 20~40 mL，注射时间应＞10 min。 2. 静脉滴注，0.25~0.5 g/ 次，0.5~1 g/d，用 5%~10% 葡萄糖注射液稀释后缓慢滴注。 3. 小儿常用量静脉注射：按体重每次 2~4 mg/kg 使用，以 5%～10% 葡萄糖注射液稀释后缓慢滴注。静脉注射时间应＞20 min	1. 静脉滴注过快或浓度过高（血浓度＞25 μg/mL）可强烈兴奋心脏，引起头晕、心悸、心律失常、血压剧降，严重者可致惊厥，必须稀释后缓慢注射。长期使用，定期监测血清茶碱浓度。 2. 静脉输液时，应避免与维生素 C、促皮质激素、去甲肾上腺素、四环素同时使用。 3. 禁忌证：活动性消化道溃疡和未经控制的惊厥性患者。高血压、非活动性消化道溃疡患者、妊娠期及哺乳期妇女慎用
起效快，30 min 左右可发挥药效，持续时间长达 12 h。给药后血浆药物达峰时间约为 10 min，进食可使峰浓度降低，达峰时间延迟	1. 静脉注射，200 mg/次，1 次 /12 h，用 25% 葡萄糖注射液稀释至 40 mL 缓慢静脉注射，使用时间应＞20 min。 2. 静脉滴注，该药 300 mg 加入 5% 葡萄糖注射液或生理盐水注射液 100 mL 中，缓慢静脉滴注，1 次 /d	1. 建议用药期间不要同时饮用含咖啡因的饮料及食品。 2. 大剂量使用时，应注意监测血药浓度（应＜10 μg/mL，当＞20 μg/mL 时为中毒浓度）；过量使用会出现严重心律不齐、阵发性痉挛等。一旦出现应暂停用药，监测血药浓度，在上述中毒症状完全消失后仍可继续使用。 3. 与喹诺酮类药物合用，该药宜减量

表 6-7 抗炎症介质类药（白三烯受体拮抗剂）代表药物

种类	代表药物	常见剂型规格	药理作用及机制	临 床 应 用
抗炎症介质类药（白三烯受体拮抗剂）	孟鲁司特钠	片剂：4 mg；10 mg	一种口服的白三烯受体拮抗剂，能特异性抑制气道中的半胱氨酰白三烯受体，从而改善气道炎症，有效控制哮喘症状	1. 适用于 ≥15 岁的青少年和成人哮喘的预防和长期治疗，包括预防白天和夜间的哮喘症状，治疗对阿司匹林敏感的哮喘患者以及预防运动诱发的支气管收缩。 2. 适用于减轻过敏性鼻炎引起的症状（≥15 岁的青少年和成人的季节性过敏性鼻炎和常年性过敏性鼻炎）

三、镇咳药

常用的镇咳药（图 6-2）按作用机制可分为中枢性镇咳药、周围性镇咳药、复合性镇咳药（表 6-8、6-9）。

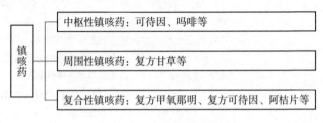

图 6-2 常见镇咳药分类

药 代 动 力 学	使 用 方 法	用药期间安全管理
口服吸收迅速而完全，成人空腹服用 10 mg 薄膜衣片后，血浆药物浓度于 3 h 达到峰值浓度。平均口服生物利用度为 64%。孟鲁司特及其代谢产物经胆汁排泄	1. 哮喘、哮喘合并过敏性鼻炎时成人及 15 岁以上青少年推荐剂量为每晚口服 10 mg。 2. 运动诱发支气管收缩：成人及 15 岁以上青少年的推荐剂量为运动前 2 h 口服 10 mg，两次给药间隔应 > 24 h。 3. 过敏性鼻炎：适用于对替代疗法反应不足或不耐受的患者：季节性过敏性鼻炎成人及 15 岁以上青少年的推荐剂量为口服 10 mg/d，早上或晚上服用，可根据患者个人需求调整用药时间	1. 哮喘和过敏性鼻炎治疗中，应每晚服用 1 次，漏服时应在其常规时间服用下一剂药，不应补服上一剂药。 2. 该药对哮喘急性发作无效，故不可骤然使用该药取代吸入型或口服糖皮质激素。 3. 该药稳定性差，有效成分见光易被分解，打开包装后应及时服用。 4. 禁忌证：妊娠期妇女、哺乳期妇女及幼儿慎用

四、祛痰药

常见的祛痰药（图 6-3）根据作用机制主要分为恶心性祛痰药和刺激性祛痰药、黏液溶解剂、黏液调节剂（表 6-10～6-12）。

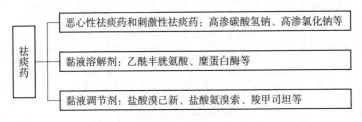

图 6-3 常见祛痰药分类

祛痰药
- 恶心性祛痰药和刺激性祛痰药：高渗碳酸氢钠、高渗氯化钠等
- 黏液溶解剂：乙酰半胱氨酸、糜蛋白酶等
- 黏液调节剂：盐酸溴己新、盐酸氨溴索、羧甲司坦等

表 6-8　中枢性镇咳药和周围性镇咳药代表药物

种类	代表药物	常见剂型规格	药理作用及机制	临床应用
中枢性镇咳药	可待因	片剂：15 mg；30 mg 糖浆（复方可待因）：100 mL 注射液：1 mL/15 mg；2 mL/30 mg	1. 与中枢神经系统内的阿片受体结合，阻断上行疼痛传递途径，缓解疼痛。 2. 直接作用于延髓，对延髓的咳嗽中枢有较强的抑制作用	适用于各种原因所致的干性咳嗽，不适用于痰液黏稠者
	吗啡	注射液：50 mg；10 mg 片剂：5 mg	对咳嗽中枢的直接抑制可产生镇咳作用，镇咳疗效非常显著，但可使痰液难以咳出，并抑制呼吸中枢，极易成瘾	目前仅用于癌症或主动脉瘤引起剧烈咳嗽并伴极度痛苦、急性肺梗死或急性左心力衰竭引起的剧烈疼痛
周围性镇咳药	复方甘草	片剂：10 片；100 片 口服液：30 mL；100 mL	抑制咳嗽反射弧中的末梢感受器、传入神经或传出神经的传导而起镇咳作用	主要作用于各种原因引起的痰多咳嗽

药代动力学	使 用 方 法	用药期间安全管理
镇咳作用强而迅速，可待因从胃肠道吸收，最大血浆浓度在给药后 60 min 出现	1. 口服：15～30 mg/ 次。 2. 皮下注射：15～30 mg/ 次。 3. 极量：100 mg/ 次，250 mg/d	1. 含可待因，属于一种二级管制类药品，作为阿片类药物，有成瘾性、滥用和误用的风险，不宜过量服用，不宜久服；避免长期使用后突然停药，以免发生戒断综合征。 2. 服药期间注意观察患者有无呼吸困难、出汗、头晕、眩晕、恶心、呕吐、皮疹和皮肤瘙痒等不适。 3. 用药期间避免饮酒或服用其他中枢神经系统抑制剂（安眠、镇静或安定药物），避免从事需要集中注意力和协调性的活动。 4. 禁忌证：下呼吸道疾病（包括哮喘）患者，严重高血压、冠心病患者，12 岁以下儿童，哺乳期妇女。严重肝肾功能不全者、运动员慎用
1. 皮下和肌内注射吸收迅速，皮下注射 30 min 后即可吸收 60%。 2. 生物利用率为 80%～100%。 3. 首过效应明显，因此，口服剂量需 > 6 倍肠外剂量，才能和肠外制剂等效。 4. 给药后 24～48 h 达到稳态治疗浓度	1. 皮下注射或口服给药：5～10 mg/ 次，1～3 次/d。 2. 极量：皮下注射，20 mg/ 次，60 mg/d	1. 属于毒麻药，应严格遵守毒麻药管理制度。 2. 使用该药期间患者可能会有便秘、呕吐、尿潴留、嗜睡、血压下降、呼吸抑制、成瘾。用药期间需关注患者排尿、排便情况，呼吸频率、节律，睡眠情况，是否存在恶心、呕吐；指导患者多进食新鲜水果和蔬菜保持大便通畅，病情允许的情况下每日下床活动促进肠道蠕动，必要时可口服少量麻油润滑肠道，促进排便。 3. 停药时需逐渐减量，避免突然停药导致戒断综合征。 4. 禁忌证：支气管哮喘发作时。运动员慎用
无相关研究	1. 片剂：口服或含服，1～2 片/ 次，3～4 次/d。 2. 溶液：3 次/d，5～10 mL/ 次	1. 不宜用温开水冲服。若用温水冲服，会降低药物浓度，而降低药效。应直接将该药缓慢咽下，不宜立即喝水或漱口，服用 20 min 后再喝水或漱口，以使该药达到最佳效果。 2. 连续服用可出现保钠排钾和轻度水肿，需监测血清钠、血清钾浓度

表 6-9 复合性镇咳药代表药物

种类	代表药物	常见剂型规格	药理作用及机制	临床应用
复合性镇咳药	复方甲氧那明	胶囊： 每粒胶囊中含盐酸甲氧那明 12.5 mg、那可丁 7 mg、氨茶碱 25 mg、马来酸氯苯那敏 2 mg	通过刺激 β 肾上腺素受体松弛平滑肌组织，达到镇咳、抗炎、祛痰、平喘等多种作用	用于支气管哮喘和喘息性支气管炎，以及其他呼吸系统疾病引起的咳嗽、咳痰、喘息等表现
	复方可待因	口服液： 120 mL（每 1 mL 含磷酸可待因 1.0 mg，盐酸麻黄碱 0.6 mg，愈创木酚磺酸钾 14 mg，盐酸曲普利啶 0.14 mg）	具有止咳祛痰、收缩鼻黏膜血管和抗过敏作用，直接抑制延髓的咳嗽中枢，止咳作用迅速而强大，作用强度约为吗啡的 1/4	用于缓解感冒症状和上呼吸道感染引起的咳嗽、咳痰、支气管哮喘、鼻塞、流涕、喷嚏、肌肉酸痛、头痛乏力等表现
	阿桔片	片剂： 每片含阿片粉 30 mg、桔梗粉 90 mg、硫酸钾 180 mg	具有中枢镇咳、镇痛、祛痰作用，口服桔梗后可刺激胃黏膜引起轻度恶心，反射性地引起呼吸道腺体分泌增加，使痰液变稀，易咯出	用于急性支气管炎及慢性支气管炎等有痰的咳嗽

药代动力学	使 用 方 法	用药期间安全管理
无相关研究	1. 15 岁以上，3 次 /d，2 粒 / 次，饭后口服。2. 8～15 岁，3 次 /d，1 粒 / 次	1. 服用该药应密切观察不良反应，如出现皮疹、发红、呕吐、食欲不振、眩晕等症状时，应停止服药。2. 服药后可能引起困倦，应指导患者服药期间避免开车、高空作业。3. 患有前列腺疾病或老年患者如出现排尿困难，应停药，避免尿潴留的发生。4. 禁忌证：哺乳期妇女、哮喘危象、严重心血管疾病患者、未满 8 岁的婴幼儿和儿童
口服吸收快且好，生物利用度为 40%～70%，服药后，约 1 h 血药浓度达高峰。易透过血-脑屏障及胎盘，代谢产物主要经尿排泄	成人和12岁以上儿童10～15 mL/ 次，3 次 /d，瓶盖可做量杯用，每盖至刻度线量为 5 mL	1. 指导患者不宜用温开水冲服。应直接将该药缓慢咽下，不宜立即喝水或漱口，服用 20 min 后再喝水或漱口，以使该药达到最佳效果。2. 服药期间避免驾驶机动车、船，从事高空作业、机械作业及操作精密仪器。3. 不宜同时服用安眠、镇静或安定药物。4. 严重肝肾功能不全者慎用
无相关研究	1～2 片 / 次，3 次 /d	1. 有成瘾性，不应长期使用。2. 属于麻醉药，应严格遵守麻醉药品管理制度。3. 禁忌证：严重肝功能不全、肺源性心脏病、支气管哮喘者、婴儿及哺乳期妇女；运动员慎用

表 6-10　恶心性祛痰药和刺激性祛痰药代表药物

种类	代表药物	常见剂型规格	药理作用及机制
恶心性祛痰药和刺激性祛痰药	高渗碳酸氢钠	溶液：2%～5%	降低黏性痰的吸附力，加强内源性蛋白酶的活性，促进纤毛运动，并可取代黏蛋白的钙离子，促进黏蛋白解聚，稀释痰液。高渗作用，可吸入水分进入呼吸道使痰液稀释，易于咳出
	高渗氯化钠	溶液：1.8%～2%	1. 激活蛋白水解酶，加速黏蛋白分解，降低黏蛋白分子间的结合力，稀释痰液。 2. 高渗溶液能吸入水分使痰液变稀，有利于痰液湿化

表 6-11　黏液溶解剂代表药物

种类	代表药物	常见剂型规格	药理作用及机制	临 床 应 用
黏液溶解剂	乙酰半胱氨酸	片剂：600 mg 雾化溶液：3 mL/0.3 g	该药中的活性成分将痰中的脓性成分及其他黏液和黏液分泌物从黏稠变为稀薄而发挥强烈的黏液溶解作用。 1. 该药所含巯基（-SH）不仅能溶解白色黏痰，而且能溶解脓性痰，降低痰的黏滞性，并使之液化，易于咳出。 2. 该药进入细胞内后，参与谷胱甘肽的合成，有助于保护细胞免受氧自由基的氧化损害	1. 用于浓稠、黏痰过多的呼吸系统疾病：急性支气管炎、慢性支气管炎急性发作、支气管扩张、肺间质性纤维化。 2. 用于分泌大量黏稠痰液的COPD、慢性支气管炎、肺气肿等慢性呼吸系统感染的祛痰治疗。 3. 适用于慢性支气管炎等咳嗽有黏痰而不易咳出的患者
	糜蛋白酶	粉针剂：1 mg；5 mg	蛋白分解酶，能分解肽键，使稠厚黏痰和脓性痰稀化	痰液黏稠、脓性痰不易咳出者

临 床 应 用	药代动力学	使用方法	用药期间安全管理
祛痰作用	无相关研究	雾化吸入或气管内滴入，3～4次/d	1. 气道内给药应密切观察患者呼吸情况，防止支气管痉挛。 2. 使用期间密切观察患者痰液情况
祛痰，刺激痰液分泌，尤其适用于痰液黏稠不易咳出者			

药代动力学	使 用 方 法	用药期间安全管理
口服后在小肠迅速吸收，1～2 h血药浓度达峰。口服生物利用度为6%～10%，血浆半衰期约为2 h	1. 口服：6岁以上及成人：0.6 g/次（1片/次），1～2次/d。应将该药溶于半杯温开水中（≤40℃），如有必要可用汤匙搅拌，最好在晚上服用 2. 雾化吸入：每次0.3 g/3 mL，每天1～2次	1. 该药有硫黄气味，如服药时闻到硫黄味道为正常现象，并不是药品变质。 2. 不可直接吞服，溶解后不与其他药物混合服用，水温需≤40℃。 3. 支气管哮喘患者，若出现支气管痉挛时必须立刻停药。 4. 漏服药时应立即服药，但若已接近下次服药时间，应直接服用下次剂量，不应补服上次剂量。 5. 该药对咳嗽反射的抑制作用可能会导致支气管分泌物积聚，应指导患者不与镇咳药同时服用。 6. 应避免与酸性药物、活性炭、青霉素、头孢菌素、四环素、糜蛋白酶、胰蛋白酶同服，如果确实需要，使用应间隔≥4 h。 7. 禁忌证：伴有严重呼吸功能不全、有消化道溃疡病史、过敏体质、肾功能不全或限钠饮食者慎用
无相关研究	稀释后气管内滴入或雾化吸入用0.5 mg/mL浓度，2～4次/d	1. 用生理盐水或注射用水配制，使用方法应为气道内直接使用或雾化吸入，禁止静脉注射。 2. 对该药过敏时，可遵医嘱予抗组胺药治疗。 3. 禁忌证：严重肝病，年龄＜12岁，玻璃体不固定的创伤性白内障患者

表 6-12 黏液调节剂代表药物

种类	代表药物	常见剂型规格	药理作用及机制	临床应用
黏液调节剂	盐酸溴己新	片剂：8 mg	主要具有黏痰溶解作用，直接作用于支气管腺体。 1. 抑制痰液中酸性黏多糖蛋白的合成，使痰中的黏蛋白纤维断裂，降低黏液的黏稠度。 2. 能引起呼吸道分泌黏性低的小分子黏蛋白，使痰液变稀，易于咳出。 3. 促进呼吸道黏膜的纤毛运动及具有恶心性祛痰作用	用于慢性支气管炎、哮喘、支气管扩张等有白色黏痰又不易咳出的患者，咳脓痰患者需加用抗生素控制感染
	盐酸氨溴索	片剂：30 mg 注射液：15 mg；30 mg	能促进肺表面活性物质的分泌及气道液体分泌，使痰中的黏多糖蛋白纤维断裂，促进黏痰溶解，降低痰液黏度，增强支气管黏膜纤毛运动，促进痰液排出，减少炎症因子释放，改善肺通气	适用于痰液黏稠而不易咳出者
	羧甲司坦	溶液：10 mL/200 mg；10 mL/500 mg；60 mL/1.2 g 片剂：0.25 g；0.375 g	主要作用于支气管腺体的分泌，使低黏度的唾液黏蛋白分泌增加，高黏度的岩藻黏蛋白产生减少，因而使痰液的黏稠性降低而易于咳出	支气管炎、支气管扩张、支气管哮喘、肺结核等呼吸系统疾病引起的痰液稠厚、咳痰困难患者

药代动力学	使 用 方 法	用药期间安全管理
口服后约 1 h 起效，4～5 h 作用达高峰。作用维持 6～8 h，多数代谢产物随尿排出，少量经粪便排出	1. 成人：8～16 mg/ 次，3 次 /d，餐后口服。 2. 儿童：4～8 mg/ 次，2～3 次 /d，餐后口服	1. 用药期间需观察患者有无皮疹和排尿情况。 2. 该药对胃肠道黏膜有刺激性，指导患者饭后服用可减少胃肠道刺激。 3. 不可自行调整剂量或增加服药次数。若不慎忘记服药，请立即补服，但若已接近下一次服药时间，在下次用药时间服用正常剂量即可，不可为了补吃而服用双倍剂量。 4. 禁忌证：胃炎或胃溃疡、肝功能不全患者慎用
口服后 1 h 内生效，血浆蛋白结合率为 90%，肺组织浓度高，血清半衰期约为 7 h。主要在肝脏代谢，约 90% 经肾脏清除	1. 口服：30 mg/ 次，3 次 /d。 2. 静脉注射：15～30 mg/ 次，2～3 次 /d	1. 应避免与中枢性镇咳药（如右美沙芬等）同时使用，以免稀释的痰液堵塞气道。 2. 使用该药时应注意观察咳嗽频次、痰量有无减少、症状有无减轻，使用 7 d 后未见好转，应及时就医。 3. 用药期间如果出现皮肤或黏膜病变，应立即就医，停止使用盐酸氨溴索。 4. 禁忌证：妊娠期及哺乳期妇女；过敏体质者慎用
口服后经胃肠道吸收快且好。约 2 h 达到最高血药浓度	1. 溶液： （1）成人：口服，25 mL/ 次，3 次 /d。 （2）儿童：口服，2～5 岁 5 mL/ 次，4 次 /d。5～12 岁 10 mL/ 次，3 次 /d 2. 片剂：一次口服 0.25～0.5 g，一日 3 次	1. 使用该药时应注意观察患者有无头晕、皮疹、恶心、腹泻等消化道不适表现。 2. 指导患者避免同时服用强镇咳药，以免痰液堵塞气道。 3. 禁忌证：消化道溃疡活动期患者

第七章
血液及造血系统药物

一、止血药

常见的止血药（表 7-1）主要包括酚磺乙胺、氨甲环酸、维生素 K_1、矛头蝮蛇血凝酶、垂体后叶素、云南白药、凝血酶散。

表 7-1　止血药代表药物

种类	代表药物	常见剂型规格	药理作用及机制	临床应用
止血药	酚磺乙胺	注射液：2 mL/0.25 g；2 mL/0.5 g；5 mL/1 g	止血：能够增强毛细血管抵抗力，降低毛细血管通透性，增强血小板聚集性和黏附性，促进血小板释放凝血活性物质，缩短凝血时间	1. 防治各种手术出血。2. 血小板功能不良、血管脆性增加而引起的出血。3. 呕血、尿血等
	氨甲环酸	注射液：5 mL/0.5 g	促凝血药：阻滞纤溶酶原与纤维蛋白结合，从而防止其激活，保护纤维蛋白不被纤溶酶溶解酶降解	1. 治疗原发性纤维蛋白溶解亢进所致的各种出血。2. 弥散性血管内凝血所致的继发性高纤溶状态

二、抗贫血药

常见的抗贫血药（表 7-2）主要包括叶酸片、琥珀酸亚铁、维生素 B_{12}、重组人红细胞生成素。

三、血容量扩充药

常见的血容量扩充药（表 7-3）主要包括羟乙基淀粉氯化钠注射液、右旋糖酐 40 氨基酸注射液、乳酸钠林格注射液、人血白蛋白注射液。

药代动力学	使 用 方 法	用药期间安全管理
静脉注射后 1h 血药浓度达高峰，作用可持续 4～6 h，大部分以原形从肾排泄，小部分从胆汁、粪便排出	1. 肌内注射或静脉注射：0.25～0.5 g/次，0.5～1.5 g/d。静脉滴注：0.25～0.75 g/次，2～3 次/d，稀释后滴注。2. 预防手术后出血，可在术前 15～30 min 静脉滴注或肌内注射 0.25～0.5 g，必要时 2 h 后再注射 0.25 g	1. 注意配伍禁忌，不可与氨基乙酸注射液混合使用。2. 首次使用酚磺乙胺或过敏体质者，开始输注时宜缓慢静脉滴注，同时注意观察患者有无过敏反应
静脉注射 1h 后血药浓度达高峰，能透过血-脑脊液屏障，脑脊液内药物浓度可达有效药物浓度水平，静脉注射剂量的 90% 于 24 h 内经肾排出	1. 静脉注射或静脉滴注：0.25～0.5 g/次，0.75～2 g/d。2. 预防心脏外科手术中因纤维蛋白溶解亢进导致的出血，在麻醉诱导后、切皮前，给予复合量 20 mg/kg 静脉滴注 20 min 后静脉泵维持剂量 15 mg/（kg·h）至手术结束	1. 禁忌证：获得性视觉缺陷患者、活动性血管内凝血患者。2. 静脉滴注需使用 5%～10% 的葡萄糖注射液作为溶媒。与青霉素、尿激酶等溶栓剂及血液制品有配伍禁忌。3. 观察药物不良反应，出现视力模糊、头痛、头晕、疲乏等中枢神经系统症状时应缓慢输注

续　表

种类	代表药物	常见剂型规格	药理作用及机制	临床应用
止血药	维生素 K₁	注射液：1 mL/10 mg	止血：通过肠道吸收作用于肝脏，产生凝血作用	1. 维生素 K 缺乏引起的低凝血酶原血症。 2. 新生儿出血。 3. 长期应用广谱抗生素所致的体内维生素 K 缺乏
	矛头蝮蛇血凝酶	注射剂：2 IU	1. 促凝血：使纤维蛋白原转变成不溶性的纤维蛋白，促进血液凝固。 2. 止血：提高血小板聚集功能	1. 用于各种出血及出血性疾病。 2. 预防出血，如手术前用药，避免或减少手术后出血

药代动力学	使用方法	用药期间安全管理
肌内注射1～2 h起效，3～6 h止血效果明显，12～14 h后凝血酶原时间恢复正常，该药物在肝内代谢，经肾脏和胆汁排出	1. 治疗低凝血酶原血症：可肌内注射或深部皮下注射，10 mg/次，1～2次/d，24 h内总量不超过40 mg。 2. 预防新生儿出血：可于分娩前12～24 h给母亲肌内注射或缓慢滴注2～5 mg，也可在新生儿出生后肌内或皮下注射0.5～1 mg，8 h后可重复	1. 用药前仔细询问有无药物过敏史或是否为过敏体质。 2. 控制给药速度：重症患者静脉滴注维生素 K_1 时，给药速度不应超过1 mg/min。静脉注射速度超过5 mg/min，会引起支气管痉挛、面部潮红、出汗、低血压等临床表现，护士应立即停药，告知医生，遵医嘱予抗过敏处理。 3. 使用时现配现用，可使用5%葡萄糖注射液、5%葡萄糖氯化钠注射液、生理盐水作为维生素 K_1 注射液的溶媒，禁用其他稀释液。静脉滴注时应用避光输液器和避光袋，避免降解而降低药效
无相关研究	1. 一般出血，可静脉注射、肌内注射或皮下注射，成人1～2 IU，儿童0.3～0.5 IU。 2. 紧急出血，可立即静脉滴注0.25～0.5 IU，同时肌内注射1 IU。 3. 各类外科手术，术前1 d肌内注射1 IU，术前1 h肌内注射1 IU，术前15 min静脉注射1 IU，术后3 d，肌内注射1 IU/d。 4. 咯血，皮下注射1 IU/12 h。 5. 异常出血，可剂量加倍，间隔6 h肌内注射1 IU，直至出血完全停止	1. 禁忌证：有血栓病史、对该药过敏者。 2. 使用期间监测血常规及出凝血功能

第七章

续 表

种类	代表药物	常见剂型规格	药理作用及机制	临 床 应 用
止血药	垂体后叶素	注射液： 0.5 mL/3 IU； 1 mL/6 IU； 2 mL/3 IU； 2 mL/6 IU	1. 止血：促进毛细血管收缩，起到止血效果。 2. 抑制排尿、升压：抗利尿激素减少机体尿量，收缩毛细血管，起到升压作用。 3. 催产、排乳：催产素可促进子宫收缩、乳房收缩	1. 用于肺、支气管出血：咯血；消化道出血：呕血、便血。 2. 适用于产科催产及产后收缩子宫、止血等。 3. 对尿崩症有减少排尿作用
	云南白药	胶囊： 0.25 g	1. 止血：促进血小板聚集，增强血小板活化百分率及血小板表面糖蛋白表达，缩短凝血时间、凝血酶原时间及伤口出血时间。 2. 活血化瘀：抑制静脉血栓形成，降低全血黏度，改善血液的血流状态，加快微循环血流速度。 3. 抗炎：对致炎因子造成的动物炎症模型具有明显的对抗作用	1. 用于跌打损伤，瘀血肿痛。 2. 吐血、便血、咳血、止血及手术出血。 3. 软组织挫伤。 4. 闭合性骨折。 5. 支气管扩张及肺结核咳血。 6. 皮肤感染性疾病
	凝血酶散	粉剂： 2 000 IU	止血：促使纤维蛋白原转化为纤维蛋白，应用于创口，使血液凝固	1. 用于手术中不易结扎的小血管止血。 2. 消化道出血。 3. 外伤出血等

药代动力学	使 用 方 法	用药期间安全管理
该药物因能被消化液破坏，不宜口服；注射或静脉滴注给药，药理作用快而维持时间短（30 min）	1. 呼吸道或消化道出血：6～12 IU/次。 2. 引产或催产：静脉滴注，2.5～5 IU/次，用生理盐水稀释至每 1 mL 中含有 0.01 IU。静脉滴注开始时不超过 0.001～0.002 IU/min，每 15～30 min 增加 0.001～0.002 IU，至达到宫缩与正常分娩期相似，最快不超过 0.02 IU/min，通常为 0.002～0.005 IU/min。 3. 控制产后出血：静脉滴注 0.02～0.04 IU/min，胎盘排出后可肌内注射 5～10 IU。 4. 产后子宫出血，3～6IU/次	1. 静脉给药时，应选择粗、直、弹性好的血管，易固定的部位，避免药液外渗，导致局部皮肤坏死，用药过程中加强巡视。 2. 严格掌握适应证，高血压、脑血管疾病和老年患者慎用，如需使用，应加强监测血压、脉搏、心率的变化，如滴注过程中出现腹痛、胸闷、心率增快，及时调整滴速，并做好记录，必要时做心电图。 3. 用药后监测电解质，尤其注意低钠血症的发生。在纠正低钠血症时补钠速度不宜过快，以避免出现渗透性脱髓鞘综合征
无相关研究	1. 口服：0.25～0.5 g/次，4 次/d。 2. 外用：打开胶囊，取其中的药粉，调匀后敷患处	1. 禁忌证：妊娠期妇女、对该药过敏者；皮肤及黏膜破溃、化脓者禁外用。 2. 外用前务必清洁创面或损伤部位。 3. 建议饭后服用，不要空腹服用，避免影响胃肠道蠕动及刺激或抑制胃肠腺体的分泌功能，造成胃肠道损伤。 4. 用药期间避免食用蚕豆、鱼类、冷酸等食物，避免诱发过敏反应
无相关研究	1. 局部止血：将该药物用生理盐水溶解成 50～200 IU/mL 的溶液喷雾或用该药物干粉洒于创面。 2. 消化道止血：用生理盐水或温开水（不超过37℃）溶解成 10～100 IU/mL 的溶液口服或局部灌注，也可根据出血部位及程度增减浓度及次数	1. 严格执行查对制度，严禁注射，以防误入血管导致血栓形成、局部坏死，危及生命。 2. 应现用现配，且必须直接与创面接触，才能起到止血作用。 3. 治疗消化道出血时，宜先使用抑酸剂中和胃酸后再口服该药物

表 7-2 抗贫血药代表药物

种类	代表药物	常见剂型规格	药理作用及机制	临 床 应 用
抗贫血药	叶酸	片剂：5 mg	1. 增强免疫力：刺激和增强白细胞的免疫功能，提高机体抵抗力。2. 改善贫血：促进红细胞形成和增生。3. 预防胎儿神经管畸形：参与 DNA 合成，预防胚胎畸形	1. 各种原因引起的叶酸缺乏及叶酸缺乏所致的巨幼红细胞贫血。2. 慢性溶血性贫血所致的叶酸缺乏。3. 对于计划怀孕且已知有风险的妇女，可预防胎儿神经管缺陷。4. 联合麻醉药使用：可延长局麻药作用时间
	琥珀酸亚铁	片剂：0.2 g	改善贫血：激活机体内多种生理功能酶的活性，促进血液循环，增加红细胞数量，加速血红蛋白合成	主要用于预防及治疗缺铁性贫血
	维生素 B_{12}	注射液：2 mL/0.5 mg	促进细胞发育和成熟：促进 DNA 和蛋白质的合成，促进红细胞的发育和成熟，使机体造血机能处于正常状态，维持神经组织的正常功能	1. 巨幼细胞性贫血。2. 神经炎的辅助治疗

药代动力学	使 用 方 法	用药期间安全管理
口服后主要以还原形式在空肠近端吸收，1 h后达高峰。贫血患者吸收速度较正常人快。治疗量的叶酸约90%自尿中排泄，大剂量注射后2 h，即有20%～30%出现于尿中	1. 治疗用药：成人5～15 mg/d，直至血常规正常；儿童5～10 mg/d分2～3次口服给药，剂量可根据患者的年龄和症状进行调整。 2. 预防用药：为计划怀孕且已知有风险妇女预防胎儿神经管缺陷，开始口服5 mg/d，持续至妊娠3个月	1. 维生素C可干扰叶酸的吸收，合用时，应尽量将两药给药时间分开。 2. 建议饭后口服，减少胃肠道反应
该药物以亚铁离子形式主要在十二指肠及空肠近端吸收，未吸收的药物随粪便排出，铁吸收量与体内铁的贮量有关，并受食物影响	1. 成人：0.2～0.4 g/d。 2. 妊娠期及哺乳期妇女：妊娠后3个月使用，预防性补铁，0.1～0.2 g/d。 3. 儿童：9～18 mg/(kg·d)	1. 禁忌证：肝肾功能严重损害者。 2. 饭后服用，整片吞服，服药期间忌茶，与维生素C同服可增加药物吸收。 3. 用药期间应定期检查血红蛋白、网织红细胞、血清铁蛋白及血清铁，血红蛋白正常后仍需继续服用1～2个月
注射后吸收迅速而完全，约1 h血药浓度达峰值；体内分布较广，但主要贮存于肝脏，成人总贮量为4～5 mg；大部分在8 h经肾脏排泄，剂量愈大，排泄愈多	1. 肌内注射：成人，0.025～0.1 mg/d或隔日0.05～0.1 mg。用于神经炎时，用量可酌增。 2. 肌内注射：儿童，25～100 μg/次，每日或隔日1次	1. 禁忌证：慢性肾功能衰竭、对该药过敏者。 2. 避免与氯霉素合用，使用后应注意观察有无皮肤瘙痒、头晕、恶心等不适。 3. 维生素B_{12}治疗巨幼细胞性贫血，在起始48 h，宜查血钾，以便及时发现可能出现的低血钾；对出院患者进行宣教，维生素B_{12}致变态反应多在停药后1～6周左右出现，向患者介绍过敏症状，如出现皮疹、瘙痒、腹泻等立即来院就诊

续 表

种类	代表药物	常见剂型规格	药理作用及机制	临 床 应 用
抗贫血药	重组人红细胞生成素	注射液：1 mL/10 000 IU	促进红细胞增殖、分化：由肾脏产生的一种细胞因子，能够促进骨髓中红系的祖细胞增殖分裂，生成成熟的红细胞，并释放到外周血中，提高外周血中红细胞的数量	1. 肾性贫血。2. 再生障碍性贫血、骨髓增生异常综合征、恶性肿瘤化疗后贫血

表 7-3 血容量扩充药代表药物

种类	代表药物	常见剂型规格	药理作用及机制	临 床 应 用
血容量扩充药	羟乙基淀粉氯化钠	注射液：500 mL；250 mL	为血液容量扩充剂，可提高血浆渗透压，使组织液回流多，迅速增加血容量，稀释血液，并增加细胞膜负电荷，使已聚集的细胞解聚，降低全身血液黏稠度，改善微循环	主要治疗和预防血容量不足

药代动力学	使 用 方 法	用药期间安全管理
皮下注射给药吸收缓慢，2h后可见血清红细胞生成素浓度升高，血药浓度达峰值时间为18h，红细胞生成素给药后大部分在体内代谢，除肝脏外，还有少部分药物在肾、骨髓和脾脏内降解	皮下注射或静脉注射，每周2~3次给药，给药剂量需依据患者贫血程度、年龄及其他相关因素调整，以下为一般治疗的推荐方案： 治疗期：开始推荐剂量血液透析患者每周100~150 IU/kg，非透析患者每周75~100 IU/kg。 维持期：推荐将剂量调整至治疗期剂量的2/3	1. 慎用于心肌梗死、脑卒中、肺栓塞患者。 2. 可能出现皮疹或荨麻疹等过敏反应，包括过敏性休克。如发现异常，应立即停药并妥善处理。 3. 可采取Z型皮下注射法：使左手拇指和食指由外向内绷紧皮肤，到拉不动为止，固定局部皮肤，皮肤与皮下组织向相同方向移位，右手进针后松开左手，抽动活塞，皮肤与皮下组织发生错位，覆盖了进针处针眼，阻止了药液外渗，减轻了患者疼痛现象。 4. 应用该药有时会引起血清钾轻度升高，应指导患者适当调整饮食

药代动力学	使 用 方 法	用药期间安全管理
该药静脉滴注后，由于分子量大，主要停留于血循环内，主要分布于肝脏，大部分从肾脏排出，小部分随大便排出，仅微量被肌体分解代谢。1次静脉滴注后，24h内尿中排出63%，大便中排出16.5%	初始静脉给药，10~20 mL，应缓慢输入。每日剂量及输注速度应根据患者失血量、血液动力学参数的维持或恢复及稀释效果确定	1. 禁忌证：颅内出血、严重高钠或高氯血症、已知对羟乙基淀粉和该药物中其他成分过敏者。有出血倾向和心衰者慎用。 2. 大量输入可致钾排泄增多，应适当补钾。 3. 在输注过程中要加强巡视，及时观察患者有无过敏反应发生，如荨麻疹、瘙痒等。若出现过敏反应，应立即停药并汇报医生

续 表

种类	代表药物	常见剂型规格	药理作用及机制	临床应用
血容量扩充药	右旋糖酐 40 氨基酸	注射液：500 mL	补充血容量、改善微循环：可提高血浆胶体渗透压，增加血容量，减低血小板黏附性并抑制红细胞凝聚，降低血液黏稠度，降低周围循环阻力，疏通微循环。可使肾有效滤过压及肾小球滤过率增加，在肾小管内发挥渗透性利尿作用	1. 抢救由于失血、创伤、烧伤等各种原因引起的休克和中毒性休克，还可早期预防因休克引起的弥散性血管内凝血。 2. 血栓性疾病，如脑动脉血栓形成、心绞痛和心肌梗死、血栓闭塞性脉管炎、视网膜动脉血栓、皮肤缺血性溃疡等。 3. 预防手术（肢体再植和血管外科手术）后静脉血栓形成，并改善血液循环，提高再植成功率。 4. 用于体外循环，以代替部分血液预充人工心肺机，既节省血液，又可改善循环
	乳酸钠林格	注射液：500 mL	1. 补充体液：乳酸钠林格注射液是一种复方制剂，主要成分是氯化钠、碳酸氢钠、乳酸钠等。其中的氯化钠和碳酸氢钠可以起到补充体液的作用。 2. 纠正代谢性酸中毒：乳酸可以被转化为糖原或丙酮酸，或进入三羧酸循环被分解为水及二氧化碳，所以，乳酸钠的终末代谢产物为碳酸氢钠	1. 调节体液、电解质及酸碱平衡药。 2. 用于代谢性酸中毒患者和有代谢性酸中毒倾向的脱水的患者。 3. 扩充血容量

药代动力学	使 用 方 法	用药期间安全管理
在体内停留时间较短，静注后立即开始从血液中通过肾脏排出体外，用药1 h内经肾脏排出50%，24 h排出70%，少部分从粪便中排出	静脉滴注，500 mL/d，＜20 mg/(kg·d)，可连续使用4～5 d	1. 首次输注该药物，开始应缓慢静脉滴注，注射开始后严密观察5～10 min，少数患者可出现过敏反应，表现为皮肤瘙痒、荨麻疹、恶心、呕吐等，个别患者甚至出现过敏性休克，一旦发生不适马上停药。 2. 严重的肾功能不全，尿量减少患者，因该药物可从肾脏快速排泄，增加尿黏度，可能导致少尿或肾衰竭。当患者在使用中观察患者尿量及肾功能变化，出现少尿或无尿，及时汇报医生，立即停止使用。 3. 重度休克患者，大量输注右旋糖酐时，同时给予一定数量的全血，以维持血液携氧功能。警惕出现输血过敏反应，当患者出现胸闷气喘，氧饱和度下降，立即予氧气吸入，汇报医生，严密监测患者生命体征，并做好护理记录
乳酸钠 pH 为 6.5～7.5，口服后很快被吸收，在1～2 h内经肝脏氧化，代谢转变为碳酸氢钠，但一般以静脉注射为常用，用乳酸钠替代醋酸钠作腹膜透析液的缓冲剂可减少腹膜刺激，对心肌抑制和周围血管阻力影响也可有所减少	1.静脉滴注：成人 500～1 000 mL/次，按年龄体重及症状不同可适当增减。 2.给药速度：成人 300～500 mL/h	1. 禁忌证：心力衰竭、急性肺水肿、严重肾功能衰竭伴少尿和无尿。 2. 控制输液量和输液速度，避免增加心脏负荷。 3. 定期监测生化指标，避免低钾、低钠血症的发生。观察患者有无乏力、腹胀、头痛、恶心、癫痫、嗜睡和呕吐的症状

第七章

续 表

种类	代表药物	常见剂型规格	药理作用及机制	临 床 应 用
血容量扩充药	人血白蛋白	注射液：10 g	维持血液渗透压和转运功能：白蛋白稳定循环血容量，并携带激素、酶、药物、毒素	1. 失血创伤、烧伤引起的休克。 2. 脑水肿及损伤引起的颅压增高。 3. 肝硬化及肾病引起的水肿和腹水。 4. 低白蛋白血症的防治

药代动力学	使 用 方 法	用药期间安全管理
人体内的白蛋白总量按体重计算,为4～5 g/kg体重,其中血管中占40%～45%,55%～60%在血管外分布。毛细血管通透性的增高会改变白蛋白的动力学特征。白蛋白的平均半衰期大约是19 d。白蛋白合成和分解的平衡主要靠反馈调节机制来实现。白蛋白的清除主要是由细胞内的溶酶体蛋白酶来完成的	1. 静脉注射,5～10 g/d。 2. 血容量不足时,静脉给药5～10 g/4～6 h	1. 贮存过程中严禁冻结。人血白蛋白开启后应一次输注完毕,不得分次使用。 2. 人血白蛋白为血液生物制品,在输注过程中应控制速度,以不超过2 mL/min为宜。密切监护患者生命体征,发生不适反应,应立即停止输注,观察有无过敏反应。 3. 输液操作中应轻取轻放,减少泡沫的产生,避免白蛋白的损失

第八章
抗微生物药物

一、抗生素

常见的抗生素（图 8-1）包括 β-内酰胺类、其他 β-内酰胺类、

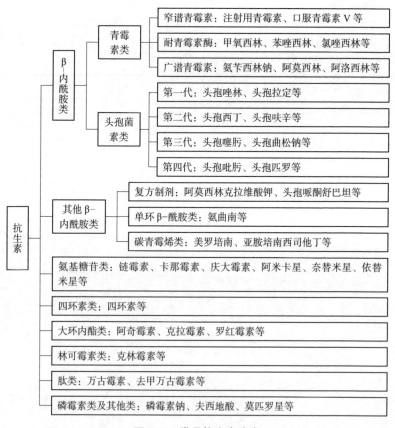

图 8-1　常见抗生素分类

氨基糖苷类、四环素类、大环内酯类、林可霉素类、肽类、磷霉素类及其他类等（表 8-1～8-6）。

二、人工合成抗菌药

常见的人工合成抗菌药（图 8-2）主要包括喹诺酮类药物、磺胺类药物、硝基咪唑类抗菌药（表 8-7、8-8）。

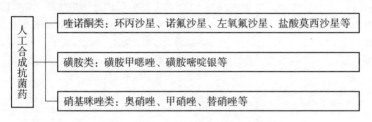

图 8-2　常见人工合成抗菌药分类

三、抗结核病药

抗结核病药（图 8-3）按抗菌效果分为杀菌药（表 8-9）和抑菌药（表 8-10），杀菌药物包括全杀菌药和半杀菌药。按疗效和不良反应分为一线抗结核药物，包括：异烟肼、利福平、乙胺丁醇、链霉素、吡嗪酰胺；二线抗结核药物，包括：对氨基水杨酸钠、卷曲霉素、阿米卡星等。

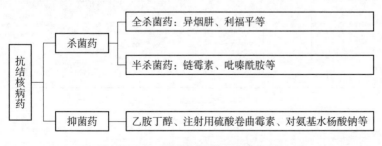

图 8-3　常见抗结核病药分类

第八章

表 8-1　青霉素类抗生素代表药物

种类	代表药物	常见剂型规格	药理作用及机制	临床应用	药代动力学
青霉素类抗生素	青霉素钠	粉针剂：80 万 IU	通过抑制细菌细胞壁合成而发挥杀菌作用	主要用于敏感菌所致的各种感染，如脓肿、菌血症、肺炎和心内膜炎等。作用于：溶血性链球菌、肺炎球菌、葡萄球菌及革兰阳性杆菌等	肌内注射青霉素钠 0.5 h 达到血药峰浓度。主要经肾脏排泄，其次经肝内代谢。可通过胎盘，难以透过血脑屏障。血液透析可清除该药，腹膜透析则不能
	氨苄西林钠	粉针剂：0.5 g；1 g；2 g		适用于敏感菌所致的呼吸道感染、胃肠道感染、尿路感染、软组织感染、心内膜炎、脑膜炎、败血症等	药物血浆半衰期为 1～1.5 h，肾功能不全患者的半衰期可延长至 7～20 h。肌内注射和静脉注射后 24 h 尿中排出分别为给药量的 50% 和 70%。可被血液透析清除，腹膜透析不能清除

使 用 方 法	用药期间安全管理
1. 肌内注射：80～200万 IU/d，分 3～4 次给药。每 50 万 IU 青霉素钠溶解于 1 mL 灭菌注射用水，超过 50 万 IU 则需 2 mL 灭菌注射用水。 2. 静脉滴注：200～2 000 万 IU/d，分 2～4 次给药。静脉滴注时给药速度小于 50 万 IU/min，以免发生中枢神经系统毒性反应	1. 需现配现用。 2. 用药前询问青霉素类过敏史，并做青霉素皮试，有青霉素过敏史禁用。皮试后，密切观察患者是否感到心慌胸闷、恶心、身上起大片皮疹，甚至出现休克、昏迷等临床表现，若出现，立即配合医生进行抢救。 3. 青霉素皮试阴性的患者仍有可能发生迟发型过敏反应，因此用药期间应做好密切观察，并配备好过敏反应抢救的药品和设备，做好充分抢救准备。 4. 全身大剂量使用青霉素应观察有无腱反射增强、肌肉痉挛、抽搐、昏迷等表现，一旦发生应立即汇报医生。
1. 肌内注射：2～4 g/d，分 4 次给药。 2. 静脉滴注：4～8 g/d，分 2～4 次给药。重症感染患者剂量可增加至 12 g/d，最高剂量为 14 g/d	5. 静脉给药时，可能发生静脉炎和血栓性静脉炎，应密切观察穿刺局部皮肤及输液肢体的情况。 6. 一旦发生过敏性休克，必须就地抢救，抢救措施有：① 立即停药，患者平卧。② 首选肾上腺素：立即皮下或肌内注射 0.1% 盐酸肾上腺素 0.5～1 mL。如症状不缓解，可每隔 30 min 注射 0.5 mL，直至脱离危险。③ 纠正缺氧改善呼吸：吸氧，当呼吸受抑制时，应立即人工呼吸。喉头水肿影响呼吸时，应立即准备气管插管或配合气管切开术。④ 抗过敏休克：根据医嘱立即给予地塞米松 5～10 mg 静脉注射或用氢化可的松 200 mg 加入 5% 或 10% 葡萄糖输液 500 mL 静脉滴注，根据病情给予升压药物，如多巴胺、间羟胺等。如患者出现心脏骤停，立即行胸外心脏按压。⑤ 纠正酸中毒。⑥ 抗过敏：遵医嘱给予抗组胺类药物，如异丙嗪等。⑦ 密切观察患者体温、脉搏、呼吸、血压、尿量及其他体征变化，做好护理记录

表 8-2 头孢菌素类抗生素代表药物

种类	代表药物	常见剂型规格	药理作用及机制	临 床 应 用
头孢菌素类抗生素	头孢拉定	胶囊／片剂：0.25 g；0.5 g 粉针剂：0.5 g；1 g；2 g	对革兰阳性球菌的部分菌株具有良好的抗菌作用。作用机制是抑制细菌细胞壁的合成	适用于敏感菌所致的呼吸道感染、泌尿生殖道感染及皮肤软组织感染。口服时不宜用于严重感染
	头孢西丁	粉针剂：1 g；2 g	具有长效、广谱抗菌的特点，对革兰阳性菌、革兰阴性菌及厌氧菌均有较强的抗菌作用。主要抑制分裂活跃的细菌细胞壁生物合成	主要用于敏感菌所致的呼吸道感染、心内膜炎、腹膜炎、肾盂肾炎、尿路感染、败血症以及骨、关节、皮肤和软组织等感染

药代动力学	使 用 方 法	用药期间安全管理
口服吸收迅速，肌内注射吸收较口服差，但血药浓度维持较久。口服或静脉给药6 h累积排出给药量的90%以上；肌内注射6 h后尿中累积排出给药量的66%。在体内很少代谢，能被血液透析和腹膜透析清除	口服、肌内注射、静脉滴注、静脉注射。 成人0.5～1 g/次，1次6 h，最高量为8 g/d；小儿（1周岁以上）每次12.5～25 mg/kg，1次/6 h。肾功能异常患者调整为500 mg，4次/d和250 mg、2次/d	1. 现配现用，配制后不宜久置。用药前询问患者药物过敏史，禁忌证：对头孢菌素类药物过敏者。 2. 初始滴注速度要慢，观察15～20 min，巡视时询问患者是否有瘙痒、发热、胸闷等，用药过程中一旦发生过敏反应，需立即停药。如发生过敏性休克，立即就地抢救（具体措施详见表8-1青霉素过敏性休克抢救）。
口服不吸收，静脉注射或肌内注射后吸收迅速。给药24 h后80%～90%药物以原形随尿排泄。正常人反复给药未见蓄积现象	1. 肌内注射：3 g/d，分3次溶于0.5%或1%利多卡因注射液中深部肌内注射。 2. 静脉注射：1～2 g/次，溶于生理盐水或5%葡萄糖注射液10～20 mL中4～6 min内缓慢静脉注射。 3. 静脉滴注：6～8 g/d，分3～4次溶于100 mL生理盐水、5%～10%葡萄糖注射液、乳酸钠林格液中静脉滴注，30 min内滴完	3. 指导患者用药前、用药期间及治疗结束后72 h内应禁止饮酒，避免摄入含乙醇饮料，以防出现双硫仑样反应。 4. 与阿米卡星、氨曲南、庆大霉素、氢化可的松、卡那霉素、甲硝唑、奈替米星、去甲肾上腺素等药物有配伍禁忌，同时使用时应注意与其他药物隔开。 5. 与氨基糖苷类药物合用时应观察尿量，监测肾功能

第八章

表 8-3　其他 β-内酰胺类抗生素代表药物

种类	代表药物	常见剂型规格	药理作用及机制	临床应用
其他 β - 内酰胺类抗生素	阿莫西林克拉维酸钾	粉针剂：1.2 g 片剂：0.375 g；0.625 g	为复方制剂，阿莫西林为广谱青霉素类抗生素，克拉维酸钾本身只有微弱的抗菌活性，但具有强大的广谱 β-内酰胺酶抑制作用，可保护阿莫西林免遭 β-内酰胺酶水解	该药适用于敏感菌引起的各种感染
	头孢哌酮舒巴坦	粉针剂 1.5 g：含头孢哌酮 0.75 g、舒巴坦 0.75 g	第三代头孢复合制剂，主要抑制细菌细胞壁合成。舒巴坦是 β-内酰胺酶抑制剂，对头孢哌酮产生明显的增效作用。对革兰阴性菌具有强大的抗菌活性	适用于敏感菌所致的各类感染，也可用于不动杆菌属所致感染
	氨曲南	粉针剂：500 mg	主要抑制细菌细胞壁的合成。不诱导细菌产生 β-内酰胺酶，因此对许多 β-内酰胺酶耐药的细菌仍敏感。对大多数需氧革兰阴性菌具有高度的抗菌活性	适用于敏感需氧革兰阴性菌所致的各种感染
	亚胺培南西司他丁	粉针剂：250 mg；500 mg；1 000 mg	为碳青霉烯类抗菌药物，具有抑制细菌细胞壁合成的作用，可杀灭绝大部分革兰阳性菌、革兰阴性菌、需氧菌和厌氧菌，具有抗菌活性强、抗菌谱广等特点	临床适应证广，尤其在多重耐药菌感染、需氧菌与厌氧菌混合感染、重症感染及免疫缺陷患者感染等治疗中发挥重要作用

药 代 动 力 学	使 用 方 法	用药期间安全管理
口服吸收良好。空腹口服药物血浆半衰期约为 1 h。8 h 经尿排出 50%～78%	1. 口服,1 片 / 次,3 次 /d。 2. 静脉滴注:1.2 g/ 次,3～4 次 /d,疗程 10～14 d。取该药 1 次用量溶于 50～100 mL 生理盐水中,静脉滴注 30 min	参见青霉素
主要经肾排泄,约 25% 头孢哌酮和 84% 舒巴坦随尿排泄,余下的大部分头孢哌酮经胆汁排泄	静脉滴注。先用适量 5% 葡萄糖注射液或生理盐水溶解,然后再用同一溶媒稀释至 50～100 mL,静脉滴注时间为 30～60 min	1. 使用前应询问患者过敏史,禁忌证:对头孢菌素类药物及舒巴坦钠过敏患者。慎用于青霉素过敏者。 2. 其他参见头孢菌素
吸收较迅速和完全。$t_{1/2}$ 为 1.5～2 h,肾功能不全者 $t_{1/2}$ 明显延长,肝功能不全者则略有延长	1. 静脉滴注:每 1 g 用不少于 3 mL 注射用水溶解后再稀释,滴注时间 20～60 min。 2. 静脉注射:1 g 溶于 10 mL 注射用水,3～5 min 内缓慢推注。 3. 肌内注射:1 g 溶于不少于 3 mL 的注射用水,深部肌内注射	1. 用药前询问过敏史,慎用于过敏体质的患者及对 β-内酰胺类抗生素(如青霉素、头孢菌素)过敏者。 2. 与头孢拉定、甲硝唑有配伍禁忌,同用时应注意隔开。 3. 现配现用
能通过胎盘,难以通过血脑屏障。$t_{1/2}$ 约为 1 h,主要经肾排泄	1. 静脉滴注:每 500 mg 药物溶于 100 mL 溶剂,缓缓滴入。 2. 肌内注射:用 1% 盐酸利多卡因注射液为溶剂,可减轻疼痛	1. 慎用于过敏体质者。 2. 与含乳酸钠的输液或其他碱性药液存在配伍禁忌,同用时应注意隔开。 3. 现配现用

第八章

表 8-4　氨基糖苷类抗生素代表药物

种类	代表药物	常见剂型规格	药理作用及机制	临 床 应 用
氨基糖苷类抗生素	阿米卡星	注射液： 1 mL/100 mg； 2 mL/200 mg	半合成的氨基糖苷类抗生素，主要抑制细菌合成蛋白质	适用于需氧杆菌引起的感染性疾病。敏感革兰阴性杆菌与葡萄球菌属（甲氧西林敏感株）所致严重感染，如菌血症或败血症、细菌性心内膜炎等
	奈替米星	粉针剂： 100 mg 注射液： 2 mL/10 万 IU	合成的氨基糖苷类抗生素，主要作用于细菌体内的核糖体，抑制细菌蛋白质合成	治疗敏感革兰阴性杆菌所致严重感染。亦可与其他抗菌药物联合用于治疗葡萄球菌感染

药 代 动 力 学	使 用 方 法	用药期间安全管理
口服吸收少，肌内注射后吸收迅速。以原形经肾小球滤过排出。$t_{1/2}$ 为 2～2.5 h。可在肾脏皮质及内耳液中积蓄，从而导致药物蓄积中毒。可透过胎盘进入胎儿组织	肌内注射、静脉滴注。成人 1～2 次/d，不超过1.5 g/d，疗程不超过 10 d。静脉用药时每 500 mg 加入生理盐水或 5% 葡萄糖注射液 100～200 mL。30～60 min 内缓慢滴注	1. 用药前询问过敏史，禁忌证：对氨基糖苷类药物有过敏史者。 2. 阿米卡星过量或引起毒性反应时，无特异性拮抗剂，主要采用对症疗法和支持疗法。因此用药期间应确保患者摄入足够水分，减少对肾脏的损害。观察有无肾毒性，如：血尿、排尿次数减少或尿量减少、血尿素氮和血肌酐值增高等。 3. 观察病情变化，如出现听力减退、耳鸣或耳部胀满感、眩晕、步履不稳等症状，应立即停药，同时汇报医生，防止跌倒。 4. 与其他抗生素同时使用时，中间用生理盐水隔开
肌内注射吸收迅速而完全，$t_{1/2}$ 为 2～2.5 h。主要以原形自肾脏排出，在肾功能衰竭患者体内容易蓄积，导致中毒	肌内注射、静脉滴注。肾功能正常者每次 1.3～2.2 mg/kg，3 次/d，或者每次 2～3.25 mg/kg，2 次/d，疗程均为 7～14 d。成人剂量不超过 7.5 mg/（kg·d）。用 50～200 mL 生理盐水或 5% 葡萄糖注射液稀释，1.5～2 h 内缓慢输入	1. 老年患者治疗期间不宜持续较长时间输注（如 2～3 h 以上）。 2. 过敏反应发生率较高，一般表现为皮疹，停药后消退。 3. 与头孢哌酮、丹参有配伍禁忌，应隔开使用。与其他药物合用时也尽量分别静脉滴注，不可连续输注，中间加用一组溶液或重新更换输液器，避免药物相互作用引起不良反应

第八章

表 8-5 四环素类、大环内酯类抗生素代表药物

种类	代表药物	常见剂型规格	药理作用及机制	临床应用
四环素类抗生素	四环素	片剂: 125 mg; 250 mg 粉针剂: 125 mg; 250 mg; 500 mg	四环素类抗生素属于广谱抗生素,抗菌作用机制是抑制病原菌繁殖	治疗支原体属感染、衣原体属感染和立克次体病,对霍乱、鼠疫等疾病也可起到治疗作用
大环内酯类抗生素	阿奇霉素	片剂 / 胶囊 / 混悬液: 100 mg; 125 mg; 250 mg; 5 000 mg 粉针剂: 100 mg; 200 mg; 250 mg	主要抑制细菌蛋白质的合成,对流感嗜血杆菌、脑膜炎奈瑟菌、莫拉菌等革兰阴性菌的作用最强	适用于敏感致病菌株引起的各类感染

药代动力学	使 用 方 法	用药期间安全管理
口服可吸收但不完全,受食物和金属离子影响,易在骨骼及牙齿等组织中沉积,$t_{1/2}$ 为 6～11 h,无尿患者可达 57～108 h。该药主要自肾小球滤过排出体外。少量药物自胆汁分泌至肠道排出,可分泌至乳汁	1. 口服(首选):4 次 /d,250～500 mg/ 次。 2. 静脉滴注:2～3 次 /d,药液浓度约为 0.1%	1. 禁忌证:对四环素过敏者、8 岁以下儿童。 2. 静脉给药期间应注意观察注射部位有无疼痛、发红、索状硬条等静脉炎表现,病情许可时尽早改为口服给药。 3. 日剂量超过 2 g 可能引起致命的肝毒性,告知长期用药患者应定期检查血常规以及肝肾功能。 4. 口服应在饭前 1 h 或饭后 2 h 服用,同时饮用足量水,以避免出现胃肠道反应
给药量的 50% 以上以原形经胆管排出,吸收快,组织分布广,细胞内浓度高,血浆 $t_{1/2}$ 可长达 68 h	1. 口服:1 g 单次口服或 250～500 mg,1 次 /d 顿服。 2. 静脉滴注:用适量注射用水充分溶解再加生理盐水或 5% 葡萄糖注射液 250 mL 或 500 mL,滴注 1 h	1. 禁忌证:对大环内酯类过敏者。 2. 由于患者胃肠道反应大,有时不良反应贯穿治疗全过程,表现为腹痛、恶心、呕吐等反应,反应轻重与药物浓度和滴速有关,因此应严格控制滴注速度和时间。滴注时间应不少于 60 min/ 次,输注浓度应不小于 2.0 mg/mL。 3. 由于易发生静脉炎,应选择较粗大的血管进行输液

表 8-6　林可霉素类、肽类、磷霉素类及其他类抗生素代表药物

种类	代表药物	常见剂型规格	药理作用及机制	临床应用
林可霉素类抗生素	克林霉素	粉针剂：150 mg；300 mg	可抑制细菌蛋白质合成，常规剂量为抑菌作用，高浓度时对某些细菌也具有杀菌作用。对革兰阳性菌有较高抗菌活性，对革兰阴性厌氧菌也有抗菌活性，与青霉素、氯霉素、头孢菌素类和四环素类之间无交叉耐药	临床主要用于治疗革兰阳性菌所致的感染，还可用于厌氧菌引起的各种感染性疾病。作为对 β-内酰胺类抗生素过敏时的替代药物
肽类抗生素	万古霉素	粉针剂：500 mg	是一种糖肽类窄谱抗生素。主要对革兰阳性菌有效，通过抑制细菌细胞壁的合成而发挥快速杀菌作用。与其他抗生素之间不会发生交叉耐药性	主要用于耐甲氧西林金黄色葡萄球菌、肠球菌感染；此外可用于革兰阳性菌引起的严重感染；也可用于青霉素类过敏患者
磷霉素类及其他类抗生素	磷霉素钠	粉针剂：1 g；2 g；3 g；4 g（1 g 相当于 100 万 IU）	抑制细胞壁合成，干扰细菌细胞壁合成，导致细菌死亡。对大多数革兰阳性菌和革兰阴性菌均有抗菌作用，与 β-内酰胺类抗生素及氨基糖苷类抗生素合用时具有协同作用	用于敏感菌所致的呼吸道感染、尿路感染、皮肤软组织感染等。也可与其他抗生素联合应用治疗由敏感菌所致重症感染如败血症、腹膜炎、骨髓炎等

药代动力学	使用方法	用药期间安全管理
在肝脏代谢，部分代谢物具抗菌活性。$t_{1/2}$成人为2.4～3.0 h，小儿为2.5～3.4 h。肾功能衰竭及严重肝脏损害者$t_{1/2}$略有延长（3～5 h）。多次给药无药物蓄积	1. 肌内注射：不超过600 mg/次，需超过此用量应改为静脉给药。 　　2. 静脉滴注：静脉给药速度不宜过快，600 mg该药溶于不少于100 mL溶液中，滴注时间≥0.5～1 h	1. 询问过敏史，禁忌证：对林可霉素或克林霉素过敏的患者。 　　2. 使用时应注意伪膜性肠炎的发生，如有可疑应及时停药。 　　3. 应避免与其他神经肌肉阻滞药合用；有前列腺增生的老年男性患者使用剂量较大时，可出现尿潴留，应注意排尿情况。 　　4. 使用时应缓慢滴注，不可静脉推注
成人$t_{1/2}$约6 h（4～11 h），小儿2～3 h。80%～90%在24 h内由肾小球滤过经尿以原形排出。肾功能不全者$t_{1/2}$延长	静脉滴注，分2～4次给药。一般将单次量的药物先用10 mL灭菌注射用水溶解，再加至生理盐水或葡萄糖注射液中，静脉滴注时间≥1 h	1. 该药有耳毒性和肾毒性等不良反应，所以用药期间应注意观察患者有无听力改变，必要时监测听力；定期复查尿常规与肾功能，监测血药浓度，应避免与各种有肾毒性的药物如氨基糖苷类药物合用。 　　2. 输注速度过快或浓度过高可出现"红人综合征"（颈部、上肢、躯干皮肤出现潮红、瘙痒）以及血栓性静脉炎，发现此类症状应减慢滴速。 　　3. 应避免与麻醉药合用，可能引起血压下降。必须合用时，两药应隔开静脉滴注，并减慢滴注速度，注意观察血压
$t_{1/2}$为3～5 h。主要经肾排泄，静脉给药后24 h内约90%自尿排出	静脉滴注，灭菌注射用水溶解，再加入5%葡萄糖注射液或生理盐水250～500 mL中稀释后静脉滴注，2～3次/d	1. 避免空腹给药，以免出现胃肠道反应，如患者出现头痛、头晕等不适，应给予卧床休息，必要时吸氧。 　　2. 如发生静脉炎可减慢给药速度，如有皮肤过敏表现，应及时停药，汇报医生，遵医嘱给药。 　　3. 因该药物中含钠离子，对需要限制钠摄入的患者，应避免溶于生理盐水

表 8-7 喹诺酮类和磺胺类抗菌药代表药物

种类	代表药物	常见剂型规格	药理作用及机制	临 床 应 用
喹诺酮类抗菌药	环丙沙星	注射液：100 mL/200 mg；200 mL/400 mg	通过抑制细菌DNA合成和复制而导致细菌死亡。具有广谱抗菌作用，尤其对需氧革兰阴性杆菌抗菌活性高，对多重耐药菌也具有抗菌活性	敏感菌引起的全身各种感染
	诺氟沙星	片剂：100 mg；200 mg；400 mg 胶囊：100 mg；200 mg 注射液：100 mL/200 mg	具有广谱抗菌作用，对革兰阴性杆菌有强大的抗菌活性，大肠埃希菌等肠杆菌科细菌，流感嗜血杆菌对该药高度敏感。该药通过抑制DNA的合成和复制而导致细菌死亡	适用于敏感菌所引起全身各种感染，也可作为腹部手术的预防用药

药代动力学	使 用 方 法	用药期间安全管理
口服达峰时间（t_{max}）为1～2 h，吸收后广泛分布至各组织、体液（包括脑脊液），蛋白结合率为20%～40%。该药 $t_{1/2}$ 为4 h。部分在肝脏代谢，代谢物仍具较弱的活性。口服24 h 后以原形经肾排出给药量的40%～50%，一部分药物经胆汁和粪便排出	1. 口服：成人常用量为0.5～1.5 g/d，分2～3次服用。 2. 静脉滴注：成人200 mg/d，分2次滴注，滴注时间不少于30 min，严重感染或铜绿假单胞菌感染可加大剂量至800 mg/d，分2次静脉滴注	1. 询问过敏史及既往病史，禁忌证：对喹诺酮类药物过敏患者，脑动脉硬化或癫痫病史者，妊娠期、哺乳期妇女，18岁以下青少年及儿童。慎用于肾功能减退者。 2. 告知患者口服环丙沙星时应避免与牛奶及酸奶同时服用，否则可导致严重的过敏反应。 3. 乳酸环丙沙星注射液与多种药物存在配伍禁忌，如：氨苄青霉素、头孢哌酮钠、氨基糖苷类抗生素（如庆大霉素）、肝素钠与以上药物同时使用时应间隔或采用生理盐水冲洗输液管路或更换输液器。 4. 鼓励患者多饮水，保持尿量在1 200 mL/d 以上。 5. 用避光输液器进行静脉滴注
空腹时口服吸收迅速但不完全，为给药量的30%～40%；广泛分布于各组织、体液中，中枢神经系统中未见。口服后 t_{max} 为1～2 h，$t_{1/2}$ 为3～4 h。肾脏和肝胆系统为主要排泄途径，肾功能减退时可延长至6～9 h	1. 口服：空腹口服，成人100～200 mg/d，3～4次；重症酌情加量，1.6 g/d，分4次服用。 2. 静脉滴注：常用量为200 mg 加入5%葡萄糖注射液250 mL 中静脉滴注，1.5～2 h滴完，2次/d；急性感染7～14 d 为一个疗程，慢性感染14～21 d 为一个疗程	1. 用药前询问过敏史及既往病史，禁忌证同环丙沙星。 2. 用避光输液器进行静脉滴注。 3. 药物过量时须行口服催吐或洗胃促使胃排空，应密切观察病情变化，予以对症处理及支持疗法，维持适当的补液量

续　表

种类	代表药物	常见剂型规格	药理作用及机制	临床应用
喹诺酮类抗菌药	左氧氟沙星	片剂：100 mg 注射液：100 mL/100 mg	广谱抗菌药抗菌作用强。抗菌作用机制是阻止细菌DNA的合成和复制而导致细菌死亡	适用于敏感菌引起的泌尿生殖系统感染、敏感革兰阴性杆菌所致支气管感染急性发作及肺部感染等呼吸道感染。对多数肠杆菌科细菌具有较强的抗菌活性。但对厌氧菌和肠球菌的作用较差
	盐酸莫西沙星	片剂：400 mg 注射液：250 mL/400 mg	超广谱的喹诺酮类抗菌药。抗菌机制为干扰Ⅱ、Ⅳ拓扑异构酶	适用于敏感菌所致的慢性支气管炎急性发作、社区获得性肺炎及急性鼻窦炎患者的治疗。其广谱覆盖呼吸道主要致病菌，最突出的为肺炎链球菌。对非典型呼吸道致病菌，如肺炎支原体、衣原体及军团菌也有较好的抗菌效果
磺胺类抗菌药	磺胺甲噁唑	片剂：500 mg	中效磺胺类药物，抗菌谱和抗菌作用同磺胺嘧啶。其作用机制是通过抑制细菌的葡萄糖代谢和DNA合成，从而阻碍细菌的生长和繁殖	仅用于敏感细菌及其他敏感病原微生物所致感染

药代动力学	使 用 方 法	用药期间安全管理
口服后吸收完全，相对生物利用度接近100%。吸收后广泛分布至各组织、体液。该药主要以原形自肾排泄，在体内代谢甚少	1. 口服：成人300～400 mg/d，分2～3次服用，如感染较重或感染病原体敏感性较差者，治疗剂量也可增至600 mg/d，分3次服。 2. 静脉滴注：成人200～400 mg/d，分2次静脉滴注，重度感染患者及对该药敏感性较差者（如感染铜绿假单胞菌），最大剂量可增至600 mg/d，分2次静脉滴注	1. 用药前询问过敏史及既往病史，禁忌证同环丙沙星。 2. 给药前可留取尿培养标本，参考细菌药敏结果调整用药剂量，同时为避免尿液结晶，鼓励患者多饮水。 3. 用避光输液器进行静脉滴注。 4. 100 mL液体静脉滴注时间应不少于60 min，滴速过快易引起静脉炎或中枢神经系统反应，同时注意该药物的配伍禁忌
口服后吸收完全，相对生物利用度接近89%。吸收后广泛分布至各组织、体液。该药可透过胎盘屏障、乳汁及脑脊液	1. 口服：成人400 mg/次，1次/d，治疗持续时间取决于感染的类型。 2. 静脉滴注：成人400 mg/次，1次/d，治疗持续时间取决于感染的类型	1. 用药前询问过敏史及既往病史，禁忌证同环丙沙星。 2. 因治疗期间可出现肌腱炎和肌腱断裂，特别是老年患者和使用激素治疗的患者更容易发生，密切观察患者是否出现疼痛或炎症，一旦发现应立即停药。 3. 用避光输液器进行静脉滴注。 4. 250 mL液体静脉滴注时间应不少于90 min，滴速过快易引起静脉炎或中枢神经系统反应
该药口服后易被胃肠道吸收，吸收完全，但速度较缓慢，给药后2～4 h达血药浓度峰值。该药吸收后广泛分布于体液中，可穿透血脑屏障；易进入胎儿血循环。腹膜透析不能排出该药，血液透析亦仅中等度清除本药	用于治疗一般感染首剂口服2 g，此后2 g/d，分2次服	1. 用药前询问过敏史，禁忌证：对磺胺类药物过敏者。 2. 指导患者用药期间多饮水。如服用该药疗程长、剂量大时，可遵医嘱给予碳酸氢钠。 3. 治疗期间应定期为患者检测血常规、尿常规、肝功能

表 8-8　硝基咪唑类抗菌药代表药物

种类	代表药物	常见剂型规格	药理作用及机制	临床应用	药代动力学
硝基咪唑类抗菌药	奥硝唑	片剂：250 mg；100 mg 胶囊：250 mg 注射液：100 mL/250 mg；100 mL/500 mg	通过其分子中的硝基在无氧环境中还原成氨基，与细菌细胞成分相互作用，从而导致微生物死亡	1. 用于敏感厌氧菌所引起的多种感染性疾病。 2. 用于手术前预防感染和手术后治疗厌氧菌感染。 3. 治疗消化系统严重阿米巴病，如阿米巴痢疾、阿米巴肝脓肿等	易经胃肠道吸收，单剂量口服 1.5 g，2 h 后达血药浓度峰值。血浆蛋白结合率＜15%，广泛分布于组织和体液中，包括脑脊液。该药在肝脏中代谢，在尿中主要以结合物形式排泄，少量在粪便中排泄
	甲硝唑	片剂：200 mg；250 mg；500 mg 胶囊：200 mg 注射液：10 mL/50 mg；20 mL/100 mg；100 mL/500 mg；250 mL/500 mg；250 mL/1.25 g	对大多数厌氧菌具有强大的抗菌作用，可抑制细菌的 DNA 合成，从而干扰细菌生长、繁殖，最终致细菌死亡。可抑制阿米巴原虫。该药有强大的杀灭滴虫的作用，其机制未明	1. 治疗肠道和肠外阿米巴病、阴道滴虫病等。 2. 广泛用于厌氧菌感染的治疗。 3. 作为污染或可能污染手术的预防用药，如结肠直肠择期手术等	口服或直肠给药后能迅速而完全地吸收，口服后 1～2 h 达血药浓度峰值，静脉给药后 20 min 达峰值，有效浓度能维持 12 h。该药经肾排出 60%～80%

使 用 方 法	用药期间安全管理
1. 口服：① 术前、术后预防用药：成人手术前 12 h 服用 1.5 g，以后 0.5 g/ 次，2 次 / d，直至术后 3～5 d；② 治疗厌氧菌感染：0.5 g/ 次，2 次 /d；③ 治疗阿米巴病：0.5 g/ 次，2 次 /d。 2. 静脉给药：浓度为 5 mg/mL，每 100 mL 滴注时间不少于 30 min。用量如下：① 术前术后预防用药，成人手术前 1～2 h 静脉滴注 1 g，术后 24 h 静脉滴注 0.5 g；② 治疗厌氧菌感染，成人起始剂量为 0.5～1 g，后每 12 h 静脉滴注 0.5 g，连用 3～6 d；③ 治疗严重阿米巴病，成人起始剂量为 0.5～1 g，后每 12 h 静脉滴注 0.5 g，连用 3～6 d	1. 用药前询问患者过敏史和既往病史。禁忌证：对该药及其他硝基咪唑类药物过敏者，脑和脊髓发生病变的患者，癫痫及各种器官硬化症者以及慢性乙醇中毒者。 2. 评估患者肝功能，肝功能有损害的患者用药单次剂量与正常用量相同，但用药间隔时间要加倍，以免药物蓄积。 3. 使用期间注意观察患者是否出现恶心、呕吐及异常神经症状反应（轻者出现头晕、困倦头痛、四肢乏力，严重者可出现痉挛、精神错乱、颤抖等），一旦出现需立即停药，并进一步观察和对症治疗
1. 口服 （1）成人：① 肠道阿米巴病，400～600 mg/ 次，3 次 /d，疗程 7 d；② 厌氧菌感染，0.6～1.2 g/d，分 3 次服，7～10 d 为一疗程，最大剂量 < 4 g/d；③ 幽门螺杆菌相关胃炎及消化性溃疡，500 mg/ 次，3 次 /d，与其他抗生素合用，疗程 7～14 d。 （2）小儿：① 肠道阿米巴病，35～50 mg/（kg·d），分 3 次口服，10 d 为一疗程；② 厌氧菌感染，口服 20～50 mg/（kg·d），7 d 为一疗程。 2. 静脉滴注：厌氧菌感染，成人首次 15 mg/kg，维持量 7.5 mg/kg，静脉滴注 6～8 h/ 次；小儿给药剂量同成人	1. 用药前询问过敏史，禁忌证：对该药物及其他吡咯类药物过敏者。 2. 哺乳期妇女必须用药时，指导患者暂停哺乳，在疗程结束 24～48 h 后方可重新哺乳。 3. 若出现皮肤潮红、瘙痒、发热、头痛、恶心、腹痛、心动过速、血压升高、胸闷、烦躁等症状，可能发生了双硫仑样反应，应立即停药

第八章

表 8-9　全杀菌药和半杀菌药代表药物

种类	代表药物	常见剂型规格	药理作用及机制	临床应用
全杀菌药	异烟肼	片剂：50 mg；100 mg；300 mg 注射液：2 mL/50 mg；2 mL/100 mg	1. 对处于生长繁殖期的分枝杆菌有效。 2. 抑制结核杆菌菌壁分枝菌酸的合成而使细胞壁破裂；抑制结核杆菌脱氧核糖核酸（TB DNA）的合成而发挥抗菌作用	1. 各种类型结核病患者的首选药物。 2. 早期轻症肺结核或预防用药时可单独使用。 3. 对粟粒性结核和结核性脑膜炎应加大剂量，延长疗程
	利福平	片剂：100 mg；150 mg；300 mg；450 mg；600 mg 胶囊：100 mg；150 mg；300 mg；450 mg；600 mg		1. 与其他抗结核药联合使用。 2. 用于各种结核病的初治与复治，包括结核性脑膜炎的治疗

药代动力学	使 用 方 法	用药期间安全管理
口服后迅速自胃肠道吸收，并分布于全身组织和体液中。口服 1～2 h 血药浓度可达峰值，在 6 h 内降低到 50% 或更低。24 h 内 50%～70% 通过尿液排泄	1. 口服：用于预防时，成人 300 mg/d 顿服；小儿 10 mg/（kg·d），总量不超过 300 mg/d，顿服。用于治疗时，与其他抗结核药合用，成人口服 5 mg/（kg·d），最高 300 mg；或 15 mg/（kg·d），最高 900 mg，2～3 次/周；小儿 10～20 mg/kg，不超过 300 mg/d，顿服。 2. 静脉滴注：生理盐水或 5% 葡萄糖注射液稀释后使用，成人 5～10 mg/（kg·d）或 300～400 mg/d；小儿 10～15 mg/（kg·d），不超过 300 mg/d；急性粟粒性肺结核或结核性脑膜炎患者，成人 10～15 mg/（kg·d），不超过 900 mg/d；采用间歇疗法时，成人 600～800 mg/次，2～3 次/周。 3. 雾化吸入：100～200 mg/次，2 次/d。 4. 局部注射：可注入胸膜腔、腹腔或椎管内，50～200 mg/次	1. 密切观察肝毒性征象，服药期间避免饮酒。 2. 避免与含铝制酸剂同时服用，必须同时服用时应间隔 1 h 以上。 3. 不宜与其他神经毒性药物合用，以免增加神经毒性。 4. 药物过量时，可发生急性肝坏死。告知患者应及时就医
口服吸收良好，服药后 1.5～4 h 可以达到最大血药浓度。吸收后经胆汁快速排泄	口服：成人 450～600 mg/d，空腹顿服，不超过 1.2 g/d；1 个月以上小儿 10～20 mg/（kg·d），空腹顿服，用量应 < 600 mg/d	1. 监测患者用药前后肝功能变化。 2. 利福平可能导致牙龈出血、感染、伤口愈合延迟等。指导患者用药期间应避免拔牙等手术，注意口腔卫生，刷牙及剔牙均需慎重。 3. 由于进食影响药物吸收，指导患者饭前 1 h 或饭后 2 h 服用，清晨空腹服用吸收最好

续 表

种类	代表药物	常见剂型规格	药理作用及机制	临 床 应 用
半杀菌药	链霉素	粉针剂：0.75 g；1 g；2 g；5 g	与抗结核药物联合应用可减少或延缓耐药性的产生	与其他抗结核药联合使用，主要用于各种结核病初次治疗患者，或其他敏感分枝杆菌感染
	吡嗪酰胺	片剂：250 mg；500 mg	吡嗪酰胺渗透到吞噬细胞并进入结核杆菌内而发挥抗菌作用	对分枝杆菌有效，与其他结核药联合用于治疗结核病

药代动力学	使 用 方 法	用药期间安全管理
肌内注射 30 min 后血药浓度达高峰，有效血药浓度可维持 12 h。该药在体内不代谢，主要经肾小球滤过排出	仅用于肌内注射。 1. 成人：500 mg/ 次，2 次 /d，与其他抗菌药物合用；或 750 mg/ 次，1 次 /d，与其他抗结核药合用；如采用间歇疗法，即每周给药 2～3 次，1 g/ 次。 2. 老年患者：肌内注射，0.5～1 g/ 次，1 次 /d。 3. 小儿：每次 20 mg/kg，1 次 /d，最大剂量不超过 1 g/d，与其他抗结核药合用	1. 禁忌证：对链霉素或其他氨基糖苷类过敏的患者。 2. 疗程中应指导患者定期检查： （1）尿常规和肾功能测定，避免出现严重肾毒性反应。 （2）听力检查或听电图（尤其高频听力）测定，老年患者尤其重要。 3. 指导哺乳期妇女用药期间暂停哺乳
口服后在胃肠道内迅速完全吸收。口服 2 h 血药浓度达峰值，持续时间 9～10 h，主要在肝脏中代谢，经肾小球滤过排泄	口服：成人常用量，与其他抗结核药合用，15～30 mg/（kg·d），顿服；或每次 50～70 mg/kg，1 次 /d，2～3 次 / 周。服用 1 次 /d 者最高服用 2 g/d，每周服 3 次者最高 3 g/ 次，每周服 2 次者最高 4 g/ 次	1. 由于疗程期间血尿酸常增高，可引起急性痛风发作，因此，应指导患者定期行血清尿酸测定。 2. 有较大毒性，小儿一般不宜使用。权衡利弊后确需使用时，应加强监测肝功能和血尿酸

表 8-10　抗结核抑菌药代表药物

种类	代表药物	常见剂型规格	药理作用及机制	临床应用
抗结核抑菌药	乙胺丁醇	片剂：400 mg	对繁殖期结核分枝杆菌有较强的抑制作用。可渗入分枝杆菌体内干扰核糖核酸（ribonucleic acid, RNA）的合成，从而抑制细菌的繁殖	1. 用于各类型肺结核和肺外结核。 2. 与异烟肼和利福平合用治疗初治患者，与利福平和卷曲霉素合用治疗复治患者。特别适用于经链霉素和异烟肼治疗无效的患者
	硫酸卷曲霉素	粉针剂：1.0 g	卷曲霉素对人结核分枝杆菌具有抑菌作用。作用机制可能与氨基糖苷类相同，与结核菌核糖体结合而影响细菌蛋白质的合成，产生抑菌、杀菌作用	肺结核病的二线治疗药物，适用于经一线抗结核药（如链霉素、异烟肼、利福平和乙胺丁醇）治疗失败者，或对上述药物中的一种或数种产生毒性作用或细菌耐药时，可作为联合用药
	对氨基水杨酸钠	片剂：0.1 g；0.5 g 粉针剂：2 g；4 g	只对结核杆菌有抑菌作用。通过对叶酸合成的竞争抑制作用，从而阻止细菌蛋白质合成，从而抑制结核杆菌的生长繁殖	1. 各种类型结核病的首选药。 2. 对早期轻症肺结核或预防用药时可单独使用。 3. 应用于粟粒性结核和结核性脑膜炎时应加大剂量，延长疗程

药代动力学	使 用 方 法	用药期间安全管理
口服 2～4 h 可达最大血药浓度，$t_{1/2}$ 为 3～4 h，肾功能减退者可延长至 8 h。主要经肝脏代谢	1. 成人：450～600 mg/d，空腹顿服，不超过 1200 mg/d。 2. 小儿：10～20 mg/（kg·d），空腹顿服，不超过 600 mg/d	1. 连续大量使用 2～6 个月可产生严重的毒性反应，如弱视、红绿色盲和视野缩小，应指导长期使用者定期检查视力。 2. 使用期间应注意是否有胃肠道反应、过敏反应和高尿酸血症
正常人肌内注射 1 g 后 1～2 h 血药浓度达峰值，半衰期为 3～6 h，8 h 尚可达抑菌浓度	1. 1 次 /d 用药，持续 2～4 个月，随后改为 2～3 次 / 周。 2. 肌内注射：0.75～1 g/d，1 次给药。临用前加入适量灭菌注射用水，深部肌内注射。 3. 静脉滴注：1 g/d（体重＜55 kg，0.75 g/d），使用前用生理盐水 250 mL 稀释后滴注，60 滴 /min。总剂量不得超过 20 mg/（kg·d）	1. 肌内注射时应做深度注射，深度 2～5 cm。 2. 静脉注射可能会出现一过性血压下降、局部静脉炎、电解质紊乱等（低钾、低钙、低镁），应定期监测电解质。 3. 大剂量易造成肾组织损害，因此应定期监测肾功能。 4. 避免与庆大霉素等氨基糖苷类联合使用。 5. 快速静脉滴注后可能出现神经肌肉阻滞或呼吸麻痹，应注意滴注速度不宜过快
胃肠道吸收良好。口服 1～2 h 血药浓度可达峰值，持续时间约 4 h，用药后 85% 在 7～10 h 内经肾小球滤过和肾小管分泌迅速排出	1. 口服：用于预防时，成人 300 mg/d，顿服；小儿 10 mg/（kg·d），总量不超过 300 mg/d，顿服。用于治疗时，成人与其他抗结核药合用，口服 5 mg/（kg·d），最高 300 mg；或 15 mg/（kg·d），最高 900 mg，每周 2～3 次；小儿 10～20 mg/kg，不超过 300 mg/d，顿服。 2. 静脉滴注：4～12 g/d，临用前加无菌注射用水适量溶解后再用 5% 葡萄糖注射液稀释，2～3 h 滴完；小儿 0.2～0.3 g/（kg·d）	1. 询问患者同时期其他用药情况，对其他含水杨酸类或对氨基苯基团过敏的患者对该药亦可呈过敏反应，因此应注意患者同时用的药物中是否含以上两种成分。 2. 静脉滴注时应现配现用，滴注时应采用避光输液器，溶液变色不得使用，长期静脉滴注易致静脉炎

四、抗真菌药

抗真菌药（图8-4）是指具有抑制或杀死真菌生长或繁殖功能的药物，主要包括唑类（表8-11）、烯丙胺类及其他类（表8-12）。

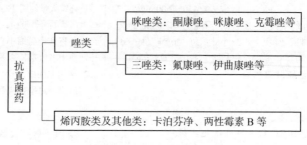

图8-4　常见抗真菌药分类

五、抗病毒药

抗病毒药（图8-5）根据病毒种类分为抗DNA型抗病毒药（表8-13）、抗RNA型抗病毒药、广谱抗病毒药等（表8-14）。

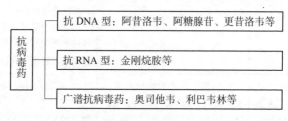

图8-5　常见抗病毒药分类

六、消毒防腐药

消毒防腐药（图8-6）用于体表（皮肤、黏膜、伤口等）、器械、排泄物和周围环境的消毒或黏膜、创面、腔道的冲洗，以预防或治疗病原体所致的感染。目前环境消毒药有：酚类、醛类、碱类、酸类、卤素类、过氧化物类（表8-15）；皮肤黏膜消毒防腐药有：醇类、表面活性剂、卤素类、有机酸类、过氧化物类、染料类、胍类等（表8-16和表8-17）。

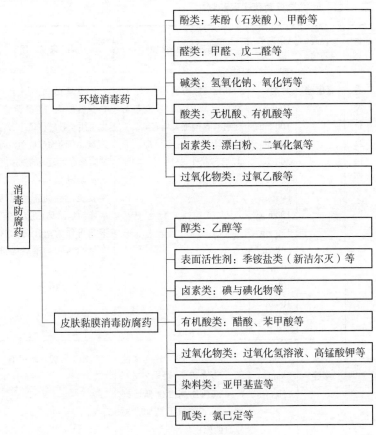

图 8-6 常见消毒防腐药分类

表 8-11 唑类抗真菌药代表药物

种类	代表药物	常见剂型规格	药理作用及机制	临 床 应 用
唑类抗真菌药	氟康唑	片剂：50 mg；100 mg；150 mg；200 mg 胶囊：50 mg；100 mg；150 mg 注射液：50 mL/100 mg；100 mL/200 mg	新型三唑类抗真菌药，抗真菌谱较广。口服及静脉注射对真菌感染均有效。作用机制主要是抑制真菌细胞膜上麦角固醇的生物合成	1. 念珠菌病：用于治疗全身各部位的念珠菌感染，也可用于骨髓移植患者接受细胞毒类药物或放射治疗时预防念珠菌感染的发生。 2. 隐球菌病：用于治疗脑膜炎以外的新型隐球菌病或治疗隐球菌脑膜炎时，该药可作为两性霉素 B 联合氟胞嘧啶初治后的维持治疗药物。 3. 球孢子菌病
	伊曲康唑	注射液：25 mL/250 mg	三唑类合成广谱抗真菌药，其抗菌谱比酮康唑更广。该药物高度选择性抑制真菌细胞膜上的酶，导致真菌死亡	适用于各类真菌感染

药 代 动 力 学	使 用 方 法	用药期间安全管理
口服吸收良好，且不受食物、抗酸药、H_2 受体阻滞药的影响。在体内广泛分布于组织体液中，少量在肝脏代谢，主要自肾排泄，大部分以原形自尿中排出。$t_{1/2}$ 为 27～37 h，肾功能减退时明显延长。血液透析或腹膜透析可部分清除	1. 播散性念珠菌病：首次剂量 400 mg，以后 200 mg/ 次，1 次 /d，至少 4 周，症状缓解后至少持续 2 周。 2. 食管念珠菌病：首次剂量 200 mg，以后 100 mg/ 次，1 次 /d，持续至少 3 周，症状缓解后至少持续 2 周。 3. 口咽部念珠菌病：首次剂量 200 mg，以后 100 mg/ 次，1 次 /d，疗程至少 2 周。 4. 预防念珠菌病：有预防用药指征者 200～400 mg，1 次 /d	1. 禁忌证：对任何一种吡咯类药物过敏者、妊娠妇女。 2. 哺乳期妇女慎用或服用该药时暂停哺乳。小儿不宜使用。 3. 治疗期间应定期检查肝肾功能。 4. 应存放在阴凉干燥的地方，避免阳光直射
通过肝脏代谢，$t_{1/2}$ 为 1 d 左右，约 35% 以代谢物形式在 1 周内随尿液排泄	第 1～2 d，200 mg/ 次，2 次 /d，静脉滴注 1 h/ 次；从第 3 d 起，200 mg/ 次，1 次 /d，静脉滴注 1 h/ 次	1. 对该药物过敏者、妊娠期和哺乳期妇女慎用。 2. 该药物配置时，使用包装中自带的生理盐水稀释。该药与其他药液接触会出现浑浊、沉淀等现象，故应单独一路静脉输注或输液前后彻底冲管。 3. 治疗期间应观察有无恶心、呕吐、厌油等表现，有无皮肤、巩膜黄染，防止药物性肝损伤的发生。 4. 与地高辛、硝苯地平、利福平联合使用时，应监测血药浓度

表 8-12 烯丙胺类及其他类抗真菌代表药物

种类	代表药物	常见剂型规格	药理作用及机制	临床应用
烯丙胺类及其他类抗真菌药	卡泊芬净	粉针剂：50 mg；70 mg	抑制丝状真菌和酵母菌细胞壁的一种基体成分β（1,3）-D-葡聚糖的合成，从而发挥抗真菌的作用。该成分在哺乳类动物细胞中不存在，因此对人体无伤害	适用于对其他治疗无效或不能耐受的侵袭性曲霉菌病
	两性霉素B	粉针剂：5 mg；25 mg；50 mg（10 mg/5万IU）	该药为多烯类抗真菌药物，通过与敏感真菌细胞膜结合，损伤细胞膜的通透性，破坏细胞的正常代谢从而抑制其生长	适用于敏感真菌所致的深部真菌感染且病情呈进行性发展者

药代动力学	使 用 方 法	用药期间安全管理
该药单剂量给药后的最初30 h内，很少排出或生物转化	静脉滴注。第1 d单次给予70 mg负荷剂量，随后50 mg/d。输注时间约为1 h。对于治疗无临床反应而对该药耐受性良好的患者可考虑将剂量加大到70 mg/d	1. 使用前了解患者是否存在禁忌证。绝对禁忌证：对该药物任何成分过敏的患者。相对禁忌证：妊娠期和哺乳期妇女，18岁以下患者。 2. 配置时，只能用无菌注射用水溶解，轻轻转动使其完全溶解，然后再将溶解的卡泊芬净治疗量注入250 mL或100 mL生理盐水中稀释。 3. 该药与其他药液混合或同时滴注，易出现浑浊或沉淀现象，因此应单独一路静脉输注或输注前后用生理盐水彻底冲管，输注速度不宜太快，时间控制在1 h以上。 4. 密切观察不良反应，如寒战、静脉炎、腹泻、皮肤过敏等
$t_{1/2}$约为24 h，蛋白结合率为91%～95%，该药不易被透析清除	静脉滴注。开始静脉滴注时以5 mg或每次0.02～0.1 mg/kg给药，后根据患者耐受情况每日或隔日增加5 mg，当增至0.6～0.7 mg/（kg·d）时即可暂停增加剂量，此为一般治疗量。成人不超过1 mg/（kg·d），每日或隔1～2 d给药1次，累积总量1.5～3.0 g，疗程1～3个月，也可长至6个月，具体视病情及疾病种类而定，对敏感真菌感染宜采用较小剂量，即成人20～30 mg/次，疗程宜稍长	1. 用药期间应注意观察患者有无药物不良反应，如出现畏寒发热、消化道反应、肝肾功能异常、低钾血症等不良反应，应立即停药，遵医嘱进行相应处置。 2. 禁忌证：对该药过敏及严重肝病患者。 3. 现配现用。 4. 输注时需采用避光输液器，输注前后各用5%葡萄糖输液100 mL冲管，不可与其他药物混合使用。由于该药对血管刺激性大，尽量选择深静脉给药。 5. 药物过量可引起呼吸循环衰竭，应立即中止给药，遵医嘱进行相应处置

表 8-13 抗 DNA 型抗病毒药代表药物

种类	代表药物	常见剂型规格	药理作用及机制	临床应用	药代动力学
抗 DNA 型 抗 病 毒 药	阿昔洛韦	粉针剂：250 mg；500 mg 注射液：100 mL/100 mg；250 mL/250 mg；500 mL/250 mg	该药物是嘌呤核苷衍生物，对病毒 DNA 的合成有抑制作用。对病毒有特殊的亲和力，但对哺乳动物宿主细胞毒性低	1. 单纯疱疹病毒感染。2. 带状疱疹。3. 免疫缺陷者水痘的治疗。4. 急性视网膜坏死的治疗	口服吸收差，15%～30% 由胃肠道吸收。药物可通过胎盘。在肝内代谢，经肾小球滤过和肾小管分泌而排泄。$t_{1/2}$ 正常约为 2.5 h，无尿者的 $t_{1/2}$ 长达 19.5 h
	阿糖腺苷	粉针剂：100 mg；200 mg 注射剂：100 mg；200 mg 注射液：1 mL/200 mg；5 mL/1 000 mg	该药物为抗 DNA 病毒药，其药理作用是与病毒的 DNA 聚合酶结合，使其活性降低而抑制 DNA 合成	用于治疗疱疹病毒感染所致的口炎、皮炎、脑炎及巨细胞病毒感染	肌内注射后 t_{max} 为 3 h，静脉滴注为 0.5 h；$t_{1/2}$ 为 3.5 h。该药在各组织中分布不同，在肝、肾、脾脏中浓度最高，从尿中排泄
	更昔洛韦	粉针剂：125 mg；250 mg；500 mg 注射液：1 mL/500 mg；100 mL/50 mg；100 mL/100 mg；250 mL/250 mg	该药物为核苷类抗病毒药。进入细胞后可竞争性抑制 DNA 多聚酶，并掺入病毒及宿主细胞的 DNA 中，从而抑制 DNA 合成。同时对病毒 DNA 多聚酶抑制作用较对宿主细胞多聚酶为强	适用于免疫缺陷患者，包括艾滋病患者，并发巨细胞病毒视网膜炎诱导期和维持期治疗，亦可用于接受器官移植、艾滋病患者预防巨细胞病毒感染	该药物广泛分布于体内各种组织中，可透过胎盘、脑脊液，亦可进入眼内组织。成人静脉滴注 1 h 内可达最高血药浓度。在体内不代谢，主要以原形经肾排出，$t_{1/2}$ 为 2.5～3.6 h

使 用 方 法	用药期间安全管理
1. 成人 （1）重症生殖器疱疹的初次治疗：每次 5 mg/kg，3 次 /d，共 5 d。 （2）免疫缺陷者皮肤黏膜单纯疱疹或严重带状疱疹：每次 5～10 mg/kg，3 次 /d，共 7～10 d。 （3）单纯疱疹性脑炎：每次 10 mg/kg，3 次 /d，共 10 d。 （4）成人最高剂量为 30 mg/（kg·d）。 2. 小儿：遵医嘱使用	1. 用药前询问过敏史，禁忌证：对该药过敏者。 2. 该药过量时无特效解毒剂，可采用对症与支持疗法，给予充足的输液以防止药物沉积于肾小管，血透有助于清除血中的药物。 3. 注意静脉滴注时阿昔洛韦稀释液浓度不超过 7 g/L，否则易引起静脉炎，静脉滴注时间宜在 1 h 以上。 4. 穿刺血管尽量选择上臂较粗、弹性好的血管，穿刺成功后先用生理盐水静脉推注观察留置针是否在位、无外渗，确认无误后再进行输液
肌内注射或缓慢静脉滴注。使用前加生理盐水 2 mL 溶解。成人每次 5～10 mg/kg，1 次 /d	1. 不可与含钙的输液配伍，不宜与血液、血浆、蛋白质同时输注。 2. 不可与别嘌呤醇和干扰素同时使用。别嘌呤醇可加重该药对神经系统的毒性，与干扰素同时用时可加重不良反应
静脉滴注时，首先根据患者体重确定使用剂量。 诱导期：每次 5 mg/kg，2 次 /d，静脉滴注 1 h/ 次以上，疗程 14～21 d，肾功能减退者酌减剂量。 维持期：每次 5 mg/kg，1 次 /d，静脉滴注 1 h 以上。肾功能减退者按血肌酐的情况调整剂量。 预防用药：每次 5 mg/kg，滴注时间至少 1 h 以上，2 次 /d，连续 7～14 d；继以每次 5 mg/kg，1 次 /d，共 7 d	1. 禁忌证：对该药物或阿昔洛韦过敏者。 2. 静脉给药，不可肌内注射，溶液呈强碱性，故静脉滴注浓度不能超过 10 mg/mL，最大剂量为每次 6 mg/kg，至少滴注 1 h 以上，应避免药物与皮肤或黏膜接触及吸入，如不慎溅及，应立即用肥皂水或清水冲洗，眼睛应用清水冲洗，避免药液渗漏到血管外组织。 3. 配置时用适量注射用水或生理盐水溶解，浓度为 50 mg/mL，再注入生理盐水、5% 葡萄糖注射液、复方氯化钠注射液或复方乳酸钠注射液 100 mL 中，滴注液浓度应小于 10 mg/mL。 4. 用药期间密切监测血红细胞、肾功能指标

表 8-14　广谱抗病毒药代表药物

种类	代表药物	常见剂型规格	药理作用及机制	临 床 应 用
广谱抗病毒药	奥司他韦	胶囊：75 mg	抑制甲型和乙型流感病毒的神经氨酸酶活性；通过抑制病毒从被感染的细胞中释放，减少甲型或乙型流感病毒的播散	用于治疗流行性感冒
	利巴韦林	注射液：1 mL/100 mg；2 mL/250 mg 利巴韦林氯化钠注射液：250 mL/0.5 g	该药进入被病毒感染的细胞后迅速磷酸化，其产物作为病毒合成酶的竞争性抑制剂，损害病毒 RNA 和蛋白合成，使病毒的复制与传播受抑制。对呼吸道合胞病毒也可能有免疫作用及中和抗体作用	适用于呼吸道合胞病毒引起的病毒性肺炎与支气管炎，皮肤疱疹病毒感染

药 代 动 力 学	使 用 方 法	用药期间安全管理
口服很容易被胃肠道吸收，大部分被肝、肠酯酶转化为活性代谢物。在大多数受试者中，活性代谢物的 $t_{1/2}$ 为 6～10 h。超过 99% 的活性代谢物由肾脏排泄	口服：推荐剂量是 75 mg/次，2 次 /d，共 5 d。在流感症状开始的第 1 d 或第 2 d 就应开始治疗	1. 禁忌证：对该药物过敏者。 2. 使用期间密切观察是否有发热、气促等表现，一旦发现应立即停药
口服吸收迅速，进入体内迅速分布到身体各部分，可通过血脑屏障。与血浆蛋白几乎不结合。药物在呼吸道分泌物中的浓度大多高于血药浓度。药物能进入红细胞内，且蓄积量大，在红细胞内可蓄积数周。长期用药后脑脊液内药物浓度可达同期血药浓度的 67%。该药可透过胎盘，也能进入乳汁。在肝内代谢，主要经肾排泄	静脉滴注：利巴韦林注射液用生理盐水或 5% 葡萄糖注射液稀释成 1 mg/mL 的溶液后静脉缓慢滴注。成人 500 mg/ 次，2 次 /d，小儿 10～15 mg/（kg·d），分 2 次给药。滴注 20 min/次以上，疗程 3～7 d	1. 禁忌证：对该药物过敏者。 2. 长期或大剂量服药对肝功能、血常规有不良反应，应定期监测血指标。对有呼吸道疾病患者可致呼吸困难或胸痛等，密切观察患者病情变化

表 8-15　环境消毒药代表药物

种类	代表药物	常见剂型规格	药理作用及机制	临床应用
环境消毒药	过氧乙酸	溶液剂：20%～30%	1. 强氧化剂，遇有机物放出新生态氧而起杀菌作用，为高效、速效、低毒、广谱杀菌剂。 2. 对细菌繁殖体、芽孢、病毒、真菌均有杀灭作用	用于浸泡、喷雾、熏蒸消毒及饮水消毒等
	戊二醛	戊二醛浓溶液：25% 戊二醛稀溶液：0.65% 戊二醛溶液：2%	为灭菌剂，能杀灭耐酸菌、芽孢、真菌和病毒等。pH 7.5～8.5 的水溶液效力最强。对皮肤、黏膜刺激性小，对金属、塑料等无腐蚀性	用于外科、麻醉科、牙科器械及橡胶、塑料器具等的消毒

表 8-16　皮肤黏膜消毒防腐药代表药物

种类	代表药物	常见剂型规格	药理作用及机制	临床应用
皮肤黏膜消毒防腐药	乙醇	溶液制剂：75%；95%	能使蛋白凝固变性而起杀菌作用；能杀死一切普通致病菌，但对干燥芽孢无效，能杀灭大部分真菌和部分病毒	1. 灭菌消毒、物理退热。 2. 可用作配制剂的溶剂等
	碘酊	溶液制剂：2%	为消毒防腐剂，作用机制是使菌体蛋白质变性、死亡，对细菌、真菌、病毒均有杀灭作用	1. 碘甘油局部用于口腔黏膜，咽喉及齿龈感染。 2. 复方碘溶液作咽喉涂剂治疗咽喉炎和滤泡性扁桃体炎。 3. 对小疖肿、擦伤和小创伤可外用消毒
	碘伏	溶液制剂：500 mL		
	安尔碘	溶液制剂：60 mL；500 mL		

使 用 方 法	用药期间安全管理
1. 稀释后浓度为 0.04%～0.2% 的过氧乙酸主要用于器械和皮肤消毒。 2. 稀释后浓度为 0.5% 的过氧乙酸用于空气消毒。 3. 稀释后浓度为 1% 的过氧乙酸可治疗灰指甲，通常是温水浸泡 20 min，2～3 次 /d。 4. 过氧乙酸可在无人的情况下进行空气消毒，每立方米可喷洒稀释后浓度为 0.5% 的过氧乙酸 20～30 mL，0.1% 过氧乙酸可用于拖地。 5. 稀释后浓度为 0.2%～0.5% 的过氧乙酸可用于物体表面消毒（如桌、椅、门、窗、病历夹和医用器材）	1. 对金属有腐蚀性，勿用于金属器械消毒。 2. 稀释液易分解，宜现配现用。 3. 浓度为 40% 的溶液为危险品，贮存中自行分解，急剧分解时可爆炸，遇火可燃烧。禁止接触易产生火花的机械设备和工具；禁止振动、撞击和摩擦。 4. 有腐蚀性，对皮肤、眼有强烈刺激，能发生严重灼伤，吞咽可致命
金属及橡胶、塑料器具的消毒，用 2% 该药溶液浸泡 20～30 min；肝炎病毒、污染物品消毒，需浸泡 1～2 h；杀灭芽孢需 3 h	不宜与皮肤、黏膜长期接触，可致变态反应，引起接触性皮炎

使 用 方 法	用药期间安全管理
75% 溶液用于灭菌消毒	1. 易燃，具刺激性。 2. 消毒浓度不宜过高，因可使菌体表层很快凝固，妨碍该药向菌体内渗透，影响杀菌效果。 3. 不宜用于伤口或破损的皮面，也不宜大面积涂擦
外用：皮肤消毒，用碘酊局部涂擦，涂抹后用 70% 乙醇脱碘；口腔黏膜及齿龈感染，用碘甘油局部涂擦	1. 禁止口服。放置于患儿碰触不到的地方，告知患者误服后可产生中毒症状，腐蚀消化道，1～3 d 后发生尿闭，可致循环衰竭，喉头水肿而引起窒息，吸入性肺炎或肺水肿死亡，后遗症可发生食管狭窄，致死量为 2～3 g。 2. 误服后立即用淀粉溶液、淀粉糊、米粥服下，或用 5% 硫代硫酸钠溶液洗胃，可使胃中的碘灭活

续　表

种类	代表药物	常见剂型规格	药理作用及机制	临　床　应　用
皮肤黏膜消毒防腐药	过氧化氢	溶液制剂：1.5%；3%；5%	为氧化性消毒剂，在过氧化氢酶的作用下分解释出新生氧，干扰细菌酶系统而发挥抗菌作用。该药作用时间短，杀菌作用减弱，局部涂抹冲洗后能产生气泡，有利于清除脓块、血块及坏死组织	适用于化脓性外耳道炎和中耳炎、口腔炎、齿龈脓漏、扁桃体炎及清洁伤口
	高锰酸钾	片剂：0.1 g；0.2 g	该药有强氧化作用，可除臭、消毒，杀菌作用强于过氧化氢	可用于冲洗溃疡、鹅口疮、脓肿、创面及水果等食物的消毒；冲洗阴道或坐浴，治疗白带过多、痔疮；口腔消毒；冲洗毒蛇咬伤的伤口；洗胃；治疗皮肤真菌感染

表 8-17　胍类消毒防腐代表药物

种类	代表药物	常见剂型规格	药理作用及机制	临　床　应　用
胍类消毒防腐药	氯己定	溶液制剂：500 mL/25 g；250 mL/12.5 g 栓剂：20 mg	低浓度有抑菌作用，高浓度则有杀菌作用。通过改变细菌胞质膜的通透性使细胞内容物漏出而发挥抗菌作用	1. 溶液制剂可用于咽峡炎感染和口腔溃疡等 2. 栓剂用于内痔、外痔等肛肠疾病及手术前后的消毒和预防感染。

使 用 方 法	用药期间安全管理
1%～3% 的溶液可用于无人环境下的空气消毒，亦可用于冲洗伤口、口腔感染患者的口腔护理	1. 高浓度制剂对皮肤和黏膜产生刺激性灼伤，形成疼痛"白痂"。应用此药物漱口可产生舌乳头肥厚，应注意不可长期使用。 2. 不可与还原剂、强氧化剂、碱、氢化物混合使用。 3. 遇光热易分解变质，不宜久贮，开启后尽快用完
1. 消毒液为一次性使用，现用现配。 2. 对物品消毒，用 0.1%～1% 浓度，浸泡 30 min。 3. 对皮肤、黏膜消毒，用 0.1% 溶液擦洗 5～10 min。 4. 含漱用 0.02%～0.05% 溶液。 5. 坐浴或阴道冲洗，用 0.02% 溶液	1. 不可直接与皮肤接触。 2. 水溶液宜新鲜配制，避光保存，久置变为棕色而失效，不可与还原性物质（糖、甘油）研磨或合用，以免引起爆炸。 3. 误食少量结晶或溶液后，应立即就医；误服高锰酸钾 5～10 g 可致死，误服后不要催吐，立即就医

使 用 方 法	用药期间安全管理
葡萄糖酸氯己定溶液稀释后用于漱口。 醋酸氯己定溶液直接含漱，成人 10 mL/ 次， 小 儿 5 mL/ 次，含漱 2～5 mL/ 次后吐弃	1. 高浓度时对黏膜有刺激作用，避免接触眼睛及其他敏感组织；避免使用该药做膀胱灌洗。 2. 注意禁止让患者吞服。溶液制剂仅供含漱用，含漱后应吐出。小儿使用该药时，应告知家长，在看护下使用。误饮后，可出现乙醇中毒症状（如口齿不清、嗜睡、步态摇晃等），一旦发生应立即送急诊处理。 3. 禁忌证：齿周炎患者、门齿填补者及对该药过敏者。 4. 禁止对浓度较高的溶液（1% 以上）进行高压灭菌；浓度较低的溶液（0.1% 以下）高压灭菌时不得超过 115℃，30 min

第八章

第九章

传出神经系统药物

一、拟胆碱药

常见的拟胆碱药（表9-1）主要为新斯的明注射液。

二、抗胆碱药

常见的抗胆碱药（表9-2）主要包括新斯的明阿托品、丁溴东莨菪碱、盐酸消旋山莨菪碱。

表9-1　拟胆碱类代表药物

种类	代表药物	常见剂型规格	药理作用及机制	临床应用
拟胆碱药	新斯的明	注射液：1 mL/0.5 mg；2 mL/1 mg	该药为季铵类化合物，通过抑制胆碱酯酶活性而发挥完全拟胆碱作用	1. 抗胆碱酯酶药。 2. 用于手术结束时拮抗非去极化肌肉松弛的残留肌松作用。 3. 用于重症肌无力，手术后功能性肠胀气及尿潴留等

三、肾上腺素受体激动药

常见的抗肾上腺素受体激动药物（图 9-1）主要包括 α、β 受体激动剂及 α 受体激动剂、β 受体激动剂（表 9-3～9-5）。

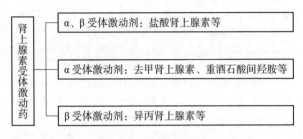

图 9-1　常见肾上腺素受体激动药分类

四、肾上腺素受体阻断药

常见的肾上腺素受体阻断药主要有盐酸艾司洛尔（表 9-6）等。

药代动力学	使 用 方 法	用药期间安全管理
该药注射后消除迅速，肌注给药后平均血浆半衰期约 1 h，肾功能衰竭患者半衰期明显延长。该药既可被血浆中胆碱酯酶水解，亦可在肝脏中代谢。大部分可在 24 h 内经尿排出	皮下和肌内注射 0.25～1 mg/ 次，1～3 次 /d。极量，皮下和肌内注射 1 mg/次，5 mg/d	1. 密切观察患者的生命体征（体温、脉搏、血压、呼吸、氧饱和度）及尿量。 2. 密切观察患者有无窒息情况，因大剂量药物会引起胃肠道反应，恶心、呕吐等。 3. 重症肌无力患者使用新斯的明应做好生活和心理护理

表 9-2　抗胆碱药代表药物

种类	代表药物	常见剂型规格	药理作用及机制	临床应用
抗胆碱药	阿托品	注射液： 1 mL/0.5 mg； 1 mL/1 mg； 1 mL/5 mg； 5 mL/25 mg 滴眼液： 1 ml/0.5 mg	竞争性拮抗 M 胆碱受体。阿托品的作用广泛，随着剂量增加，各器官对药物的敏感性亦不同，可依次出现腺体分泌减少、瞳孔扩大、心率加快、调节麻痹、胃肠道及膀胱平滑肌抑制，大剂量可出现中枢神经系统症状。眼睛局部使用时具有扩瞳和麻痹睫状肌的作用	1. 缓解各种内脏绞痛，如胃肠绞痛及膀胱刺激征，对胆绞痛、肾绞痛的疗效较差。 　2. 全身麻醉前给药：抑制呼吸道分泌物。 　3. 严重盗汗和流涎症。 　4. 缓解缓慢型心律失常。 　5. 抗休克。 　6. 解除有机磷农药中毒。 　7. 治疗虹膜睫状体炎和验光检查前准备，低剂量使用延迟近视

药代动力学	使 用 方 法	用药期间安全管理
肌内注射后 15～20 min 血液浓度峰值，口服为 1～2 h，作用一般持续 4～6 h，扩瞳时效更长。主要通过肝细胞酶水解代谢，有 13%～50% 在 12 h 内以原形随尿排出。滴眼后 30～40 min 达血液浓度峰值，作用一般持续 7～10 d	1. 皮下、肌内注射或静脉注射： 　（1）抗心律失常时成人静脉注射 0.5～1 mg，按需每次 1～2 h，最大量为 2 mg。 　（2）用于有机磷中毒时，肌内注射或静脉注射 1～2 mg（严重有机磷中毒时可加大 5～10 倍），每 10～20 min 重复，直至出现阿托品化（颜面潮红、瞳孔变大、腺体分泌减少、口干等），继续用药时病情稳定，然后用维持量，有时需 2～3 d。 　（3）抗休克改善循环：成人一般按体重 0.02～0.05 mg/kg，用 50% 葡萄糖注射液稀释后静脉注射或静脉滴注。 　（4）麻醉前用药：成人术前 0.5～1 h，肌内注射 0.5 mg，小儿皮下注射酌情减少。 　2. 滴眼液：遵医嘱使用，一般常规为 1 次/d，1 滴/次，睡前使用	1. 禁忌证：过敏体质者、心律失常、血压下降、闭角型青光眼患者。慎用于发热、脉速、腹泻和老年人。 　2. 对伴有体温升高的中毒患者，应物理降温；严重缺氧的中毒患者，使用阿托品时有发生室颤的危险，应同时给氧。 　3. 用于有机磷农药中毒时，应密切观察患者临床表现。轻度中毒者，可单用阿托品治疗；中度与重度中毒者，则必须与解磷定等胆碱酯酶复活剂同时应用。阿托品可由小剂量逐渐增加，病情缓解或达到"阿托品化"后改为维持量。 　4. 严格遵守用药剂量，单次剂量不能超过 20 mg，避免阿托品中毒。阿托品中毒的表现有皮肤干燥潮红、体温升高、瞳孔散大、心率加快、意识模糊等。中毒解救：阿托品中毒应立即停用，并可用毛果芸香碱解毒，但不宜使用毒扁豆碱。 　5. 滴眼液使用时注意观察患者是否有瞳孔散大、畏光和眼压升高、过敏反应等，一旦发现以上表现，应立即停药

第
九
章

续　表

种类	代表药物	常见剂型规格	药理作用及机制	临 床 应 用
抗胆碱药	丁溴东莨菪碱	注射液：1 mL/20 mg	M胆碱受体的阻断剂，对平滑肌有解痉作用，主要用于解除痉挛和抑制胃肠道、胆管和泌尿道平滑肌的蠕动	1. 用于胃肠内窥镜检查的术前准备，可减少或抑制胃肠蠕动。2. 用于各种原因引起的胃肠道痉挛、胆绞痛、肾绞痛或胃肠蠕动亢进等
	盐酸消旋山莨菪碱	注射液：1 mL/10 mg	具有外周抗M胆碱受体作用，能解除乙酰胆碱所致平滑肌痉挛，也能解除微血管痉挛，改善微循环。对胃肠平滑肌有松弛作用，并抑制其蠕动，作用较阿托品稍弱。因不易通过血-脑脊液屏障，故对中枢神经系统作用亦弱于阿托品	抗M胆碱药，主要用于感染性休克，也可用于平滑肌痉挛、胃肠绞痛、胆道痉挛以及急性微循环障碍及有机磷中毒等

药代动力学	使 用 方 法	用药期间安全管理
该药静脉注射 2～4 min、皮下或肌内注射 8～10 min 产生疗效，时间为 2～6 h。该药主要随粪便排出，静脉用药后有一部分自尿中排出	肌内注射、静脉注射亦可溶于 5% 葡萄糖注射液、生理盐水静脉滴注。成人 20～40 mg/ 次，或 20 mg/ 次，间隔 20～30 min 后再用 20 mg	1. 禁忌证：过敏者、胃溃疡患者。 2. 使用时注意配伍禁忌，禁与碘、碱、鞣酸配伍。 3. 皮下或肌内注射时要避开神经和血管，如需反复注射，不宜在同一部位，应左右臂交换，避免局部有硬结。 4. 注射时速度不宜过快，如出现不良反应密切观察患者生命体征，对症处理
静脉注射 1～2 min 起效，很快自肾排出，$t_{1/2}$ 约 40 min	1. 常用量：成人肌内注射 5～10 mg/ 次，小儿 0.1～0.2 mg/kg，1～2 次 /d。 2. 抗休克及有机磷中毒：静脉注射，成人 10～40 mg/ 次，小儿每次 0.3～2 mg/kg，必要时间隔 10～30 min 重复给药，也可增加剂量。病情好转后应逐渐延长给药间隔，至停药	1. 急腹症诊断未明确时，不宜轻易使用。 2. 夏季用药时，应监测患者体温，因其有闭汗作用，可使体温升高。 3. 静脉滴注过程中若出现排尿困难，对于成人可肌内注射新斯的明 0.5～1.0 mg 或氢溴酸加兰他敏 2.5～5 mg，小儿可肌内注射新斯的明 0.01～0.02 mg/kg，以解除症状

表 9-3 α、β 受体激动剂代表药物

种类	代表药物	常见剂型规格	药理作用及机制	临床应用	药代动力学
α、β 受体激动剂	盐酸肾上腺素	注射液：0.5 mL/0.5 mg；1 mL/1 mg	直接作用于肾上腺素 α、β 受体，产生强烈、快速而短暂兴奋 α 和 β 型效应。1. 兴奋支气管平滑肌 β_2 受体，缓解支气管痉挛，舒张支气管，改善通气功能。2. 兴奋心脏 β_1 受体，使心肌收缩力加强，心率加快，增加心肌耗氧量。3. 小剂量作用于血管平滑肌 β_2 受体，使血管扩张，降低周围血管阻力而减低舒张压；兴奋外周血管 α 受体，可使皮肤、黏膜血管及内脏小血管收缩，升高血压	1. 过敏性休克首选药。2. 心脏骤停：用于各种原因引起的心脏骤停进行心肺复苏。3. 支气管哮喘急性发作。4. 联合麻醉药使用：可延缓局麻药吸收，延长作用时间	皮下注射时局部血管收缩，吸收较慢，肌内注射吸收较皮下注射快。皮下注射 6～15 min 起效，作用可维持 1～2 h，肌内注射维持约 80 min。注射给药后，迅速被血液和组织中的酶代谢而失活，代谢物由尿排出

使 用 方 法	用药期间安全管理
1. 抢救过敏性休克患者时，皮下注射或肌内注射 0.3～0.5 mg。 2. 抢救心脏骤停患者时，可每 3～5 min 静脉推注 1 mg。对于可电击的心律（室颤和无脉性室速），肾上腺素应该在第二次电击之后使用；对于不可电击心律（心室停搏和无脉电活动），应尽早使用肾上腺素，可通过静脉注射或者骨髓腔通路使用，不建议心内注射。 3. 支气管哮喘急性发作时，可皮下注射 0.25～0.5 mg，3～5 min 见效，但维持时间较短。必要时每 4 h 可重复注射 1 次。 4. 联合麻醉药使用时，应使用较低的肾上腺素浓度，一般为 2～5 μg/mL，总量不超过 0.3 mg。此外还可将浸有 1：20 000～1：1 000 肾上腺素溶液的纱布填塞鼻黏膜和齿龈进行止血	1. 用药前后要密切监测患者生命体征（血压、心率、血氧饱和度、呼吸）及尿量，并做好记录。 2. 心脏骤停抢救时，应严格按照时间及医嘱给药，给药同时配合心肺复苏，不能因为给药而影响心脏按压。 3. 抗过敏性休克时，需补充血容量。 4. 用药剂量过大时的护理 （1）出现血压急剧上升，搏动性头痛，可能诱发脑出血，立即给予肾上腺素受体阻断剂。 （2）出现心律失常，严重时可引发室颤，应给予利多卡因纠正心律失常，室颤时立即除颤并做好记录。 （3）出现呼吸抑制时，立即给予吸氧。若吸氧不能缓解，应配合医生进行气管插管，呼吸机辅助呼吸。 5. 药液外渗预防及护理 （1）用药时，护士要做到六及时：及时巡视、及时发现、及时报告、及时处理、及时记录、及时沟通。 （2）用药前，先抽回血，确定针头在位，若出现外渗，立即停药。 （3）观察注射部位，若外渗少于 5 mL，局部皮肤出现红肿热痛，立即给予热敷，使局部组织血管扩张，促进肿胀组织快速吸收；若外渗＞5 mL，出现水疱，先用无菌注射器抽吸水疱内液体，再用生理盐水＋酚妥拉明 5 mg 局部封闭，并保护创面组织不被感染。 （4）禁用 50% 硫酸镁湿敷，因为高渗药液会导致细胞脱水，加重组织坏死

第九章

表 9-4 α受体激动剂代表药物

种类	代表药物	常见剂型规格	药理作用及机制	临床应用	药代动力学
α受体激动剂	去甲肾上腺素	注射液： 1 mL/2 mg； 2 mL/10 mg	属于儿茶酚胺类，是强烈的α受体激动药，对β₁受体作用较弱，对β₂受体几乎无作用。 1. 通过α受体激动作用，引起小动脉和小静脉血管收缩，使血压升高，冠状动脉血流增加。 2. 通过β₁受体激动作用，使心肌收缩加强，心排出量增加，心率上升，但作用远比肾上腺素弱	1. 神经性休克早期用药。 2. 药物中毒所致的急性低血压。 3. 上消化道出血	皮下注射吸收差，临床一般采用静脉滴注，静脉给药后起效迅速，停止滴注后作用时效维持1～2 min，主要在肝内代谢成无活性的产物，经肾脏排泄，仅微量以原形排泄
	重酒石酸间羟胺	注射液： 1 mL/10 mg； 5 mL/50 mg	1. 主要作用于α受体，可直接兴奋α受体而发挥作用，并可促使交感神经末梢释放去甲肾上腺素。 2. 也可兴奋心脏β₁受体，具有收缩血管、升高血压、增强心肌收缩力的作用	1. 用于取代去甲肾上腺素治疗各种休克。 2. 阵发性室上性心动过速合并低血压的治疗	肌内注射10 min或皮下注射5～20 min后血压升高，持续约1 h；静脉注射1～2 min起效，持续约20 min。主要经肝脏代谢，代谢物多经胆汁和尿排出

第九章

使 用 方 法	用药期间安全管理
用 5% 葡萄糖注射液或葡萄糖氯化钠注射液稀释后静脉滴注或微量泵注。根据血压调节速度，用药时需注意保持或补足血容量	1. 用药前后要密切监测患者生命体征（血压、心率、血氧饱和度、呼吸）、动脉压、中心静脉压及尿量，并做好记录。 2. 若患者出现低血压伴低血容量时，立即给予补充血容量治疗，后用去甲肾上腺素，但在紧急情况下可先用或联合使用，以升高血压、防止脑动脉和冠状动脉血供不足。 3. 使用前选择合适的输注部位，最好是前臂静脉或股静脉，有条件使用中心静脉输注，不宜皮下或肌内注射。 4. 停药时，要逐渐减慢输注速度，防止突然停药导致血压下降。 5. 过量给药时可出现头痛、血压升高、心率缓慢、呕吐甚至抽搐。此时应立即停药，适当补充液体及电解质。 6. 药液外渗预防及护理：参见肾上腺素
1. 肌内注射或皮下注射：2～10 mg/次，重复用药前对初始量效应至少观察 10 min。 2. 静脉注射，初始剂量 0.5～5 mg，继而静脉滴注，用于重症休克。 3. 成人最大剂量 100 mg，0.3～0.4 mg/min	1. 用药前后要密切监测患者生命体征（血压、心率、血氧饱和度、呼吸），观察并记录患者对药物的反应。 2. 用药后观察 10 min 以上，若血压升高不明显，再询问医生是否增加剂量。 3. 不宜与碱性药物共同滴注，可引起分解；不可与环丙烷、氟烷合用，易致心律失常；不可与单胺氧化酶抑制剂联用，否则使升压作用增强，引起严重高血压；不可与洋地黄或其他拟肾上腺素药合用，可致异位心律。 4. 静脉注射时，检查穿刺部位有无皮肤发白和肿胀等，药液外漏可引起皮下组织坏死，应注意控制输液滴速，不超过 40 滴/min

表 9-5 β 受体激动剂代表药物

种类	代表药物	常见剂型规格	药理作用及机制	临床应用
β 受 体 激 动 剂	异丙肾上腺素	注射液：2 mL/1 mg	为 β 受体激动剂，对 β_1 和 β_2 受体均有强大的激动作用，对 α 受体几乎没有作用。 1. 作用于心脏 β_1 受体，使心肌收缩力增强，心率加快，传导加速，心输出量和心肌耗氧量增加。 2. 作用于血管平滑肌 β_2 受体，使骨骼肌血管明显舒张，肾、肠系膜血管及冠状动脉亦不同程度舒张，血管总外周阻力降低。其心血管作用导致收缩压升高，舒张压降低，脉压差变大。 3. 作用于支气管平滑肌 β_2 受体，使支气管平滑肌松弛。 4. 促进糖原和脂肪分解，增加组织耗氧量	1. 治疗心源性或感染性休克。 2. 完全性房室传导阻滞。 3. 心脏骤停

药代动力学	使 用 方 法	用药期间安全管理
静脉注射后，作用维持不到 1 h。$t_{1/2}$ 为 1 min 至数分钟。静脉注射后 40%～50% 以原形排出	1. 救治心脏骤停患者，予心腔内注射 0.5～1 mg。 2. Ⅲ 度房室传导阻滞，心率＜40 次 /min，该药 0.5～1 mg 加入 5% 葡萄糖注射液200～300 mL 内缓慢静脉滴注	1. 用药前后密切监测患者生命体征（血压、心率、血氧饱和度、呼吸），及时复查心电图，并做好记录。 2. 遇有胸痛及心律失常应及时进行对症处理。 3. 使用前询问过敏史，对其他肾上腺素能激动剂过敏者，对此药也会过敏，应避免使用。 4. 用药过量护理：立即遵医嘱减量，复查心电图，做好记录。 5. 药物外渗护理及预防 （1）用药前，先抽回血，确定针头在位，加强巡视。 （2）出现外渗，立即停止输液，更换穿刺部位。 （3）抬高患肢，限制活动，以促进静脉血液回流，减轻局部渗出及肿胀。 （4）遵医嘱给予抗组胺类药物进行治疗，如盐酸苯海拉明注射液，此类药物能有效阻断 H_1 受体，减轻瘙痒、红肿等

第九章

表 9-6　肾上腺素受体阻断药代表药物

种类	代表药物	常见剂型规格	药理作用及机制	临床应用	药代动力学
肾上腺素受体阻断药	盐酸艾司洛尔	注射液：2 mL/0.2 g；10 mL/0.1 g	是一种快速起效、作用时间短的选择性 β_1 肾上腺素受体阻滞剂。主要作用于心肌的 β_1 肾上腺素受体，大剂量时对气管和血管平滑肌的 β_2 肾上腺素受体也有阻滞作用。其降血压作用与 β 肾上腺素受体阻滞程度呈相关性，具有典型的 β-肾上腺素受体阻滞剂作用	1. 心房颤动、心房扑动时控制心室率。2. 围手术期高血压。3. 窦性心动过速	在体内代谢迅速，其代谢不受代谢组织（如肝、肾）的血流量影响。该药于 5 min 内即可达到稳态血药浓度（如不用负荷量，则需 30 min 达稳态血药浓度）。该药在正常人体内无 β 肾上腺素受体阻滞作用

使　用　方　法	用药期间安全管理
1. 控制心房颤动、心房扑动时心室率。成人先静脉注射负荷量：0.5 mg/（kg·min），1 min 后静脉注射维持量自 0.05 mg/（kg·min）开始，4 min 后若疗效理想则维持，若疗效不佳可重复给予负荷量并将维持量以 0.05 mg/（kg·min）的幅度递增。维持量最大加至 0.3 mg/（kg·min）。 2. 围手术期高血压或心动过速。即刻控制剂量为 1 mg/kg，30 s 内静脉输注，继续予 0.15 mg/（kg·min）静脉输注，最大维持量为 0.3 mg/（kg·min）。逐渐控制剂量同室上性心动过速治疗。治疗高血压的用量通常较治疗心律失常用量大	1. 用药前后要密切监测患者意识及生命体征（血压、心率、血氧饱和度、呼吸），并做好记录。 2. 用药前需评估适应证，包括心房颤动与心房扑动时的心室率、窦性心动过速，围手术期高血压。禁忌证主要有：支气管哮喘病史、窦性心动过缓、Ⅱ和Ⅲ度房室传导阻滞、重症心功能不全患者或曾有心源性休克的患者。 3. 艾司洛尔具有其他长效 β 受体阻滞剂所不具备的独特优势。停药后 20～30 min 药效作用基本消失，便于对急性患者处理与控制用药。 4. 为确保剂量的准确，尽量使用微量注射泵给药。 5. 用药期间的护理 （1）密切观察是否有低血压不良反应。 （2）确保药物输注速度稳定，定时巡视，观察药液输注速度与剩余药量是否一致，余量不足时，及时配置药物，当微量注射泵提示报警残余量时，可直接换药。 （3）用药后 5 min 观察患者心率、血压及心电图的变化情况。心率低于 60 次/min，立即通知医生，停止用药。 6. 药物过量的护理：药物过量时会出现心脏骤停、心动过缓、低血压、心电机械分离、意识丧失。艾司洛尔血浆半衰期短，故药物过量时，首先应立即停药，密切观察临床效果

第十章

中枢神经系统药物

一、镇痛药

常见的镇痛药（图 10-1）主要包括吗啡及阿片受体完全激动药、阿片受体部分激动药（表 10-1、10-2）。

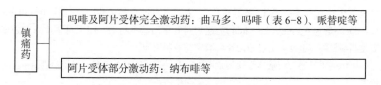

图 10-1　常见镇痛药分类

二、解热镇痛抗炎药

常见的解热镇痛抗炎药（图 10-2）主要包括水杨酸类、苯胺类、乙酸类及丙酸类（表 10-3～10-5）。

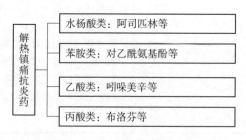

图 10-2　常见解热镇痛抗炎药分类

三、镇静催眠药

常见的镇静催眠药（图 10-3）主要包括苯二氮草类镇静催眠药（表 10-6）和其他类镇静催眠药（表 10-7）。

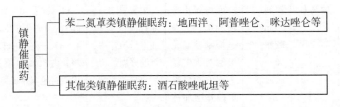

图 10-3　常见镇静催眠药分类

四、抗癫痫药

抗癫痫药（图 10-4）已经有百余年应用史，通常把 1978 年前上市的抗癫痫药称为传统（或经典）药，主要有苯巴比妥类、苯二氮草类、亚氨基苷类及双链脂肪酸类（表 10-8～10-10）；1993 年后上市者称为新型抗癫痫药，常用有托吡酯及左乙拉西坦等（表 10-11）。

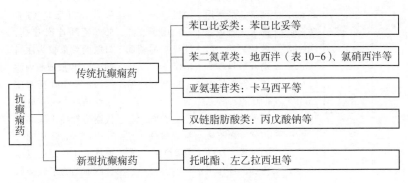

图 10-4　常见抗癫痫药分类

表 10-1　阿片受体完全激动药代表药物

种类	代表药物	常见剂型规格	药理作用及机制	临床应用	药代动力学
阿片受体完全激动药	曲马多	片剂：50 mg 胶囊：50 mg 注射液：1 mL/50 mg；2 mL/100 mg 栓剂：100 mg 缓释片：100 mg	可与阿片受体相结合，通过抑制神经元突触对去甲肾上腺素的再摄取，并增加神经元外 5-HT 浓度，影响痛觉传递而产生镇痛作用	主要用于癌症疼痛、骨折或术后治疗中、重度疼痛	口服后 10～20 min 起效，作用维持时间 4～8 h。在肝内代谢，24 h 内 80% 以原形和代谢物随尿排出
	哌替啶	片剂：25 mg；50 mg 注射液：1 mL/50 mg；2 mL/100 mg	阿片受体激动剂，最常用的人工合成强效镇痛药。激动 μ 型吗啡受体，选择性阻断中枢神经系统的神经冲动传递，而不影响神经冲动的传递，且作用时间快而较为持续。其作用类似吗啡，但无吗啡的镇咳作用	1. 用于各种剧痛。 2. 用于心源性哮喘的辅助治疗。 3. 麻醉前给药。 4. 冬眠合剂：与氯丙嗪、异丙嗪组合	口服或注射均易于吸收。口服时约有 50% 经肝首次代谢，口服的效果仅为注射的 1/2。口服或肌内注射后 1～2 h 血药浓度达峰值。主要在肝内代谢为杜冷丁酸和具有中枢兴奋作用的去甲杜冷丁，而后以结合或非结合形式随尿排出。能透过胎盘屏障，并可随乳汁排出

使 用 方 法	用药期间安全管理
1. 对无需快速开始镇痛作用的中度到中重度慢性疼痛患者：起始剂量为每天上午 25 mg，每 3 d 增加 25 mg，分次使用，直到达到 100 mg/d（25 mg/次，4 次/d）。总日剂量每 3 d 增加 50 mg 直到 200 mg/d（50 mg/次，4 次/d）。可根据需要每隔 4～6 h 给予 50～100 mg，但不得超过 400 mg/d。 2. 对需要快速启动镇痛作用的患者，每 4～6 h 按需应用 50～100 mg，但不得超过 400 mg/d。经过评估用药的益处大于因较高初始剂量引起不良反应而导致停药风险的患者。 3. 成人肝硬化患者的推荐剂量是 50 mg/12 h。 4. 肌酸酐清除率小于 30 mL/min 的全部患者中，推荐盐酸曲马多片的用药间隔延长至 12 h，最大剂量为 200 mg/d	1. 观察长期或大剂量使用的患者是否出现成瘾性和耐受性。并注意不得与单胺氧化酶抑制剂同用；与双香豆素抗凝剂合用，可致国际标准化比值增加；与选择性 5-HT 再摄取抑制剂同服，可致血清素激活作用的增加（血清素综合征）。 2. 慎用：肝、肾功能不全者、心功能不全者、老年患者。 3. 禁忌证：严重脑损伤、视力模糊、呼吸抑制、酒精、安眠药、镇痛剂或其他中枢神经系统作用药物急性中毒的患者
1. 口服：成人 25～100 mg/次，极量 150 mg/次，600 mg/d，必要时 3～4 h 可重复给药。 2. 静脉注射：25～50 mg，4 h 后可重复。 3. 术后镇痛：必要时，皮下或肌内注射 1 次/2～3 h。 4. 产科镇痛：规则宫缩出现时，皮下或肌内注射 50～100 mg，如有必要，1～3 h 后可重复，24 h 最大剂量为 400 mg。 5. 术前用药：术前 1 h 皮下或肌内注射 25～100 mg，儿童可用 0.5～2 mg/kg。 6. 麻醉辅助用药：可缓慢静脉注射 10～25 mg。可与吗啡交替使用，尤其在下壁心肌梗死时因对迷走神经张力的增加较吗啡弱，选用哌替啶更好	1. 观察患者有无眩晕、出汗、口干、恶心、呕吐、心动过速及直立性低血压。 2. 慎用：肝功能损伤、甲状腺功能不全者、老年人、运动员、妊娠期及哺乳期妇女。 3. 禁忌证：室上性心动过速、颅脑损伤、颅内占位性病变、慢性阻塞性肺疾病、支气管哮喘、严重肺功能不全

表 10-2 阿片受体部分激动药代表药物

种类	代表药物	常见剂型规格	药理作用及机制	临床应用
阿片受体部分激动药	纳布啡	注射液：1 mL/10mg；2 mL/20 mg 10 mL/100 mg	盐酸纳布啡是一种强效镇痛剂，镇痛效果与吗啡基本相当。纳布啡能与 μ、κ 和 δ 受体结合，而不与 σ 受体结合，纳布啡为 κ 受体激动剂 /μ 受体部分拮抗型镇痛药。脂溶性较高，易通过血脑屏障发挥作用	1. 复合麻醉时诱导麻醉的辅助用药。2. 创伤、癌症、肾或胆绞痛、术后镇痛

表 10-3 水杨酸类解热镇痛抗炎药代表药物

种类	代表药物	常见剂型规格	药理作用及机制	临床应用
水杨酸类解热镇痛抗炎药	阿司匹林	片剂：25 mg；50 mg；75 mg；100 mg；300 mg；500 mg	抑制血小板聚集。使环加氧酶乙酰化，不可逆地抑制血小板内血栓素 A_2 的形成，实现抗血小板作用。属于酸性非甾体类抗炎药，具有镇痛、解热和抗炎特性	1. 解热镇痛抗风湿药。2. 心脑血管病的治疗和预防。3. 术后血栓的预防。4. 治疗胆道蛔虫。5. 治疗 X 线照射或放疗引起的腹泻

药 代 动 力 学	使 用 方 法	用药期间安全管理
盐酸纳布啡在肝脏代谢并经肾脏排泄。静脉给药后2～3 min起效，皮下注射、肌内注射不到15 min起效。纳布啡的血浆半衰期为5 h，作用持续时间为3～5 h	1. 静脉注射：可使用生理盐水配置为所需浓度（1 mg/mL），单次静脉注射剂量为2 mg，24 h总剂量不超过120 mg。 4. 静脉滴注：0.2 mg/kg，应在15 min内输注完毕	1. 遮光，密封保存。 2. 慎用：肝功能损伤、从事危险工作者、哺乳期妇女、妊娠期妇女。 3. 禁用：本品过敏者、胃肠道梗阻者、显著呼吸抑制者、急性或严重支气管哮喘患者（无监护环境或无复苏设备时）。 4. 观察有无心理和身体依赖性、耐受性

药代动力学	使 用 方 法	用药期间安全管理
口服后吸收迅速、完全。胃内开始吸收，在小肠上部可吸收大部分。吸收率与溶解度、胃肠道 pH 有关。食物可降低吸收速率，但不影响吸收量。肠溶片剂吸收慢，与碳酸氢钠同服吸收较快	阿司匹林肠溶片应用适量水服用，最好在饭前至少30 min整片服用。肠溶片不应压碎、掰开或咀嚼。 1. 解热、镇痛，按体表面积1.5 g/（m^2·d），分次口服，或按体重每次5～10 mg/kg，按时使用。 2. 抗风湿，按体重80～100 mg/（kg·d），可根据血药浓度调整用量。 3. 小儿用于皮肤黏膜淋巴结综合征（川崎病），血小板增多、血液呈高凝状态期间需调整剂量。 4. 治足癣，先用温开水或1:5 000高锰酸钾溶液洗涤，然后将该品粉末撒于患处	1. 饮酒后、受潮溶解后不宜用。 2. 观察患者是否出现头痛、眩晕、恶心、呕吐、耳鸣、听力和视力减退，严重者酸碱平衡失调、精神错乱、昏迷。 3. 慎用：凝血功能障碍者，哮喘患者，溃疡患者，病毒性感染伴有发热的儿童，妊娠期妇女

第十章

表 10-4　苯胺类解热镇痛抗炎药代表药物

种类	代表药物	常见剂型规格	药理作用及机制	临 床 应 用
苯胺类解热镇痛抗炎药	对乙酰氨基酚	片剂：0.1 g；0.3 g；0.5 g 注射液：1 mL/0.075 g； 1 mL/0.15 g；2 mL/0.15 g； 2 mL/0.25 g 泡腾颗粒：0.1 g；0.5 g 颗粒：0.1 g；0.16 g；0.25 g 胶囊：0.3 g 混悬液：100 mL/3.2 g 缓释片：0.65 g 口服液：2.4%；3.2% 混悬滴剂：15 mL；1.5 g（10%） 咀嚼片：80 mg；160 mg	抑制前列腺素的合成，通过提高痛阈而产生镇痛作用，通过调节下丘脑体温中枢而产生解热作用	对乙酰氨基酚用于减轻或解除中等程度的各种疼痛（头痛、牙痛、肌肉痛、关节痛、痛经等）以及因急性鼻咽炎（感冒）等引起的发热症状

药 代 动 力 学	使 用 方 法	用药期间安全管理
口服后迅速吸收，30～60 min 血药浓度达峰值，吸收后分布于全身。对乙酰氨基酚在肝脏代谢后经尿液排出，半衰期为 75～180 min，血浆蛋白结合率 25%～50%	1. 成人口服 0.3～0.6 g/ 次，1 次 /4 h 或 4 次 /d；不宜超过 2 g/d。3～12 岁儿童，0.15～0.3 g/ 次，1 次 /d。 2. 肌内注射：0.15～0.25 g/ 次。 3. 用滴管量取 1～3 岁儿童（12～15 kg）3 mL/ 次； 4～6 岁儿童（16～21 kg）5 mL/ 次； 7～9 岁儿童（22～27 kg）8 mL/ 次； 10～12 岁儿童（28～32 kg）10 mL/ 次。 若持续高热或疼痛，可间隔 4～6 h 重复用药 1 次，24 h 内不超过 4 次	1. 告知患者片剂应整片服用，不得掰开、碾碎或溶解后服用。 2. 告知患者服药期间不能同时服用其他解热镇痛药（如某些复方抗感冒药），不得饮酒或含有酒精的饮料。 3. 慎用：阿司匹林过敏者，肝、肾功能不全者，妊娠期及哺乳期妇女，过敏体质者。 4. 禁忌证：对乙酰氨基酚过敏者

第十章

表 10-5　乙酸类解热镇痛抗炎药和丙酸类解热镇痛抗炎药代表药物

种类	代表药物	常见剂型规格	药理作用及机制	临 床 应 用
乙酸类解热镇痛抗炎药	吲哚美辛	片剂：25 mg 胶囊：25 mg 栓剂：25 mg；50 mg；100 mg 缓释胶囊：25 mg；75 mg 糖浆：5 mL/25 mg 乳膏：10 g 搽剂：1%；1.5% 滴眼液：8 mL/40 mg	非甾体类抗炎药，具有抗炎、解热及镇痛作用，通过对环氧酶的抑制而减少前列腺素的合成，以及制止炎症组织痛觉神经冲动的形成，抑制炎性反应。还作用于下丘脑体温调节中枢，引起外周血管扩张及出汗，使散热增加，而产生退热作用。中枢性退热作用也可能与在下丘脑的前列腺素合成受抑制有关	1. 可用于急、慢性风湿性关节炎、痛风性关节炎及癌性疼痛、偏头痛、痛经、滑囊炎、输尿管结石引起的绞痛等。 2. 抗血小板聚集，防止血栓形成。 3. 与抗病毒药物合用，可减少单纯疱疹病毒角膜炎的反应及复发率；对蚕食性角膜溃疡、卡他性角结膜炎、流行性角结膜炎可缓解症状、减轻充血、促进愈合。 4. 可减轻巩膜炎及巩膜外层炎的充血及疼痛。缓解各种眼部损伤的组织水肿及疼痛
丙酸类解热镇痛抗炎药	布洛芬	混悬液：25 mL/0.5 g；30 mL/0.6 g；100 mL/2 g 片剂：0.1 g；0.2 g 胶囊：0.2 g 缓释片：0.2 g；0.3 g 缓释胶囊：0.3 g；0.4 g 注射液：4 mL/0.4 g；8 mL/0.8 g 栓剂：50 mg 凝胶：15 g；0.75 g 搽剂：50 mL；2.5 g 外用乳膏：5%	作用于炎症组织局部，通过抑制前列腺素或其他递质的合成而起作用，由于白细胞活动及溶酶体酶释放被抑制，使组织局部的痛觉冲动减少，痛觉受体的敏感性降低。治疗痛风是通过消炎、镇痛，并不能纠正高尿酸血症。治疗痛经的作用机制可能是前列腺素合成受到抑制使子宫内压力下降、宫缩减少	1. 缓解轻至中度疼痛。 2. 缓解一般感冒和流行性感冒引起的高热。 3. 用于治疗关节炎。 4. 用于治疗原发性痛经和宫内节育器引起的继发性痛经，减少月经量

药代动力学	使 用 方 法	用药期间安全管理
口服吸收完全而迅速，口服生物利用度约98%，服药后3 h血药浓度达峰值。血浆蛋白结合率为90%，$t_{1/2}$为2～3 h，主要经肝脏代谢。60%从肾脏排泄。早产新生儿口服吲哚美辛吸收差且不完全。含铝和镁的抗酸剂可减慢其吸收。直肠给药更易吸收，1～4 h血药浓度达峰值，吲哚美辛不能被透析清除	餐时或餐后立即服用，可减少胃肠道不良反应。 1. 直肠给药：50～100 mg/次，口服和（或）直肠给药，剂量不宜超过200 mg/次。 2. 乳膏：1.5～2 g/次，涂于患处，轻轻按摩，2～3次/d。 3. 搽剂：以适量涂于患处，轻轻揉搓，3～4次/d。 4. 滴眼液：眼科手术前，其他非感染性炎症。 5. 小儿口服、直肠给药，每次0.5～1 mg/kg，2～3次/d	1. 观察患者有无大汗和虚脱，遵医嘱补充足量液体。 2. 观察患者呼吸及血氧情况，因对其他非甾体类抗炎药、镇痛药过敏者可能对该药过敏，应用时可引起支气管痉挛
服药后1.2～2.1 h血药浓度达峰值，服药5 h后关节液浓度与血药浓度相等，12 h内关节液浓度高于血浆浓度，在肝内代谢，60%～90%经肾由尿排出，100%于24 h内排出，其中约1%为原形物，一部分随粪便排出	1. 成人用药：缓释剂型，同饮食服用，3～4次/d，不可超过2.4 g/d。 2. 儿童用药：按体重计算，口服剂型3～4次/d，每次5～10 mg/kg。 3. 栓剂：用于1～3岁儿童，每次取1粒塞入肛门；若症状持续存在，每隔4～6 h重复用药1次，但用药不得超过4次/d。 4. 乳膏剂、凝胶剂、搽剂：用药前洗净双手，取适量揉搓患处，3～4次/d。 5. 内耳眩晕症：饭后口服给药。 6. 流行性腮腺炎：需在发生腮腺肿胀1 d内口服，3次/d，每次10 mg/kg；同时辅以其他药物联合治疗	1. 嘱患者如果发生过敏反应，立即停止使用，及时就诊。 2. 注意观察患者出血倾向，因该药可能导致严重的胃部出血。 3. 禁忌证：体重低于7 kg及1岁以下婴幼儿

第十章

表 10-6　苯二氮䓬类镇静催眠药代表药物

种类	代表药物	常见剂型规格	药理作用及机制	临床应用
苯二氮䓬类镇静催眠药	地西泮	注射液：2 mL/10 mg 片剂：2.5 mg	1. 镇静催眠、抗焦虑作用：刺激上行性网状激活系统GABA受体，提高GABA对中枢神经系统的抑制，使脑干网状结构皮层和边缘性觉醒反应受到抑制和阻断。 2. 抗惊厥作用：抑制皮质-丘脑和边缘系统的致痫灶引起的癫痫活动扩散，不能消除病灶的异常活动。 3. 骨骼肌松弛作用：通过抑制性神经递质或阻断兴奋性突触传递，直接抑制运动神经和肌肉功能。 4. 遗忘作用：治疗剂量可通过干扰记忆通路的建立，影响近期记忆	1. 睡眠障碍：对焦虑性失眠疗效好。 2. 焦虑症：缓解患者的紧张、不安、烦躁、恐惧等表现。 3. 癫痫：静脉注射可控制癫痫持续状态。 4. 惊厥：治疗子痫、破伤风、小儿高烧等原因引起的惊厥。 5. 肌紧张性头痛。 6. 家族性、老年性和特发性震颤。 7. 其他：术前准备，麻醉前给药，可消除患者对手术的紧张和恐惧；缓解炎症引起的反射性肌肉痉挛
	阿普唑仑	片剂：0.4 mg	是一种苯二氮䓬类抗精神病药物，主要具有镇静和抗焦虑作用。可通过加强中枢抑制性神经递质γ-氨基丁酸与相应受体的结合，增强突触抑制，降低神经元的兴奋性	1. 焦虑、紧张、激动。 2. 催眠或者焦虑的辅助用药。 3. 抗惊恐。 4. 缓解急性酒精戒断症状

药代动力学	使 用 方 法	用药期间安全管理
口服吸收快而完全，0.5～2 h 血药浓度达峰值，4～10 d 血药浓度达稳态，长期用药有蓄积作用，代谢产物可滞留在血液中数天甚至数周，停药后消除较慢，主要以代谢物的游离或结合形式经肾排泄	1. 抗焦虑：2.5～10 mg/次，2～4 次/d。 2. 镇静：2.5～5 mg/次，3 次/d。 3. 催眠：5～10 mg/次，睡前服。 4. 小儿：6 个月以下不用，6 个月以上，1～2.5 mg/次，3～4 次/d，最大剂量不超过 10 mg	1. 妊娠妇女分娩前 15 min 内使用超过 30 mg，密切观察新生儿窒息、厌食、肌张力下降等情况。 2. 嘱患者切勿自行停药，遵医嘱减量停药。 3. 观察患者心理状况，及时发现自杀倾向。 4. 慎用：同时服用降压或者利尿药，可导致降压作用增强，应密切监测血压的变化。 5. 用药剂量过大时的护理：观察患者有无持续的精神错乱、严重嗜睡、语言不清、蹒跚、心率异常减慢、呼吸短促或困难、严重乏力，应及早对症处理，包括催吐或者洗胃，遵医嘱使用苯二氮䓬受体拮抗剂氟马西尼
口服吸收快而完全，1～2 h 血药浓度达峰值，2～3 d 血药浓度达稳态，经肾脏排泄，体内蓄积量极少，停药后消除较快	1. 抗焦虑，开始 0.4 mg/次，3 次/d，按需递增，最大限量可达 4 mg/d。 2. 镇静催眠，0.4～0.8 mg/次，睡前服。 3. 抗惊恐，0.4 mg/次，3 次/d，按需递增，最大限量可达 10 mg/d	1. 嘱患者遵医嘱减量停药，避免突然停药。 2. 告知患者避免饮酒或饮用含酒精的饮料，因其易引起增强药物的镇静作用。 3. 观察患者心理状况，及时发现有无自杀倾向。 4. 慎用：有苯二氮䓬类药物过敏史、睡眠呼吸暂停综合征、严重肝功能不全、青光眼、重症肌无力、哺乳期妇女。 5. 用药剂量过大时的护理：观察患者有无持续的精神错乱、严重嗜睡、语言不清、蹒跚、心率异常减慢、呼吸短促或困难、严重乏力，应及早对症处理，包括催吐或者洗胃，遵医嘱使用苯二氮䓬受体拮抗剂氟马西尼

续 表

种类	代表药物	常见剂型规格	药理作用及机制	临床应用
苯二氮䓬类镇静催眠药	咪达唑仑	注射液：2 mL/10 mg	一种短效的苯二氮䓬类中枢神经系统抑制剂。具有催眠和镇静作用，其起效快、作用时间短。还具有抗焦虑、抗惊厥和肌肉松弛作用。咪达唑仑单次和（或）多次给药后，对精神运动功能有损伤，但是对血流动力学的影响极小	1. 肌内或静脉注射用于术前镇静、抗焦虑。 2. 静脉注射用于诊断、治疗、内镜手术（如支气管镜检查、胃镜检查、膀胱镜检查、冠状动脉造影等）和其他单独用药或与其他中枢神经系统抑制剂联合用药的过程之前或操作过程中的镇静、抗焦虑。 3. 静脉注射用于其他麻醉剂给药之前的全麻诱导

药代动力学	使 用 方 法	用药期间安全管理
1. 通过肝脏代谢成共轭的羟基化产物，随尿排出。 2. 老人、充血性心力衰竭患者、肝脏疾病患者（肝硬化）或心输出量和肝血流量减少的患者中，咪达唑仑的清除率降低	1. 术前镇静、抗焦虑：对于60岁以下状态良好的成人患者，0.07～0.08 mg/kg肌内注射，术前1 h给药。 2. 术中镇静、抗焦虑：剂量应个体化并逐步调整，必须缓慢滴注，给药时间要超过2 min并等待2 min或更长时间以完全评估其镇静效果。 3. 麻醉诱导：对于未使用前驱用药的成人患者，诱导剂量为0.3～0.35 mg/kg给药20～30 s，2 min起效；对于有耐药性的患者，可能需高达0.6 mg/kg的总剂量来诱导；未使用前驱用药且有严重全身性疾病者，诱导剂量为0.2～0.25 mg/kg；有前驱用药的患者，诱导剂量为0.15～0.35 mg/kg。 4. 持续滴注：0.01～0.05 mg/kg须缓慢持续滴注，隔10～15 min重复给药直至达到充分镇静，作为维持麻醉，起始速度为0.02～0.1 mg/（kg·h）	1. 使用时需保证能及时提供氧气、复苏药品，保持患者呼吸通畅。持续监测经皮血氧饱和度（SpO_2），以便及时发现肺换气不足、气道梗阻或窒息的早期体征。 2. 与阿片类药物联用时应监测患者的呼吸抑制及镇静情况，避免发生深度镇静、呼吸抑制、昏迷和死亡。 3. 用药剂量过大时的护理：观察患者有无嗜睡、精神错乱、共济失调、反射作用减退、昏迷；监测呼吸、脉搏和血压变化；保持呼吸道通畅

第十章

表 10-7　其他类镇静催眠药代表药物

种类	代表药物	常见剂型规格	药理作用及机制	临床应用	药代动力学
其他类镇静催眠药	酒石酸唑吡坦	片剂：10 mg	γ-氨基丁酸 A 型受体正向调节剂，用于短期失眠的治疗，通过与 γ-氨基丁酸 A 型受体的 α₁ 亚基的苯二氮草点结合，增加氯离子通道开放频率，从而抑制神经兴奋	严重睡眠障碍的短期治疗	1. 吸收：口服后生物利用度约为 70%，血浆药物浓度达峰时间为 0.5～3 h。 2. 代谢和消除：经肝脏代谢，以非活性的代谢产物形式，主要经尿液和粪便排泄。血浆消除半衰期大约为 2.4 h

表 10-8　苯巴比妥类抗癫痫药代表药物

种类	代表药物	常见剂型规格	药理作用及机制	临床应用	药代动力学
苯巴比妥类抗癫痫药	苯巴比妥	注射液：1 mL/0.1 g 片剂：30 mg	1. 镇静、催眠、抗惊厥：阻断脑干网状结构上行激活系统。 2. 抗癫痫：抑制中枢神经系统单突触和多突触传递，增强中枢抑制性递质 γ-氨基丁酸的功能	1. 焦虑、失眠：用于睡眠时间短早醒患者。 2. 癫痫及运动障碍：治疗癫痫大发作及局限性发作的重要药物。 3. 抗高胆红素血症及麻醉前用药	口服后吸收完全但较缓慢，0.5～1 h 起效，一般 2～18 h 血药浓度达到峰值，由肾脏排出

使 用 方 法	用药期间安全管理
1. 一般人群：1 次 /d，10 mg/次，睡前服，每晚只服用 1 次，不得多次服用。 2. 老年人：剂量应减半为 5 mg。 3. 儿童：不应用于 18 岁以下的患者。 4. 肝功能受损：5 mg 剂量开始用药，在临床疗效不充分且药物耐受良好时，可以将剂量增加至 10 mg	1. 告知患者治疗时间应尽可能短，最短为数天，最长不超过 4 周（包括逐渐减量期），不建议长期使用唑吡坦。 2. 禁忌证：对酒石酸唑吡坦片任何一种成分过敏、严重呼吸功能不全、睡眠呼吸暂停综合征、肝功能不全、肌无力、出现复杂睡眠行为、葡萄糖或半乳糖吸收不良综合征。 3. 用药剂量过大时的护理：一般的对症和支持措施。如果胃排空无效，给予活性炭减少吸收，症状严重时考虑使用氟马西尼

使 用 方 法	用药期间安全管理
1. 催眠，30～100 mg，睡前服用。 2. 镇静，15～30 mg/ 次，2～3 次 /d。 3. 抗惊厥，90～180 mg/d，可在睡前服用，或 30～60 mg/ 次，3 次 /d。 4. 抗高胆红素血症，30～60 mg/ 次，3 次 /d	1. 观察患者神经系统后遗效应，久用可产生耐受依赖，终至成瘾，多次连用警惕蓄积中毒。 2. 大剂量或长期用药时，密切观察意识、瞳孔、生命体征变化，如发生昏睡、眼球震颤、呼吸抑制、血压降低等表现时及时对症处理。 3. 用药期间加强口腔观察，出现口腔溃疡、白斑时加强口腔护理，3 次 /d。 4. 停药时应逐渐减量，避免因突然停药发生撤药症状。 5. 定期复查血常规、肝功能、肾功能

第十章

表 10-9　苯二氮䓬类抗癫痫药代表药物

种类	代表药物	常见剂型规格	药理作用及机制	临床应用
苯二氮䓬类抗癫痫药	氯硝西泮	片剂：2 mg	抗惊厥、抗癫痫：加强中枢抑制性神经递质γ-氨基丁酸与γ-氨基丁酸受体的结合。促进氯通道开放，增强γ-氨基丁酸能神经元所介导的突触抑制，使神经元的兴奋性降低	1. 控制各型癫痫，尤适用于失神发作、婴儿痉挛症、肌阵挛性发作、运动不能性发作。 2. 用于惊恐障碍、失眠

药代动力学	使用方法	用药期间安全管理
口服吸收迅速而完全，1～2 h 血药浓度达峰值。口服 30～60 min 生效，作用维持 6～8 h。几乎全部在肝脏内代谢，代谢产物以游离或结合形式经尿排出	开始 0.5 mg/ 次，3 次 / d，每 3 d 增加 0.5～1 mg，直到发作被控制或出现了不良反应为止。用量应个体化，成人最大量 <20 mg/d	1. 用药前后密切观察患者神经系统（嗜睡、头晕、共济失调和行为紊乱异常兴奋等）的表现，及时对症处理。 2. 患者出现睡眠较深不易唤醒，醒后又很快入睡表现时，警惕过度镇静，及时对症处理。 3. 用药过程中出现共济失调、头晕或复视时，需防止患者发生跌倒。起床时遵守"三步曲"，即先床上坐 30 s，双腿下垂坐床沿 30 s，床前站立 30 s 后缓慢走动，必要时专人陪护。 4. 观察排尿、排便情况，避免因肌力减退，膀胱逼尿肌松弛而出现排尿、排便障碍，及时给予对症处理。 5. 老年人、肥胖、体质较弱的患者在用药的过程中可出现不同程度的呼吸音减弱、呼吸暂停等，需密切观察呼吸、心率

表 10-10　亚氨基苷类、双链脂肪酸类抗癫痫药代表药物

种类	代表药物	常见剂型规格	药理作用及机制	临床应用
亚氨基苷类抗癫痫药	卡马西平	片剂：100 mg；200 mg	通过阻滞可兴奋细胞膜的钠离子通道；抑制 T-型钙通道；增强中枢性抑制递质 γ-氨基丁酸在突触后的作用；促进抗利尿激素的分泌或提高效应器对抗利尿激素的敏感性达到抗惊厥抗癫痫、抗神经性疼痛、抗抑郁-躁狂症、改善某些精神疾病的症状、抗中枢性尿崩症的作用	1. 癫痫：部分性发作及全身性发作。 2. 三叉神经痛和舌咽神经痛发作。 3. 预防或治疗躁狂-抑郁症，可单用或与其他抗抑郁药合用。 4. 中枢性尿崩症。 5. 酒精依赖症的戒断综合征
双链脂肪酸类抗癫痫药	丙戊酸钠	注射液：0.4 g 片剂：0.2 g；0.5 g	通过影响 γ-氨基丁酸的合成或其代谢来增强 γ-氨基丁酸的抑制达到抗癫痫作用	1. 癫痫的单纯或复杂性失神发作、肌阵挛发作和全身性强直-阵挛发作。 2. 躁狂症，与双相情感障碍相关的躁狂发作

药 代 动 力 学	使 用 方 法	用药期间安全管理
人体内吸收缓慢、不规则。普通片在单剂量服药后，12 h内达平均血浆值浓度，大剂量达峰时间可达24 h。在1~2周内达稳态血浆浓度。主要在肝脏代谢，可诱导肝药酶活性，加速自身代谢	1. 抗惊厥，初始剂量100~200 mg，1~2次/d，逐渐增加剂量，直至最佳疗效。 2. 镇痛，开始100 mg/次，2次/d；第2 d后每隔1 d增加100~200 mg，直到疼痛缓解，维持量400~800 mg/d，分次服用；最大量小于1.2 g/d。 3. 尿崩症，300~600 mg/d，与其他抗利尿药合用，200~400 mg/d，分3次服用。 4. 抗躁狂或抗精神病，开始200~400 mg/d，每周逐渐增加至最大量1.6 g，分3~4次服用	1. 用药前后密切观察患者生命体征、皮肤受损和神经系统表现，如有头晕、共济失调、嗜睡、皮疹等出现时及时对症处理。 2. 按时按量准确服药。如需停药应遵医嘱且在严密监护下逐渐减量，避免骤停骤换、不规则用药加重病情。 3. 饭后服用可减少胃肠反应，漏服时应尽快补服，不可1次服双倍量，可1 d内分次补足。 4. 用药期间定期复查血常规、肝功能、肾功能、水电解质及酸碱平衡。定期进行血药浓度测定
口服或静脉注射后，生物利用度近100%，连续用药3~4 d后药物的血药浓度达到稳态。在体内转化后通过尿液排泄	按体重15 mg/（kg·d）或600~1 200 mg/d分2~3次服用。开始时按5~10 mg/（kg·d），1周后递增，直至能控制发作为止。当用量超过2 500 mg/d时应分次服用，以减少胃肠刺激。最大量按体重小于30 mg/（kg·d）	1. 用药期间观察患者消化系统（腹泻、恶心、呕吐等）和神经系统（嗜睡、眩晕、头痛等）的表现，及时对症处理。 2. 做好静脉泵入丙戊酸钠的护理，密切观察微量注射泵的剂量，按时巡视，确保治疗安全。 3. 用药期间严禁饮酒，避免驾驶车辆、操作机械或高空作业。 4. 调整用药宜慢，避免骤停、骤换，以免加重病情。 5. 定期监测血常规、肝功能、肾功能和血药浓度

表 10-11　新型抗癫痫药代表药物

种类	代表药物	常见剂型规格	药理作用及机制	临床应用
新型抗癫痫药	托吡酯	片剂：25 mg	通过阻断钠通道，阻断神经元持续去极化导致的反复电位发放；激活 γ-氨基丁酸受体，增强抑制性中枢神经递质；降低谷氨酸受体活性，降低兴奋性中枢神经递质达到抗癫痫的作用	1. 成人和儿童全面性强直-阵挛发作和局灶性癫痫发作（伴或不伴全面性发作）。2. 药物难治性癫痫、青少年肌阵挛性癫痫的治疗
	左乙拉西坦	片剂：0.1 g；0.25 g；0.5 g	通过干扰神经突触后囊泡内神经递质的释放；选择性抑制海马脑片区 N-钙通道，抑制神经元异常放电；阻断大脑皮质 γ-氨基丁酸受体下调，增加 γ-氨基丁酸受体和甘氨酸能神经元抑制能力达到抗癫痫的作用	1. 成年人及 ≥ 4 岁患儿局灶性发作癫痫（伴或不伴继发性全面性发作）的治疗。2. 预防性治疗发作性偏头痛。3. 改善阿尔茨海默病和癫痫患者的空间记忆能力及执行功能任务的能力。4. 预防出血性卒中后患者癫痫急性发作

药代动力学	使 用 方 法	用药期间安全管理
口服后吸收迅速、完全。药代动力学呈线性，半衰期长，无活性代谢物。肾功能正常的患者，可在 4～8 d 达到稳态血药浓度。代谢产物主要经肾脏清除。血液透析可有效地清除血浆中的药物，肝功能受损患者应慎用该药	1. 成人和儿童皆推荐从低剂量开始治疗，然后逐渐增加剂量，调整至有效剂量。 2. 治疗期间，成人剂量调整应从每晚 25～50 mg 开始，服用 1 周。随后每间隔 1 或 2 周加量 25～50 mg（至 100 mg/d），分 2 次服用	1. 用药加量期（4～8 周）易出现认知功能损害，如出现找词困难、注意力下降和记忆力下降等表现及时对症处理。 2. 有尿路结石病史者，更容易出现肾结石，指导患者多饮水，及时补充枸橼酸盐制剂。 3. 低龄、剂量较高患者在夏季较易出现出汗障碍，降低环境温度或者减量处理后可自然缓解，因此应减少剧烈户外活动，避免阳光照射。 4. 服药时片剂不可碾碎。用药期间不可随意更换药物，不宜突然停药，应逐渐停药，防止反跳。 5. 用药期间监测血常规、肝功能
人体内吸收速度快，几乎可完全被吸收（＞95%）。其主要通过肾脏快速吸收后排出，该药物的清除相当迅速，在儿童患者中为 6 h，成年患者中为 6～8 h，老年患者的消除半衰期增加到 10～11 h，半衰期延长可能与年龄增加致肾功能下降有关	1. 体重≥50 kg 的成人和青少年：起始治疗剂量为 500 mg/次，2 次/d。根据临床效果及耐受性，剂量可增加至 1 500 mg/次，2 次/d。 2. 剂量的变化应每 2～4 周增加或减少 500 mg/次，2 次/d。 3. ＞65 岁的老年人：根据肾功能状况调整剂量	1. 用药前后密切观察患者神经系统变化，如出现乏力、嗜睡、健忘等表现及时对症处理。 2. 加强用药指导，充分认识正确用药重要性，严格遵医嘱长期服药，不得擅自更改药物。 3. 用药期间密切监测血常规、肝功能、肾功能等情况。 4. 大剂量用药时，患者可出现嗜睡、意识水平下降及呼吸抑制甚至昏迷，特别需要加强神经系统、呼吸系统、循环系统等方面的监测。 5. 药物过量时，应采取催吐或洗胃使胃排空

五、抗精神失常药

常见的抗精神失常药（图 10-5）根据其临床用途分为抗精神分裂症药、抗抑郁药等。抗精神分裂症药可分为经典抗精神分裂症药（包括吩噻嗪类及硫杂蒽类、丁酰苯类）、非经典抗精神分裂症药。抗抑郁药包括去甲肾上腺素（noradrenaline，NA）再摄取抑制类及 5-羟色胺（5-HT）再摄取抑制类、其他抗抑郁药（表 10-12～10-15）。

六、中枢兴奋药

常见的中枢兴奋药主要包括尼可刹米和洛贝林（表 10-16）。

表 10-12　吩噻嗪类和硫杂蒽类抗精神分裂症药代表药物

种类	代表药物	常见剂型规格	药理作用及机制	临床应用
吩噻嗪类抗精神分裂症药	氯丙嗪	注射液：1 mL/25 mg；2 mL/50 mg 片剂：25 mg	1. 抗精神分裂症：通过拮抗中脑-边缘系统和中脑-皮质系统的多巴胺受体对中枢神经系统产生较强的抑制作用。 2. 镇吐：小剂量抑制延髓催吐化学感受区的多巴胺受体，大剂量抑制呕吐中枢。 3. 降温：抑制体温调节中枢。 4. 降压：阻断外周α肾上腺素受体，使血管扩张	1. 精神分裂症。 2. 呕吐和顽固性呃逆。 3. 低温麻醉与人工冬眠

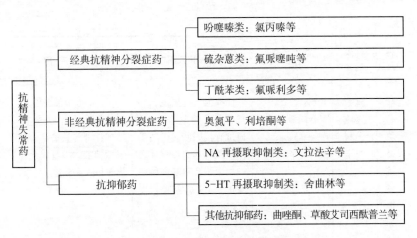

图 10-5 常见抗精神失常药分类

药 代 动 力 学	使 用 方 法	用药期间安全管理
口服吸收慢而不规则，到达血药浓度峰值的时间为 2～4 h。肌内注射吸收迅速，到达血液后，90% 以上与血浆蛋白结合。 在肝脏代谢，肾脏排泄。因其脂溶性高，易蓄积于脂肪组织，停药后数周乃至半年后，尿中仍可检出其代谢物	1. 治疗精神分裂症：① 静脉滴注：25～50 mg 稀释于 500 mL 葡萄糖氯化钠注射液中缓慢静脉滴注，1 次 /d，每隔 1～2 d 缓慢增加 25～50 mg，治疗剂量 100～200 mg/d。② 肌内注射：25～50 mg/ 次，2 次 /d。③口服：从小剂量开始，25～50 mg/ 次，2～3 次 /d。渐增量至治疗的剂量 400～600 mg/d。体弱者剂量应偏小，应缓慢加量。 2. 用于止吐，12.5～25 mg 口服，2～3 次 /d	1. 口服给药时，应服药到口。少服或漏服后不能双倍服用。服药期间不宜驾驶车辆、操作机械或高空作业。 2. 输液速度不宜过快，50～60 滴 /min 为宜。 3. 用药期间密切观察生命体征、神经系统变化，如出现体位性低血压、心律失常、运动迟缓、震颤、僵直等表现时对症处理。 4. 长期用药突然停药会出现戒断反应，勿擅自停药，如需停药，谨遵医嘱，逐渐减量至停药。 5. 用药期间定期评估患者精神状态，定期复查肝功能、肾功能、心电图

续 表

种类	代表药物	常见剂型规格	药理作用及机制	临 床 应 用
硫杂蒽类抗精神分裂症药	氟哌噻吨美利曲辛	片剂：复合制剂（氟哌噻吨0.5 mg；美利曲辛10 mg）	抗抑郁，抗焦虑和兴奋特性。为复合制剂，通过直接阻断多巴胺受体间接对其他神经递质产生影响及阻断突触间隙中5-HT的重吸收发挥作用	轻、中度抑郁和焦虑。神经衰弱、心因性抑郁。抑郁性神经官能症，隐匿性抑郁。心身疾病伴焦虑和情感淡漠

表 10-13　丁酰苯类、非经典抗精神分裂症药代表药物

种类	代表药物	常见剂型规格	药理作用及机制	临 床 应 用
丁酰苯类抗精神分裂症药	氟哌利多	注射液：2 mL/5 mg	通过阻断脑内多巴胺受体，并可促进脑内多巴胺的转化达到抗精神病、增强镇痛作用	1. 精神分裂症和躁狂症兴奋状态。2. 神经安定镇痛术：与芬太尼合用静脉注射时，使患者产生特殊的麻醉状态，用于大面积烧伤换药，各种内镜检查

第十章

药代动力学	使 用 方 法	用药期间安全管理
口服后氟哌噻吨后4~5 h达到血浆高峰浓度，生物半衰期约为35 h。美利曲辛血药浓度的达峰时间约为4 h，生物半衰期约为19 h。两者主要是通过粪便排泄，也有部分通过尿排泄	1. 口服给药，2片/d，早晨及中午各1片。维持剂量通常为1片/d，早晨口服。最大用量为4片/d。 2. 老年患者：早晨服1片即可	1. 长期服用应定期检查心理和精神状态，监测血常规和肝功能。 2. 每日最后1次服药时间不得迟于16：00，防止影响睡眠。 3. 糖尿病患者应用时，应注意血糖监测，及时调整降糖药的剂量。 4. 长期服药突然停药会出现戒断反应，如需停药，谨遵医嘱，逐渐减量至停服，勿擅自停药

药代动力学	使 用 方 法	用药期间安全管理
大部分与血浆蛋白结合，半衰期约为2.2 h。主要在肝脏代谢，代谢物大部分经尿排出，少部分由粪便排出	1. 急性精神病的兴奋躁动：肌内注射5~10 mg/d。 2. 神经安定镇痛：5 mg加入0.1 mg枸橼酸芬太尼，2~3 min内缓慢静脉注射	1. 密切观察患者血压、呼吸、眼球运动，如发现低血压、呼吸减慢、眼球向上凝视应及时处置。 2. 观察注射部位情况，如出现红肿、疼痛、硬结，给予对症处理。 3. 定期复查血常规、肝功能

续　表

种类	代表药物	常见剂型规格	药理作用及机制	临　床　应　用
非经典抗精神分裂症药	奥氮平	片剂： 5 mg； 10 mg	通过对 5-HT、多巴胺和胆碱能受体拮抗作用；选择性地减少中脑边缘系统多巴胺能神经元的放电达到抗精神病作用	1. 精神分裂症。 2. 中、重度躁狂发作。 3. 预防双相情感障碍的复发
	利培酮	片剂： 1 mg； 2 mg	通过对高亲和力受体（如 $5\text{-}HT_2$ 受体、多巴胺 D_2 受体）的拮抗作用，达到抗精神病作用	1. 精神分裂症。 2. 双相情感障碍躁狂发作

药 代 动 力 学	使 用 方 法	用药期间安全管理
口服给药后吸收良好，在 5～8 h 内达血浆药物浓度峰值。在肝脏主要通过葡萄糖醛酸结合和氧化通路代谢。用药 7 d 左右血药浓度达到稳态	1. 精神分裂症：10 mg/d，口服，1 次 /d。 2. 躁狂发作：单独治疗的起始剂量是 15 mg，联合治疗 10 mg，1 次 /d。 3. 预防双相情感障碍复发：剂量为 10 mg/d	1. 服药期间避免驾驶或操作大型机械及高空作业。 2. 服药期间，戒烟、禁酒及含酒精的饮料。 3. 用药期间定期复查血糖、血脂、肝功能等
经口服后可被完全吸收，并在 1～2 h 内达到血药浓度峰值。用药 1 周后，70% 的药物经尿液排泄，14% 的药物经粪便排出	1. 精神分裂症：开始使用时应渐停原先使用的抗精神病药。成人：1 mg/d，1～2 次 /d。在 1 周左右时间逐渐加大剂量到 2～4 mg/d，第 2 周内可逐渐加大到 4～6 mg/d，此后维持不变，最适剂量为 2～6 mg，最大剂量小于 10 mg/d。 2. 双相情感障碍的躁狂发作：1～2 mg，1 次 /d，剂量增加至少隔日或间断数日。 3. 肝肾功能损害的患者：起始剂量和维持剂量减半，剂量调整应缓慢	1. 服药期间密切观察患者血压、呼吸、脉搏等体征，如发生心悸、胸闷、体位性低血压等情况，需要及时处置。 2. 用药期间需缓慢调整剂量，调整的间隔时间不少于 1 周；推荐剂量增减幅度以 1～2 mg 的小剂量进行。 3. 长期服用应定期评估心理和精神状态，复查血常规、肝功能和肾功能

第十章

表 10-14　NA 再摄取抑制类、5-HT 再摄取抑制类抗抑郁药代表药物

种类	代表药物	常见剂型规格	药理作用及机制	临 床 应 用
NA再摄取抑制类抗抑郁药	文拉法辛	片剂：37.5 mg；75 mg 胶囊：75 mg；150 mg	通过有效抑制 5-HT 和 NA 的再摄取，较弱抑制多巴胺的再摄取达到抗抑郁作用	1. 各种类型抑郁症。2. 广泛性焦虑症
5-HT再摄取抑制类抗抑郁药	舍曲林	片剂：50 mg；100 mg 胶囊：50 mg	通过增加突触间隙 5-HT 浓度，延长和增强 5-HT 的作用达到抗抑郁疗效	1. 抑郁症。2. 强迫症。3. 创伤后应激障碍。4. 经前期紧张症。5. 社交焦虑障碍

药代动力学	使 用 方 法	用药期间安全管理
口服吸收良好，单剂量口服可吸收92%，在肝脏内广泛代谢，并主要通过肾脏排泄。多次给药3 d内可达稳态血药浓度	1. 抑郁症：① 片剂、胶囊：起始剂量为 75 mg/d，分 2～3 次服用。之后可根据病情和耐受性逐渐增量至 150 mg/d，通常情况下最大剂量为 225 mg/d，分 3 次服用。② 缓释片、缓释胶囊：起始剂量为 75 mg/d，1 次 /d。 2. 广泛性焦虑障碍：多应用缓释片、缓释胶囊，起始剂量为 75 mg/d，1 次 /d	1. 应在早晨或晚间一个相对固定时间和食物同时服用。应整片或整粒服下，避免掰开、压碎、咀嚼或泡于水中。 2. 用药最初的1～2周，躯体症状（睡眠、食欲、精力）能够得到改善。精神症状的改善则需要药物疗效得到完全发挥时，通常需要6～8周。 3. 可导致持续性高血压及影响血糖水平，应监测血压、血糖，必要时调整降压、降糖药物治疗方案。 4. 停药时应注意监测有无不良反应或副作用出现，应逐渐减量，勿突然停药
口服吸收缓慢，达到血药浓度的峰值时间为 4.5～8.4 h。舍曲林和去甲基舍曲林在人体内均代谢完全，从粪便和尿中等量排泄，只有少量原形舍曲林从尿中排出	1. 抑郁症：初始治疗：50 mg/d。剂量调整：对于 50 mg/d 疗效不佳而对药物耐受性较好的患者可增加剂量。最大剂量为 200 mg/d。维持治疗：长期用药根据疗效调整剂量，维持最低有效治疗量。 2. 强迫症：在 6～12 岁儿童中，起始剂量应为 25 mg，1 次 /d；在 13～17 岁青少年中，起始剂量应为 50 mg，1 次 /d。该药物的清除半衰期为 24 h	1. 在最初治疗时、调整剂量时，密切观察是否出现临床症状恶化和有无自杀倾向，及时对症处理。 2. 避免与非甾体类抗炎药（如阿司匹林）合用，定期监测血常规、凝血功能。 3. 停药时遵医嘱逐渐减量，第 1 次减少总量的 1/4 左右，后期减量的速度应缓慢，并密切观察患者病情变化，剂量调整间隔时间在 1 周以上

表 10-15　其他抗抑郁药代表药物

种类	代表药物	常见剂型规格	药理作用及机制	临床应用
其他抗抑郁药	曲唑酮	片剂：50 mg	作用于神经递质的受体，具有阻断 5-HT-转运体、5HT$_2$ 受体的作用，从而达到抗抑郁作用	1. 抑郁障碍：难治性抑郁、抑郁障碍伴失眠、抗抑郁药引起的失眠。 2. 焦虑障碍：广泛性焦虑障碍、焦虑障碍伴失眠。 3. 失眠：失眠障碍、阿尔茨海默病合并失眠等。 4. 梦魇障碍。 5. 性功能障碍。 6. 其他：谵妄、躁动和攻击行为
	草酸艾司西酞普兰	片剂：5 mg；10 mg	通过抑制中枢神经系统神经元对 5-HT 的再摄取，增强中枢 5-HT 能神经的功能达到抗抑郁作用	1. 抑郁障碍。 2. 广泛性焦虑症。 3. 伴有或不伴有广场恐怖症的惊恐障碍

药代动力学	使 用 方 法	用药期间安全管理
口服易吸收，空腹服用大约 1 h 后可达血药浓度峰值，餐时或餐后立即服用大约需 2 h 达峰值。口服 72 h 内 70%～75% 的代谢物通过尿液排出，仅有不足 1% 的药物原形经尿液排出，主要经肝脏代谢	1. 抑郁障碍：用于轻、中度抑郁障碍。起始剂量 100 mg，分次服用，每 3～7 d 可增加 50 mg。当剂量达到 150～300 mg/d 时，剂量调整放缓，每 2～4 周增加 50～100 mg。最高剂量一般不超过 400 mg/d。缓释剂型一般 150 mg 起始，每 2～4 周增加 75 mg，最大剂量 375 mg/d。 2. 失眠：可单药治疗，小剂量 25～100 mg。中青年患者 25 mg 起始，睡前服用，1 周内递增至 100 mg。老年患者 25 mg，起始 1 周内逐步递增至 50～100 mg	1. 对正在服用降压药的高血压患者需减少降压药剂量，密切监测血压，对低血压、心动过缓、传导阻滞等心律失常的患者需谨慎。大剂量需严密监测药物的心脏毒性，尤其是老年人。 2. 服用后可能引起过度镇静或嗜睡，驾车或操作危险机械设备时需谨慎服药。 3. 对于长期用药的患者安全无成瘾性，定期评估疗效监测不良反应，若患者不能耐受可逐渐减量或停药，缓慢减药
口服吸收完全，不受食物的影响，多次给药后平均 4 h 到血浆峰值浓度。该药的绝对生物利用度约为 80%。该药及其代谢产物主要经肝脏和肾脏消除，主要以代谢产物形式从尿液中排泄	1. 抑郁障碍：1 次 /d。常用剂量为 10 mg/d，最大剂量可以增加至 20 mg/d。通常 2～4 周可获得抗抑郁疗效。 2. 广泛性焦虑障碍和社交焦虑障碍的剂量与治疗抑郁障碍相似。 3. 伴有或不伴有广场恐怖症的惊恐障碍：1 次 /d。建议起始剂量为 5 mg/d，持续 1 周后增加至 10 mg/d，最大剂量 20 mg/d。治疗约 3 个月可取得最佳疗效	1. 监测心律、血糖，定期检查心电图。 2. 用药期间应严密观察是否有自杀意向，病情是否有加重迹象，注意剂量调整。 3. 不良反应多发生在开始治疗的第 1～2 周，因此，给药初期以及调整剂量时应加强对患者的监测。 4. 突然停药会出现明显的停药反应，在数周或数月的时间内逐渐减量，缓慢停药

表 10-16　中枢兴奋药代表药物

种类	代表药物	常见剂型规格	药理作用及机制	临床应用
中枢兴奋药	尼可刹米	注射液：1.5 mL/0.375 g	选择性兴奋延髓呼吸中枢，通过刺激颈动脉体化学感受器反射性地兴奋呼吸中枢	中枢性呼吸抑制以及各种原因引起的呼吸抑制
	洛贝林	注射液：1 mL/3 mg	刺激颈动脉窦和主动脉体的化学感受器，反射性地兴奋呼吸中枢	各种原因引起的中枢性呼吸抑制，临床常用于新生儿窒息、一氧化碳中毒、阿片中毒

药代动力学	使 用 方 法	用药期间安全管理
吸收好，起效快，作用时间短暂，1次静脉注射只能维持作用5～10 min，进入体内后迅速分布至全身，经尿排出	1. 皮下注射、肌内注射、静脉注射。 2. 成人：0.25～0.5 g/次，必要时1～2 h重复用药，极量1.25 g/次。 3. 小儿：常用量6个月以下，75 mg/次；1岁，0.125 g/次；4～7岁，0.175 g/次	1. 禁忌证：抽搐、惊厥患者。慎与其他中枢兴奋药合用，有协同作用，可引起惊厥。 2. 用药剂量过大时的护理：观察患者有无兴奋不安、精神错乱、恶心、呕吐、头痛、出汗、抽搐、呼吸急促、血压升高、心悸、心律失常、呼吸麻痹等表现。出现惊厥时，可注射苯二氮䓬类药物或小剂量硫喷妥钠或苯巴比妥钠，同时静脉滴注10%葡萄糖注射液，促进排泄
静脉注射后，作用持续时间短暂，一般20 min	1. 静脉注射：成人3 mg/次；小儿0.3～3 mg/次，必要时每30 min可重复使用；新生儿窒息可注入脐静脉3 mg。 2. 皮下注射、肌内注射：成人10 mg/次；小儿1～3 mg/次	用药剂量过大时的护理：观察患者有无心动过速、传导阻滞、呼吸抑制甚至惊厥，如果用药后出现呼吸抑制则必须停止使用，并需要对症治疗，必要时给予生命支持进行急救

第十章

第十一章
内分泌系统药物

一、口服降糖药

常用的口服降糖药（图 11-1）有磺脲类降糖药、双胍类降糖药、格列奈类降糖药、噻唑烷二酮类降糖药、α-葡萄糖苷酶抑制剂、二肽基肽酶 4 抑制剂（dipeptidyl peptidase-IV inhibitor，DPP-4i）、钠-葡萄糖协同转运蛋白 2 抑制剂（SGLT-2i）。注射液有胰高血糖素样肽-1（glucagon-like peptide-1，GLP-1）受体激动剂（表 11-1～11-8）。

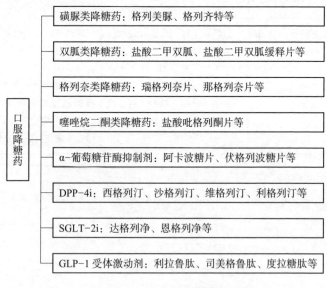

图 11-1 常见口服降糖药分类

二、胰岛素

胰岛素（图 11-2）是机体内唯一降低血糖的激素，也是唯一同时促进糖原、脂肪、蛋白质合成的激素。按胰岛素的来源可分为猪胰岛素、牛胰岛素、人胰岛素和胰岛素类似物。按胰岛素起作用和维持作用时间的长短来分，可分为速效胰岛素、短效胰岛素、中效胰岛素和长效胰岛素、预混胰岛素（表 11-9～11-11）。

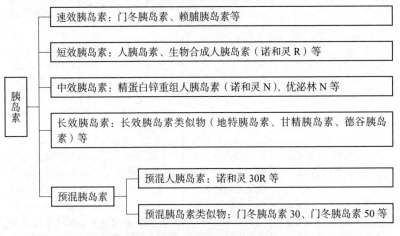

图 11-2 常见胰岛素分类

三、甲状腺功能亢进症用药

常见的甲状腺功能亢进症用药主要包括硫脲类和咪唑类（表 11-12）。

四、甲状腺功能减退症用药

常见的甲状腺功能减退症用药主要是左甲状腺素钠片（表 11-13）。

五、激素类药

常见的激素类药主要包括雄激素（表 11-14）和肾上腺皮质激素（表 11-15）等。

表 11-1 磺脲类降糖药代表药物

种类	代表药物	常见剂型规格	药理作用及机制	临床应用	药代动力学
磺脲类降糖药	格列美脲	片剂：2 mg	该药物为第三代磺脲类口服降血糖药，属于胰岛素促泌剂，通过刺激胰岛 β 细胞分泌胰岛素，增加体内的胰岛素水平而降低血糖	用于经饮食控制、体育锻炼及减轻体重均不能满意控制的 2 型糖尿病	口服后迅速而完全吸收，空腹或进食时服用对其吸收无明显影响，服后 2～3 h 达血药峰值，口服 4 mg 平均峰值约为 300 ng/mL，60% 经尿排泄，40% 经粪便排泄
	格列齐特	片剂：80 mg 缓释片：30 mg；60 mg 胶囊：40 mg	主要作用为刺激胰岛 β 细胞分泌胰岛素降糖。此外还有胰外效应，包括减轻肝脏对外周组织（肌肉、脂肪）胰岛素抵抗状态。同时可减轻血小板黏附及凝集，并有纤维蛋白溶解活性，有助于防治糖尿病微血管病变	1. 用于大多数 2 型糖尿病患者，可使空腹及餐后血糖下降。2. 用于单用饮食疗法、运动治疗和减轻体重不足以控制血糖水平的 2 型糖尿病患者	吸收较快，口服后 2～6 h 血药浓度达峰值，清除半衰期 8～10 h。主要经肝代谢失去活性，第 2 d 可由肾排出 98%。60%～70% 经尿液排出。10%～20% 由粪便中排出

使 用 方 法	用药期间安全管理
1. 通常起始剂量为 1～2 mg，1 次 /d，早餐或第 1 次主餐前服用。应整片吞服，不应咀嚼，并以半杯水送服，对降糖药敏感的患者应以 1 mg 开始，最大初始剂量不超过 2 mg。 2. 通常维持剂量是 1～4 mg，1 次 /d，推荐的最大维持量是 6 mg，1 次 /d。剂量达到 2 mg 后，剂量的增加根据患者的血糖变化，每 1～2 周剂量上调不超过 2 mg	1. 观察药物合用时的相互作用而引起的血糖波动，与水杨酸类、磺胺类、保泰松类、抗结核病药、四环素类单胺氧化酶抑制剂、β 受体阻滞剂、氯霉素和环磷酰胺等合用时，应观察有无出冷汗、头晕、乏力等低血糖表现。 2. 禁忌证：已知对格列美脲有过敏史者；糖尿病酮症酸中毒（diabetic ketoacidosis，DKA）；妊娠期妇女、分娩妇女、哺乳期妇女。 3. 老年体弱患者在治疗初期、不规则进食患者、饮酒及肝肾功能损害患者易引起低血糖症，应注意观察。 4. 观察有无不良反应发生：如消化系统表现（恶心、呕吐、腹泻、腹痛等）、皮肤过敏反应、头痛、乏力等，做好对症护理
1. 口服：开始用量 40～80 mg，1～2 次 /d，以后根据血糖水平调整至 80～240 mg/d，分 2～3 次服用，待血糖控制后每日改服维持量。老年患者酌减。 2. 缓释片：口服，仅用于成年人。1 次 /d，30～120 mg。建议于早餐前服用。 3. 胶囊：口服。开始 80 mg，早餐前及午餐前（或晚餐前）各 1 次，也可 40 mg，3 次 /d，三餐前服。1 周后按疗效调整剂量不超过 320 mg/d。 4. 如血糖水平不佳，剂量可逐次增至每日 60 mg、90 mg 或 120 mg，每次增量间隔至少 1 个月。最大剂量 < 120 mg/d	1. 与其他降糖药合用时要注意加强血糖监测，及时遵医嘱调整药物剂量，避免出现低血糖及血糖的升高。 2. 禁忌证：已知对格列齐特、其他磺脲类、磺胺类药物过敏；1 型糖尿病；糖尿病昏迷前期，DKA；严重肝功能或肾功能不全；应用咪康唑治疗者；哺乳期妇女。 3. 注意观察有无低血糖和胃肠道功能障碍（如腹痛、恶心、呕吐、消化不良、腹泻、便秘）等不良反应。对于格列齐特缓释片，建议早餐时服用，可降低胃肠道不良反应。 4. 延迟进餐、食物不足或低碳水化合物，可使低血糖风险增加，所以需定时摄食碳水化合物。低血糖更可能发生于食用低热量食物，长时间剧烈运动后，饮酒后或合并应用其他降糖药物后的患者。 5. 应告知患者低血糖的危险性，包括症状、治疗以及引起低血糖的原因。尤其是老年患者；某些内分泌疾病（如甲状腺功能减低，垂体和肾上腺功能不全）；肝功能不全或严重肾功能不全者，这些患者低血糖可能持续时间长，更应注意观察。 6. 定期复查糖化血红蛋白水平。 7. 如诊断或怀疑低血糖昏迷应给患者快速静脉注射 50% 葡萄糖注射液 50 mL，随后持续滴注浓度相对较低的 10% 葡萄糖溶液，直至血糖稳定

表 11-2 双胍类降糖药代表药物

种类	代表药物	常见剂型规格	药理作用及机制	临床应用	药代动力学
双胍类降糖药	盐酸二甲双胍	片剂:0.25 g;0.5 g;0.85 g	通过减少肝脏葡萄糖的输出和改善外周胰岛素抵抗而降低血糖	1. 中年以上患病的2型糖尿病患者,特别是肥胖型,经严格饮食控制和运动治疗不能满意控制病情时,应首选此类药物。对2型糖尿病偏胖的患者,与磺脲类药物合用有利于降低血糖、血脂和体重。 2. 胰岛素治疗的患者与双胍类药物联合使用,可减少胰岛素的用量,减少血糖波动,但不能完全代替胰岛素。 3. 原用较少剂量胰岛素(20 IU/d)的糖尿病患者。拟改用口服降糖药物治疗,而对磺脲类药物有过敏或失效时,可用双胍类。 4. 对胰岛素有耐受性的糖尿病患者,加用双胍类可减少胰岛素用量。 5. 糖耐量异常者可预防其发展为糖尿病	主要由小肠吸收,吸收半衰期为0.9~2.6 h,生物利用度为50%~60%。口服该药物0.5 g后2 h,其血浆浓度达峰值,近2 μg/mL。结构稳定,不与血浆蛋白结合,主要以原形由肾脏排泄

使 用 方 法	用药期间安全管理
1. 盐酸二甲双胍片：口服，成人开始 0.25 g/ 次，2～3 次 /d，以后根据疗效逐渐加量，一般 1～1.5 g/d，最多 < 2 g/d。餐中或餐后即刻服用，可减轻胃肠道反应。 2. 盐酸二甲双胍缓释片：口服，进食时或餐后服。开始用量通常为 1 次 /d，500 mg/ 次，晚餐时服用，根据血糖调整用量，最大剂量 < 2 000 mg/d。通常为 2 次 /d，1 000 mg/ 次。应整片吞服，禁止嚼碎	1. 观察药物合用时的相互作用：① 与胰岛素合用可加强降血糖作用，应注意血糖监测，遵医嘱减少胰岛素剂量。② 与抗凝药（如华法林等）合用可增强其抗凝血作用，观察有无出血倾向。③ 与含醇饮料同服可发生腹痛、乳酸性酸中毒及体温过低。④ 与磺脲类并用时，可引起低血糖。⑤ 西咪替丁可增加该药物的生物利用度，减少肾脏清除率，故应减少剂量。 2. 禁忌证：2 型糖尿病伴有 DKA、肾功能不全（血清肌酐 > 132.6 μmol/L）、肺功能不全、心力衰竭、呼吸功能衰竭、急性心肌梗死、严重感染和外伤、重大手术以及临床有低血压和缺氧情况；酗酒者，过度饮酒者、脱水、痢疾、营养不良者，对双胍类药物过敏者；糖尿病合并严重的慢性并发症（如糖尿病肾病、糖尿病眼底病变）；静脉肾盂造影或动脉造影前停用 3 d；维生素 B_{12}、叶酸和铁缺乏者；全身情况较差的患者（如营养不良、脱水）；妊娠期及哺乳期妇女。 3. 注意观察有无胃肠道的不良反应，表现为食欲不振、恶心、呕吐、腹泻、胃痛。有时有乏力、疲倦、体重减轻、头晕、皮疹等。 4. 对于 1 型糖尿病患者，不应单独使用该药。 5. 用药期间定期空腹检查血糖、尿酮体，定期监测血肌酐、血乳酸浓度，既往有乳酸性酸中毒病史者慎用。 6. > 65 岁的老年患者慎用，因肾功能减弱，可能出现乳酸性酸中毒，用药宜酌减。 7. 长期服用该药物可引起维生素 B_{12} 水平下降。可每年测定 1 次血清维生素 B_{12} 水平，如缺乏应适当补充

表 11-3 格列奈类降糖药代表药物

种类	代表药物	常见剂型规格	药理作用及机制	临床应用
格列奈类降糖药	瑞格列奈	片剂：0.5 mg；1 mg	为新型的快速、短效的非磺脲类促胰岛素分泌剂，通过刺激胰腺释放胰岛素使血糖水平快速降低，其通过与磺酰脲受体结合以关闭 β 细胞膜中 APT-依赖性钾通道，使 β 细胞去极化，打开钙通道，使钙的流入增加，诱导 β 细胞分泌胰岛素	用于饮食控制及运动锻炼不能有效控制高血糖的 2 型糖尿病患者。该药物可与二甲双胍合用，与各自单独使用相比，二者合用对控制血糖有协同作用
	那格列奈	片剂：120 mg		

药 代 动 力 学	使 用 方 法	用药期间安全管理
1. 在空腹或进食时服用均吸收良好，服药后 30～60 min 内血浆药物浓度达峰值。然后血浆浓度迅速下降，血浆半衰期约为 1 h。 2. 该药物与人血浆蛋白的结合 > 98%。在肝脏内快速代谢，该药物及其代谢产物主要自胆汁排泄，很小部分（< 8%）代谢产物自尿排出。粪便中的原形药物 < 1%	在主餐前 15 min 内服用。在口服 30 min 内即出现促胰岛素分泌反应。推荐起始剂量为 0.5 mg，最大的推荐单次剂量为 4 mg。但最大剂量 < 16 mg/d	1. 与抗抑郁药、β 受体阻滞剂、血管紧张素转换酶抑制剂、非甾体类抗炎药合用或大量饮酒时，应注意观察有无低血糖表现。因为以上情况可增强瑞格列奈片的降血糖作用。 2. 肾功能不全患者，营养不良患者应注意血糖监测，预防低血糖，遵医嘱及时调整剂量。 3. 与口服避孕药、噻嗪类利尿剂、糖皮质激素、甲状腺激素和拟交感神经药合用时，因其可减弱瑞格列奈片的降血糖作用，在发生应激反应时（如发热、外伤、感染或手术），可能会出现显著高血糖，应注意血糖监测。 4. 禁忌证：已知对瑞格列奈过敏；1 型糖尿病；伴随或不伴随昏迷的 DKA；妊娠期或哺乳期妇女；12 岁以下儿童；严重肾功能或肝功能不全者。 5. 告知患者服药后要按时进餐，以避免发生低血糖
选择性恢复早期时相的胰岛素分泌，那格列奈及其代谢产物的清除迅速彻底。主要由肝脏代谢，其代谢产物主要由尿液和粪便排出	通常成年人 60～120 mg/次，3 次/d，餐前 1～15 min 口服，从小量开始，并根据定期的糖化血红蛋白或餐后 1～2 h 血糖检测结果调整剂量，可逐渐增加剂量至 180 mg/次	

表 11-4 噻唑烷二酮类降糖药代表药物

种类	代表药物	常见剂型规格	药理作用及机制	临床应用	药代动力学
噻唑烷二酮类降糖药	盐酸吡格列酮	片剂：15 mg；30 mg 胶囊：15 mg；30 mg	属胰岛素增敏剂。能增强骨骼肌、脂肪组织对葡萄糖的摄取并降低它们对胰岛素的抵抗，降低肝糖原的分解，改善胰岛细胞对胰岛素的分泌反应。减轻胰岛素抵抗，改善β细胞功能，改善糖代谢	1. 2 型糖尿病患者。 2. 通过饮食和运动控制不佳的 2 型糖尿病患者。 3. 单用二甲双胍或磺脲类药物控制不佳的 2 型糖尿病患者。 4. 单用胰岛素控制不佳的 2 型糖尿病患者	空腹口服后约 30 min 可在血清中测到吡格列酮，2 h 内达峰浓度。若服药同时进食则达峰时间推迟到 3～4 h。血清半衰期 3～7 h。大部分药物以原形或代谢产物排泄入胆汁，从粪便排出

表 11-5 α-葡萄糖苷酶抑制剂代表药物

种类	代表药物	常见剂型规格	药理作用及机制	临床应用	药代动力学
α-葡萄糖苷酶抑制剂	阿卡波糖	片剂/胶囊：50 mg	影响碳水化合物吸收的药物，通过抑制小肠壁细胞和寡聚糖竞争，与α-葡萄糖苷酶可逆性地结合，抑制酶的活性，从而延缓碳水化合物的降解，造成	1. 单独用于较轻的餐后血糖高者。 2. 用运动疗法、饮食治疗不能满意控制血糖的 2 型糖尿病患者。 3. 糖耐量减低患者。用α-葡萄糖苷酶制剂可以明显降低餐后高血糖。 4. 2 型糖尿病患者应用磺脲类口服药或双胍类口服药餐后血糖控制不佳者。	口服后很少被吸收，避免了吸收所致的不良反应，口服 200 mg 后，半衰期为 3.7 h，消除半衰期为 9.6 h，血蛋白结合率低，主要在肠道降解或以

使 用 方 法	用药期间安全管理
1. 起始剂量 15 mg 或 30 mg，最大剂量为 45 mg/d，1 次 /d。在早餐前服用，如漏服 1 次，第 2 d 不可用双倍剂量。 2. 与磺脲类药物合用时，初始剂量 15 mg 或 30 mg，1 次 /d。磺脲类药物剂量可维持不变，当发生低血糖时，应减少磺脲类药物的使用。 3. 与二甲双胍药物合用时，初始剂量为 15 mg 或 30 mg，二甲双胍类药物可维持不变。 4. 与胰岛素合用时，初始剂量可为 15 mg 或 30 mg，胰岛素剂量可维持不变，当出现低血糖或血糖浓度降低至 5.5 mmol/L 以下时，胰岛素用量可降低 10%～25%，根据个体情况进行调整	1. 禁忌证：1 型糖尿病或 DKA 患者，哺乳期妇女。 2. 与其他口服降糖药或胰岛素联合应用时有发生低血糖的可能，应注意血糖监测，可根据患者的实际血糖情况酌情调整合用药物的剂量。 3. 当与胰岛素合用时，患者易发生水肿、贫血，应注意不良反应的观察。 4. 使用噻唑烷二酮类药物前必须常规监测肝功能，对有肝脏疾病或肝功能损害者不宜使用。使用中定期监测肝功能，最初一年每 2 个月查一次肝功能，以后定期检查。 5. 有肾功能损害的患者可单用该药物，但不可与二甲双胍合用

使用方法	用药期间安全管理
用餐前即刻与第一口食物一起咀嚼服用。一般起始剂量为 50 mg/次，3 次 /d。以后逐渐增加至 100 mg/次，3 次 /d。或遵医嘱	1. 使用期间应观察有无胃肠道反应，如腹胀、胃胀、上腹部灼痛、腹泻或便秘。 2. 如果患者在服药 4～8 周后疗效不明显，可以增加剂量。如果患者坚持严格的糖尿病饮食仍有不适时，就不能再增加剂量，遵医嘱适当减少剂量。 3. 与磺脲类药物、二甲双胍或胰岛素一起使用时可能出现低血糖反应，应注意血糖监测，遵医嘱调整用药剂量。 4. 服用该药物期间，避免同时服用抑酸剂、肠道吸附剂和消化酶类制剂，以免影响疗效。 5. 与新霉素合用可使餐后血糖更为降低，胃肠反应加剧，应注意血糖监测及不良反应的观察。

续 表

种类	代表药物	常见剂型规格	药理作用及机制	临 床 应 用	药代动力学
α-葡萄糖苷酶抑制剂	伏格列波糖	片剂：2 mg	肠道葡萄糖的吸收缓慢，降低餐后血糖	5. 1型糖尿病患者使用可作为胰岛素的辅助治疗药物，可减少胰岛素用量和稳定血糖。6. 1型糖尿病患者用胰岛素治疗的患者反复出现午餐前低血糖者	原形随粪便排出，8 h减少50%，长期服用未见积蓄

表 11-6　二肽基肽酶 4 抑制剂代表药物

种类	代表药物	常见剂型规格	药理作用及机制	临床应用
二肽基肽酶 4 抑制剂	西格列汀	片剂：100 mg	通过抑制 GLP-1 的灭活，提高内源性 GLP-1 的水平，促进胰岛 β 细胞释放胰岛素，同时抑制胰岛 α 细胞分泌胰高血糖素，从而提高胰岛素水平，降低血糖，且不易诱发低血糖和增加体重	1. 单药治疗：配合饮食控制和运动，用于改善 2 型糖尿病患者的血糖控制。2. 联合用药：当单独或联合使用盐酸二甲双胍、磺脲类或胰岛素治疗后血糖控制不佳时，可与该药联合使用，在饮食和运动基础上改善 2 型糖尿病患者的血糖控制
	沙格列汀	片剂：5 mg		
	维格列汀	片剂：50 mg		
	利格列汀	片剂：5 mg		

使用方法	用药期间安全管理
通常成人 2 mg/ 次，3 次 /d，餐前口服，服药后即刻进餐。疗效不明显时，用量可增至 3 mg/ 次	6. 该药物可影响地高辛的生物利用度，故合用时需调整地高辛的剂量。 7. 在用药的前 6～12 个月监测肝功能的变化。因为个别患者在使用大剂量时会发生无症状的转氨酶升高，停药后会恢复正常。 8. 如出现低血糖，应使用葡萄糖纠正，而不宜使用蔗糖。 9. 禁忌证：18 岁以下青少年及儿童、妊娠期及哺乳期妇女；有明显消化和吸收障碍的慢性胃肠功能紊乱患者，尤其是炎症性肠病；患有因为肠胀气而可能恶化的疾患（如严重的疝气、肠梗阻或有肠梗阻倾向、肠溃疡）；严重肾功能损害（肌酐清除率＜ 25 mL/min）；严重肝病（重度肝功能不全）和肝硬化；糖尿病昏迷，DKA；严重感染的、手术前后的患者或严重创伤；对该药物成分过敏者

药代动力学	使用方法	用药期间安全管理
服药 1～4 h 后血浆药物浓度达峰值中值。终末半衰期为 12.4h。西格列汀的绝对生物利用度大约为 87%。西格列汀主要以原形从尿中排泄，代谢仅是次要的途径	单药或与其他降糖药联合治疗的推荐剂量为 1 次 /d，1 片 / 次。空腹或餐后均可服用	1. 注意观察有无鼻咽炎、腹泻、头痛、上呼吸道感染等不良反应。 2. 沙格列汀片不得切开或掰开服用。 3. 与其他降糖药合用时，应注意血糖监测预防低血糖发生的风险。 4. 若使用该类药物怀疑出现大疱性类天疱疮，应停用，并至皮肤科进一步治疗。 5. 观察有无急性胰腺炎的症状，如出现持续性的、重度腹痛等体征，应停止使用西格列汀和其他可疑的药物。 6. 禁忌证：对西格列汀过敏；1 型糖尿病患者或 DKA；胰腺炎；有肠梗阻倾向、肠溃疡；严重肝、肾功能损害；妊娠期和哺乳期妇女、儿童。 7. 肾损害的患者在开始该药物治疗前应评估肾功能，并在开始治疗后应进行定期评估

表 11-7　钠-葡萄糖协同转运蛋白 2 抑制剂（SGLT-2i）代表药物

种类	代表药物	常见剂型规格	药理作用及机制	临床应用	药代动力学
钠-葡萄糖协同转运蛋白 2 抑制剂	达格列净	片剂：10 mg	SGLT-2 表达于近端肾小管中，是负责肾小管滤过葡萄糖重吸收的主要转运体。SGLT-2i 通过抑制 SGLT-2，减少滤过葡萄糖的重吸收，降低葡萄糖的肾阈值，增加尿中葡萄糖的排泄，从而达到降低血糖的目的	在饮食和运动基础上，该类药物可作为单药治疗用于 2 型糖尿病成人患者改善血糖控制	空腹状态下，血浆达峰浓度通常在口服后 2 h 内达到。该药及相关代谢产物主要经肾排出。单剂量口服 10 mg 后，平均血浆终末半衰期大约是 12.9 h
	恩格列净	片剂：10 mg			口服给药后 1.5 h 达到血浆峰浓度。之后，血浆浓度呈双相性降低，分为快速分布相和相对缓慢的终末相。其表观终末消除半衰期为 12.4 h，口服清除率为 10.6 L/h。相关代谢产物主要经肾排出

使 用 方 法	用药期间安全管理
推荐起始剂量为 5 mg，1 次 /d，晨服，不受进食限制。对于需加强血糖控制且耐受 5 mg，1 次 /d 的患者，剂量可增加至 10 mg，1 次 /d	1. 治疗过程中监测肾功能 1 次 / 年，功能逐渐下降并趋向于中度肾功能不全时，需要监测肾功能 2～4 次 / 年，以便调整。eGFR<60 mL/（min·1.73 m²）的患者不推荐使用该药物治疗。 2. 治疗过程中观察有无泌尿和生殖道感染的症状，如发生感染，需抗感染治疗，同时暂停使用，半年内反复发生泌尿生殖道感染的患者不推荐使用。嘱患者注意个人外阴部卫生，适量饮水，保持小便通畅。
推荐剂量是早晨 10 mg，1 次 /d，空腹或进食后给药。最大剂量可以增加至 25 mg。心力衰竭，推荐剂量是 10 mg，1 次 /d，早晨空腹或进食后给药	3. 与胰岛素或磺脲类药物联合使用时，低血糖发生风险增加，注意血糖监测，遵医嘱调整胰岛素或磺脲类药物的剂量。 4. 在择期手术、剧烈体力活动前 24 h 停用该药物。应避免停用胰岛素或过度减量，对于紧急手术或大的应激状态需立即停药，用药期间避免过量酒精摄入和极低碳水化合物 / 生酮饮食（如高蛋白质、低碳水化合物饮食）。主要是为了减少 DKA 的发生风险。 5. 治疗期间如患者出现和 DKA 相关的表现，如腹痛、恶心、呕吐、乏力、呼吸困难等，应检测血酮体和动脉血酸碱度，以明确诊断。诊断为 DKA 的患者应立即停药，对症处理。 6. 用药前，评估患者血容量状态。血容量减少者应在血容量得到纠正后开始治疗，治疗后监测症状和体征。 7. 禁忌证：1 型糖尿病、DKA；重度肝损伤患者、终末期肾脏病或透析、妊娠中期和晚期

表 11-8　GLP-1 受体激动剂代表药物

种类	代表药物	常见剂型规格	药理作用及机制	临 床 应 用
GLP-1 受体激动剂	利拉鲁肽	注射液：3 mL/18 mg	是一类在肠道生成的具有促胰岛素分泌作用的多肽激素，GLP-1 的作用特点包括：① 在餐后生成，以葡萄糖依赖的方式促进胰岛 β 细胞分泌胰岛素从而降低血糖，不易诱发低血糖；② 抑制胰岛 α 细胞分泌胰高血糖素；③ 延迟胃排空从而有利于餐后血糖的控制；④ 降低食欲，减少食物的摄入；⑤ 抑制肠道分泌脂蛋白并可能降低作为心血管疾病危险因子的餐后高血脂，从而具有心脏保护作用	适用于成人 2 型糖尿病患者控制血糖；适用于单用二甲双胍或磺脲类药物最大可耐受剂量治疗后血糖仍控制不佳的患者，与二甲双胍或磺脲类药物联合应用
	司美格鲁肽	注射液：1.5 mL/2.01 mg；3 mL/4.02 mg		
	度拉糖肽	注射液：0.5 mL/1.5 mg		

药 代 动 力 学	使 用 方 法	用药期间安全管理
皮下注射后的吸收比较缓慢,在给药后8~12 h达到最大浓度。单次皮下注射0.6 mg之后,最大浓度估计值为9.4 nmol/L。在1.8 mg的利拉鲁肽剂量水平下,利拉鲁肽的平均稳态浓度达到约34 nmol/L	起始剂量为0.6 mg/d。至少1周后,剂量应增加至1.2 mg。为了进一步改善降糖效果,在至少1周后可将剂量增加至1.8 mg。推荐剂量<1.8 mg/d	1. 均为皮下注射给药,注射部位可选择腹部、大腿或上臂,注意注射部位的有序轮换,改变注射部位时无需进行剂量调整,配合长度不超过8 mm的一次性针头使用。 2. 针头应一次性使用,即可避免污染、感染和渗漏,同时能确保给药准确。药物不可冷冻,仅在呈无色澄明时才可使用。首次使用后的有效期为1个月。同时,贮藏笔芯时切勿带有针头。 3. 禁忌证:1型糖尿病或DKA、有甲状腺髓样癌既往史或家族史患者以及2型多发性内分泌肿瘤综合征患者、充血性心力衰竭、炎症性肠病和糖尿病性胃轻瘫、对该类药品活性成分或任何辅料过敏、妊娠期及哺乳期妇女。 4. 应注意观察治疗过程有无不良反应的发生,包括恶心、呕吐和腹泻等。 5. 治疗期间观察有无急性胰腺炎的特征性症状:持续、严重的腹痛。如果怀疑发生了胰腺炎,应该停用该药及其他潜在的可疑药物。 6. GLP-1受体激动剂联合磺脲类药物治疗的患者发生低血糖的风险可能增加,应告知患者在驾驶和操作机械时预防低血糖发生
注射后1~3 d达到平均峰值,1次/周给药4~5周后,体内药物浓度达到稳态,皮下给药的绝对生物利用度为89%;约2/3的司美格鲁肽相关物质经尿液排出,约1/3经粪便排出,约3%的司美格鲁肽以原形经尿液排出	起始剂量为0.25 mg,1次/周。4周后,应增至0.5 mg,1次/周。再以0.5 mg,1次/周治疗至少4周后,剂量可增至1 mg,1次/周,以便进一步改善血糖控制水平。该药物0.25 mg并非维持剂量。每周剂量<1 mg	
在2型糖尿病患者中,该药物经皮下注射后,在48 h内达到血浆浓度峰值。2型糖尿病患者多次皮下注射度拉糖肽1.5 mg后,平均峰值约为114 ng/mL。度拉糖肽1次/周给药2~4周达到稳态血浆浓度。经腹部、大腿或上臂皮下注射后,其药物浓度相似。平均绝对生物利用度分别为47%和65%	推荐起始剂量为0.75 mg,1次/周。为进一步改善血糖控制,最大剂量可增加至1.5 mg,1次/周	

表 11-9　速效胰岛素代表药物

种类	代表药物	常见剂型规格	药理作用及机制	临床应用	药代动力学
速效胰岛素	门冬胰岛素	注射液：3 mL/300 IU（笔芯）	通过胰岛素分子与肌肉和脂肪细胞上的胰岛素受体结合后，促进细胞对葡萄糖吸收利用，同时抑制肝脏葡萄糖的输出来实现的。胰岛素可以抑制脂肪细胞中脂肪的分解，抑制蛋白质水解并增强蛋白质的合成	1. 1 型糖尿病。2. 2 型糖尿病有严重感染、外伤、大手术等严重应激情况，以及合并心、脑血管并发症、肾脏或视网膜病变等。3. DKA，高血糖非酮症性高渗性昏迷。4. 病程长，胰岛功能较差的 2 型糖尿病，经口服降糖药治疗血糖仍控制不佳者，具有口服降糖药禁忌时，如妊娠、哺乳等。5. 成年或老年糖尿病发病急、体重显著减轻伴明显消瘦。6. 继发于严重胰腺疾病的糖尿病。7. 对严重营养不良、消瘦、顽固性妊娠呕吐初期可同时静脉滴注葡萄糖和小剂量常规人胰岛素	门冬胰岛素比可溶性胰岛素起效更快，餐后血糖浓度下降更为显著，且皮下注射后持续时间更短，达到最高血药浓度的平均时间为可溶性人胰岛素的 50%。1 型糖尿病患者达峰时间约为皮下注射后 40 min，注射后 4~6 h 药物浓度回到基线值。在 2 型糖尿病患者中，吸收速率较慢，因此最高血药浓度较低，达峰时间较晚，约为 60 min
	赖脯胰岛素				起效快（约 15 min），因此与普通胰岛素相比，给药与进餐的时间间隔可以比较短（餐前 0~15 min）。它吸收迅速，皮下注射后 30~70 min 达到血液高峰浓度

使 用 方 法	用药期间安全管理
1. 在餐前即可注射。如有必要，可于餐后立即给药。 2. 用量因人而异，应由医生根据患者的病情来决定。一般应与中效或长效胰岛素合并使用，至少 1 次 /d。 3. 胰岛素需求量通常为 0.5～1.0 IU/（kg·d）。其中 2/3 用量是餐时胰岛素，另 1/3 用量是基础胰岛素	1. 储存：已开封的胰岛素在小于 30℃的室温下储存，未开封的在 2～8℃冰箱冷藏，不可冷冻，避免剧烈震荡，冰箱储存时不要将胰岛素放在冰箱侧门上。 2. 使用胰岛素笔注射时请遵循以下步骤 （1）注射前用酒精棉球擦笔金属盖末端暴露在外的橡皮部分，并将针头装到笔上。 （2）注射前先排气，笔尖朝上，轻敲笔的侧面使之浮到顶部。调节 2 IU 并向前推注射按钮，将气泡排出笔芯。如有必要，则重复上述过程直至有液滴出现于针头的末端，然后按所需胰岛素的剂量调整笔的刻度。 （3）酒精消毒注射部位的皮肤。注射部位同速效胰岛素。 （4）如用 4 mm 的针头无需捏皮，垂直注射，按下注射按钮，并在皮下停留 10 s 后拔针，保证注射剂量的准确，用干棉签轻压注射部位数秒，但不要按摩注射部位，避免损伤皮下组织或造成胰岛素渗出。 （5）注射后取下针头，切勿重复使用。切勿与他人合用同一支胰岛素、笔和针头。 3. 每次使用前特别是使用新胰岛素笔芯前，应仔细观察笔芯中液体的外观，正常应为无色澄清溶液。如果外观呈云雾状、有轻微的颜色改变或可见固体颗粒时，不可继续使用。 4. 当胰岛素笔的推杆前缘已超过最后一个刻度时不要继续使用该笔芯，需更换一只新笔芯以避免注射剂量不足。 5. 注射注意事项 （1）胰岛素经皮下注射，部位可选择腹部、大腿外侧、三角肌下缘外侧和臀部区域。注射点应在同一注射区域内轮换，每次间隔 1 cm。皮下注射后，10～20 min 内起效，因此注射后 10 min 内需进餐。最大作用时间为注射后 1～3 h，降糖作用可持续 3～5 h。 （2）使用胰岛素笔注射时，针头为一次性使用，每次注射后拔下针头。 （3）用药期间观察患者是否定时定量进餐，还需考虑患者的并发症及合并用药是否延迟食物的吸收。

续　表

种类	代表药物	常见剂型规格	药理作用及机制	临床应用	药代动力学
速效胰岛素					

使　用　方　法	用药期间安全管理
	（4）注意观察有无过敏反应的发生，如注射部位出现瘙痒的红斑、丘疹、硬结，出现硬块、疼痛、起红晕。如发生过敏反应，遵医嘱调整胰岛素种类。 （5）因胰岛素类似物起效迅速，注射后发生低血糖症状时间会比人胰岛素早，以下情况应严密监测血糖预防低血糖反应：血糖控制有显著改善的患者（如接受胰岛素强化治疗的患者）；胰岛素过量、注射胰岛素后未及时进餐或从事较平时量大的活动时；肾功能和肝功能不全时，易发生低血糖反应。故应及时加餐和减少胰岛素的用量，以免引起不良后果。 6. 健康教育 （1）告知患者不可随意调整剂量及治疗中断，否则会引起高血糖症和 DKA（特别是在 1 型糖尿病患者中易发生）。 （2）应特别提醒患者注意避免在驾驶时出现低血糖，尤其是低血糖先兆症状不明显及以往经常发生低血糖症的患者。主要是因为低血糖症可能会损伤患者的注意力和反应能力。这些能力受损，会造成危险（如在驾驶汽车和操作机械的过程中）。 （3）居家自行注射期间，应定期监测血糖变化，注意饮食，控制糖的摄入。对于伴发感染等应激情况下，通常患者的胰岛素需要量会增加，应加强血糖监测。 （4）建议糖尿病患者随身携带糖块或含糖食品，如饼干、巧克力，以防低血糖。 7. 对于严重的低血糖反应，在患者已丧失意识的情况下，立即给予 50% 葡萄糖 20～40 mL 静脉注射。在 10～15 min后复测血糖，直至神志恢复，建议口服碳水化合物以免复发。 8. β 受体阻滞剂可能会掩盖低血糖症状，酒精可以加剧和延长胰岛素引起的低血糖，因此，合用以上药物更应注意监测血糖变化

第十一章

表 11-10 短效和中效胰岛素代表药物

种类	代表药物	常见剂型规格	药理作用及机制	临床应用
短效胰岛素	人胰岛素	注射液：10 mL/400 IU	为短效动物胰岛素制剂，降血糖，同时影响蛋白质和脂肪代谢	参见速效胰岛素
	生物合成人胰岛素（诺和灵R）	注射液：10 mL/400 IU 笔芯：3 mL/300 IU		
中效胰岛素	精蛋白锌重组人胰岛素（诺和灵N）	注射液：10 mL/400 IU 笔芯：3 mL/300 IU	是一种中效动物胰岛素制剂。皮下注射后，在注射部位逐渐释放出游离胰岛素而被吸收。药理作用与其他胰岛素相同，主要药效作用为降血糖	用于一般中、轻度糖尿病患者，重症需与常规胰岛素合用
	优泌林N	注射液：10 mL/400 IU 笔芯：3 mL/300 IU		

药 代 动 力 学	使 用 方 法	用药期间安全管理
皮下给药吸收迅速，皮下注射后半衰期为 2 h。静脉注射 10～30 min 起效，15～30 min 达高峰，持续时间 0.5～1 h。静注的胰岛素在血液循环中半衰期为 5～10 min	1. 皮下注射一般 3 次/d，餐前 15～30 min 注射，必要时睡前加注 1 次小量。剂量根据病情、血糖由小剂量（视体重等因素 2～4 IU/次）开始，逐步调整剂量。 2. 1 型糖尿病：总量多为 0.5～1 IU/（kg·d），应根据血糖监测结果调整。2 型糖尿病：在无急性并发症情况下，敏感者仅需 5～10 IU/d，一般约 20 IU，肥胖、对胰岛素敏感性较差者需要量可明显增加。 3. 在有急性并发症（感染、创伤、手术等）情况下，1 型及 2 型糖尿病患者应每 4～6 h 注射 1 次，剂量根据病情变化及血糖监测结果调整。 4. 静脉注射主要用于 DKA、高血糖高渗性昏迷的治疗。不能进食的糖尿病患者，在静脉输含葡萄糖液的同时应滴注胰岛素	1. 人胰岛素是唯一可以加入补液静脉滴注的胰岛素，胰岛素制剂中只能加入与其相容的药物。否则可导致胰岛素的降解。注意药物的配伍禁忌。当该药物与所要输注的其他溶液混合时，会有不定剂量的胰岛素吸附于输注装置上。建议在进行胰岛素输注的同时监测患者血糖水平。 2. 其余安全管理详见表 11-9
皮下注射后吸收缓慢而均匀，于 2～4 h 开始起作用，8～12 h 达高峰，作用可持续 18～24 h	1. 起始治疗 1 次/d，一般晚睡前注射，4～8 IU/次，按血糖变化调整维持剂量，一般总量 10～20 IU/d。 2. 与正规胰岛素合用：开始时正规胰岛素与该药混合用的剂量比例为（2～3）：1，剂量根据病情而调整	1. 使用前需滚动药瓶，使胰岛素混匀，但不要用力摇动以免产生气泡。 2. 其余安全管理详见表 11-9

第十一章

表 11-11 长效胰岛素和预混胰岛素代表药物

种类	代表药物	常见剂型规格	药理作用及机制	临 床 应 用
长效胰岛素	甘精胰岛素	注射液:3 mL/300 IU	调节糖代谢,通过促进骨骼肌和脂肪等周围组织摄取葡萄糖抑制肝葡糖的产生而降低血糖,同时抑制脂肪细胞的脂肪分解和蛋白质水解以及促进蛋白质合成	一般用于中、轻度糖尿病患者,重症需与常规胰岛素合用
	地特胰岛素			
	德谷胰岛素			
预混胰岛素	精蛋白锌重组人胰岛素(诺和灵 30 R)	注射液(笔芯):3 mL/300 IU	为可溶性胰岛素(速效胰岛素类似物)和精蛋白门冬胰岛素(中效胰岛素类似物)组成的双时相混悬液。该药物含30%速效门冬胰岛素和70%中效门冬胰岛素。通过其分子与肌肉和脂肪细胞上的胰岛素受体结合后,促进细胞对葡萄糖吸收利用,同时抑制肝脏葡萄糖的输出	同其他胰岛素制剂
	门冬胰岛素30			
	门冬胰岛素50			

药 代 动 力 学	使 用 方 法	用药期间安全管理
降低空腹血糖，保持一日血糖的平稳达标，其起效时间在 3~4 h，达峰时间在 8~10 h，作用持续时间可以长达 20 h，甘精胰岛素的作用时间长达 30 h，德谷胰岛素的作用时间长达 42 h	皮下注射 1 次 /d，在固定时间给药。根据个体化对预期的血糖水平，以及降血糖药的剂量及给药时间进行确定及调整	1. 不能同其他胰岛素或稀释液混合，不可静脉注射使用。 2. DKA 的治疗，不能选用甘精胰岛素。 3. 老年人及严重肝肾功能损害患者由于胰岛素的代谢减慢，对胰岛素的需要量可能减少。观察有无低血糖反应。 4. 其余安全管理详见表 11-9
皮下注射的起效和持续时间存在较大的个体差异，一般于注射后 0.5 h 起作用，最大作用时间 2~12 h，持续作用时间 16~24 h。主要在肝、肾灭活，也可直接由肾胰岛素酶水解	皮下注射，因糖尿病患者的具体情况不同，使用胰岛素的剂型、剂量、注射时间按病情需要由医生决定使用剂量和使用时间。门冬胰岛素 30 和精蛋白锌重组赖脯胰岛素餐前即刻注射，其余早餐前 0.5 h 皮下注射 1 次 /d，从 1 个预定剂量开始（例如 4~8 IU），按血糖变化调整剂量。有时需于晚餐前再注射 1 次起始剂量，可用早上剂量的 1/2，以后按需调整	1. 配伍禁忌：不可用于静脉滴注。 2. 注射之前要摇匀。 3. 其余安全管理详见表 11-9

表 11-12 甲状腺功能亢进症用药代表药物

种类	代表药物	常见剂型规格	药理作用及机制	临床应用
甲状腺功能亢进症用药	丙硫氧嘧啶	片剂：50 mg；100 mg	抑制甲状腺激素合成，抑制外周组织的 T_4 转化为 T_3	1. 甲状腺功能亢进症治疗。 2. 甲状腺功能亢进症患者手术前准备。 3. 甲状腺功能亢进症 [131]I 放疗的辅助治疗。 4. 甲状腺危象
	甲巯咪唑	片剂：5 mg；10 mg	抑制甲状腺内过氧化物酶，从而阻碍吸聚到甲状腺内碘化物的氧化及酪氨酸的偶联，阻碍 T_4 和 T_3 的合成	1. 甲状腺功能亢进症患者的药物治疗，尤其适用于不伴或伴有轻度甲状腺增大的患者及年轻患者。 2. 用于各种类型的甲状腺功能亢进症患者的手术前准备。 3. 甲状腺功能亢进症患者拟采用放射性碘治疗时的准备用药。 4. 放射碘治疗后间歇期的治疗

药 代 动 力 学	使 用 方 法	用药期间安全管理
口服易吸收，分布于全身，服后 20～30 min 达甲状腺，60% 在肝内代谢，$t_{1/2}$ 为 2 h，可通过胎盘和乳汁排出	1. 甲状腺功能亢进症：开始剂量 300 mg/d，根据病情轻重剂量调整至 150～400 mg，分次口服。病情控制后逐渐减量，维持量为 50～150 mg/d。 2. 小儿开始剂量为 4 mg/（kg·d），分次口服，维持量酌减。 3. 甲状腺危象：800～1 000 mg/d，分 3～4 次服，连用 7 d，待危象控制后改为常用剂量	1. 用药期间做好患者饮食指导，服药期间应避免摄入高碘食物和含碘药物，以免病情加重，导致疗效降低。 2. 最常见的副作用有白细胞减少、肝功能受损、皮疹，告知患者要引起重视，用药期间应严密监测血常规和肝功能，如出现粒细胞缺乏症，剥脱性皮炎，需及早停药。 3. 用药期间，应告知患者必须定期监测甲状腺功能，以避免药物过量，导致甲状腺功能减退症的发生。遵医嘱及时调整药物剂量。 4. 当患者胸部存在甲状腺肿时，需特别注意是否影响静脉回流，观察患者有无颜面淤血水肿、颈静脉曲张、胸部皮肤和上臂亦有水肿及明显的静脉曲张的症状。因为甲状腺抑制治疗在高剂量下会导致甲状腺肿或甲状腺肿的扩大。 5. 观察患者有无味觉障碍、头痛、头晕、恶心、呕吐等不良反应，一般停药数周后可以恢复。 6. 禁忌证：哺乳期妇女
口服后由胃肠道迅速吸收，吸收率 70%～80%，广泛分布于全身，集中于甲状腺，75%～80% 经尿排泄，易通过胎盘并能经乳汁分泌	1. 甲状腺功能亢进症保守治疗初期为 20～40 mg/d，用药后的 2～6 周逐步调整剂量，1～2 年内的服药剂量为 2.5～10 mg/d。 2. 长期抗甲状腺功能亢进症治疗，2.5～10 mg/d。 3. 对于必须使用含碘制剂进行诊断，用碘制剂之前 10～20 mg/d，维持 8～10 d	

表 11-13　甲状腺功能减退症用药代表药物

种类	代表药物	常见剂型规格	药理作用及机制	临床应用	药代动力学
甲状腺功能减退症用药	左甲状腺素钠	片剂：50 μg；100 μg	含有的合成左甲状腺素与甲状腺自然分泌的甲状腺素相同。它与内源性激素一样，在外周器官中被转化为 T_3，然后通过与 T_3 受体结合发挥其特定作用	1. 治疗非毒性的甲状腺肿（甲状腺功能正常）。2. 甲状腺肿切除术后，预防甲状腺肿复发。3. 甲状腺功能减退的替代治疗。4. 抗甲状腺药物治疗甲状腺功能亢进症的辅助治疗。5. 甲状腺癌术后的抑制治疗。6. 甲状腺抑制试验	口服后在小肠上端被吸收，达峰时间为 5~6 h。平均半衰期为 7 d。口服后平均吸收 50%，绝大部分与血浆蛋白结合，约 80% 与甲状腺素结合。甲状腺激素主要在肝脏、肾脏、脑和肌肉中代谢，代谢物经尿和粪便排出

表 11-14　雄激素代表药物

种类	代表药物	常见剂型规格	药理作用及机制	临床应用
雄激素	十一酸睾酮	胶囊：40 mg 注射液：2 mL/250 mg	可促进男性生长、男性第二性征和睾丸、副性腺结构的发育。促进蛋白质合成和减少分解，增强免疫功能，促进骨骼生长。促进红细胞生成，反馈性抑制促性腺激素分泌，抑制雌激素分泌	用于男性雄激素缺乏症：睾丸切除术后、性功能低下、生殖器功能不足、更年期；女性进行性乳腺癌及再生障碍性贫血

使 用 方 法	用药期间安全管理
1. 在早餐前 30 min，空腹口服。 2. 甲状腺肿（甲状腺功能正常者）及预防甲状腺切除术后甲状腺肿复发 75～200 μg/d，青少年 50～150 μg/d。 3. 成人甲状腺功能减退：初始剂量 25～50 μg/d，每 2～4 周增加 25 μg，直至维持剂量，一般为 100～200 μg。 4. 儿童甲状腺功能减退症初始剂量为：12.5～50 μg/d，维持剂量为 100～150 μg/m² 体表面积。 5. 甲状腺全切术后 150～300 μg/d；甲状腺抑制试验，200 μg/d	1. 用药期间应该注意观察有无下列常见不良反应：心悸、脱发、体重减轻、腹泻、失眠、紧张和焦虑。 2. 做好患者的用药指导，注意告知食物对药物的影响，尤其奶类、豆类、浓咖啡等会影响该药的吸收，降低其治疗效果。 3. 用药期间定期复查甲状腺激素水平，以监测甲状腺功能恢复和疾病进展，便于调整用药方案。 4. 对于继发的甲状腺功能减退症，必要时，应进行糖皮质激素的补充治疗。 5. 禁忌证：快速性心律失常、药物过敏、急性心肌梗死、急性心肌炎、未经治疗的垂体功能减退和肾上腺功能减退、未经治疗的甲状腺毒症等

药代动力学	使 用 方 法	用药期间安全管理
口服后血清的达峰时间有明显的个体差异，平均约 4h，连续服用后，血清睾酮水平逐渐升高，在 2～3 周后达到稳态；单剂肌内注射后血清睾酮达峰时间约在第 7 d，21 d 后恢复到肌内注射前水平。该药物为亲脂性药物，口服后与类脂质一起经淋巴系统吸收，个体差异大，t_{max} 为 1～8 h，平均为 4 h。经尿排泄，服药后 1 周内尿中总量为 45%～48%，24 h 内所吸收剂量有 40% 出现于尿中	1. 口服：起始剂量为 120～160 mg/d，用药 2～3 周后，改为维持剂量 40～120 mg/d。 2. 需在用餐时服用，不可咬嚼。 3. 肌内注射：0.25 g/次，1 次/月。 4. 特殊情况下（如用于再生障碍性贫血患者时），遵医嘱也可增加到 0.5 g/次	1. 用药期间注意观察患者有无血压升高、红细胞增多症、静脉血栓栓塞症（VTE）等并发症。发生严重不良反应时，应立即停止治疗，待症状消失后，再从较低的剂量重新开始。 2. 在治疗中老年男性雄激素部分缺乏时，应定期监测血清前列腺特异性抗原。 3. 肌内注射时注意注射深度适宜，避免注射部位出现硬结。 4. 心力衰竭、肾功能衰竭、前列腺肥大、高血压、癫痫或三叉神经痛慎用。儿童长期应用可导致性早熟、骨骺早闭，影响生长发育，应慎用。 5. 禁忌证：前列腺癌、乳腺癌患者、妊娠期和哺乳期妇女

第十一章

表 11-15 肾上腺皮质激素代表药物

种类	代表药物	常见剂型规格	药理作用及机制	临 床 应 用	药代动力学
肾上腺皮质激素	醋酸泼尼松	片剂：5 mg	1. 具有抗炎、抗过敏、抗风湿、免疫抑制作用。 2. 泼尼松在肝内11-酮基还原为11-羟基而显药理作用	1. 主要用于过敏性与自身免疫性炎症性疾病。 2. 适用于结缔组织病、系统性红斑狼疮、重症多肌炎、严重的支气管哮喘、皮肌炎、血管炎等过敏性疾病、急性白血病、恶性淋巴瘤	口服后吸收迅速而完全，生物半衰期约 60 min，在体内可与皮质激素转运蛋白结合转运至全身。体内成分含量分布由高到低依次为肝脏、血浆、脑脊液、胸腹水中、肾和脾中较少。代谢后由尿中排出
	氢化可的松琥珀酸钠	粉针剂：50 mg 片剂：10 mg	为肾上腺糖皮质激素类药物。具有抗炎、抗过敏和抑制免疫等多种作用	用于肾上腺皮质功能减退症及垂体功能减退症，也用于过敏性和炎症性疾病等	口服易从胃肠道吸收，约 1 h 血浓达峰值。迅速在肝内代谢成有活性的氢化可的松，其血浆生物学作用的 $t_{1/2}$ 仅 30 min。主要经肝脏代谢，极少量经尿排出

使 用 方 法	用药期间安全管理
1. 常规口服：5～10 mg/次，10～60 mg/d。 2. 抗炎：5～60 mg/d，疗程剂量根据病情不同而异。 3. 自身免疫性疾病：40～60 mg/d，病情稳定后酌减。 4. 防止器官移植排异反应：一般术前1～2 d开始100 mg/d，术后一周改为60 mg/d，以后逐渐减量。 5. 急性白血病、恶性肿瘤等：60～80 mg/d，症状缓解后减量	1. 在服药过程中注意要遵医嘱服用，不可随意更改剂量或停药，停药时应逐渐减量，以免发生不良反应。 2. 长期应用本药的患者，在手术时及术后3～4 d内常需酌情增用量，以防肾上腺皮质功能不足。一般外科患者应尽量不用，以免影响伤口的愈合。 3. 用药期间观察患者有无精神错乱，包括兴奋、失眠、情绪波动等精神病表现。 4. 注意观察不良反应：① 服药期间，应该减少去人流拥挤的地方，注意口腔卫生，观察有无恶心、上腹痛和黑便等情况，防止诱发或加重感染。② 在服药过程中应该注意补钙，预防骨质疏松的发生。③ 密切监测血糖或血压，防止引起高血压和高血糖等症状。 5. 禁忌证：妊娠期妇女。病毒性感染者、运动员应慎用
1. 肾上腺皮质功能减退：成人剂量20～25 mg/d，清晨服2/3，午饭后服1/3，有应激情况时可增至80 mg/d。 2. 肾上腺皮质功能减退及垂体前叶功能减退危象、过敏反应、哮喘持续状态、休克：100 mg/次静脉注射，必要时可300 mg，用5%葡萄糖注射液等稀释0.2 mg/mL后静脉滴注。疗程<3～5 d。 3. 类风湿性关节炎、骨关节炎、腱鞘炎、肌腱劳损等：关节腔内注射，25～50 mg/次，鞘内注射25 mg/次	1. 长期用药者不可随意减量、停药，避免形成以头晕、腹痛、低热、食欲减退等为主要表现的停药综合征。 2. 用药期间注意监测患者的血压和血糖，同时要定期监测血常规及肝肾功能。 3. 长期用药需要观察患者有无以下副作用：库欣综合征、骨质疏松、月经紊乱、低钾血症、胃肠道刺激症状等。 4. 禁忌证：患有严重精神病、有癫痫病史者或活动性消化性溃疡者

六、抗骨质疏松症药

常见的抗骨质疏松症药（表 11-16）按作用机制分为骨吸收抑制剂、骨形成促进剂双重作用药物和其他机制类药物。骨吸收抑制剂有降钙素、双磷酸盐类、雌激素等，其他作用机制类的药物有活性维生素 D 及其类似物。

表 11-16　抗骨质疏松症药代表药物

种类	代表药物	常见剂型规格	药理作用及机制	临床应用	药代动力学
抗骨质疏松症药	鲑降钙素	注射液：1 mL/50 IU；1 mL/100 IU 喷鼻剂：2 mL/4 400 IU	该药物是骨质代谢的一种多肽激素，它对于破骨组织细胞有急性抑制作用，能减少体内钙由骨向血中的迁移量。主要是通过对骨骼、肾脏和胃肠道的调节，而使血钙降低	1. 早期和晚期绝经后骨质疏松症以及老年性骨质疏松症。2. 继发于乳腺癌、肺癌或肾癌、骨髓瘤和其他恶性肿瘤骨转移所致的高钙血症。3. 变形性骨炎	直接作用于骨，能直接被胃肠道和肾吸收，首先在肾中迅速代谢转化成无活性的小碎片，但也在血液和周围组织中代谢，小部分没有代谢的和它的无活性代谢物在尿中被排泄。不能通过胎盘屏障和血脑屏障，降钙素在肌内注射或皮下注射后，绝对生物利用度约 70%，在 1 h 内达血浆浓度峰值，消除半衰期是 70~90 min，95% 的注射量将由肾脏代谢后排泄，蛋白的结合率为 30%~40%

七、降尿酸药

常见的降尿酸药分为急性期用药物和慢性期用药物。急性期用药物主要有：非甾体类抗炎药；慢性期用药物包括抑制尿酸合成类药、促进尿酸排泄类药和碱性药类降尿酸药（表 11-17、11-18）。

使 用 方 法	用药期间安全管理
1. 皮下或肌内注射，需在医生指导下用药。 2. 骨质疏松症：1 次 /d，根据疾病的严重程度，50～100 IU/次或隔日 100 IU，为防止骨质进行性丢失，应根据个体需要，适量摄入钙和维生素 D。 3. 高钙血症：5～10 IU/（kg·d），1 次或分 2 次皮下或肌内注射，如果注射的剂量超过 2 mL，应采取多个部位注射。 4. 变形性骨炎：每日或隔日 100 IU。 5. 鼻喷剂：① 治疗骨质疏松症 20 μg/d 或 40 μg/d，1 次或分次给药。② 伴有骨质溶解和（或）骨质减少的骨痛视个体的需要而调整剂量，40～80 μg/d，40 μg 可以一次性给药，当需要大剂量时，应分次给药	1. 鼻喷剂应每周用干净湿布擦拭喷头 1～2 次，替换安全帽之前，应擦干喷头，不要用针或尖锐物品扎喷嘴，以免损坏喷雾装置。开始使用后，室温放置即可，最长可使用 4 周。 2. 注意不良反应的观察：如恶心、呕吐、头晕、轻度的面部潮红伴发热感。这些不良反应与剂量有关。 3. 观察有无过敏反应，包括注射部位的局部反应或全身性皮肤反应，个别的过敏反应可导致心动过速、低血压和虚脱。 4. 使用前必须进行皮肤试验。皮肤试验方法如下：（50 IU/ 支）用一次性针筒取 0.2 mL，用生理盐水稀释至 1 mL，皮下注射 0.1 mL（约 1 IU），观察 15 min，注射部位不超过中度红色为阴性，超过中度红色为阳性。 5. 长期卧床治疗的患者，每日需检查血液生化指标和肾功能。 6. 治疗过程中如出现耳鸣、眩晕、哮喘应停用。 7. 变形性骨炎及有骨折史的慢性疾病患者，应根据血清碱性磷酸酶及尿羟脯氨酸排出量决定停药或继续治疗。 8. 禁忌证：对鲑降钙素过敏者、妊娠期及哺乳期妇女

续 表

种类	代表药物	常见剂型规格	药理作用及机制	临床应用	药代动力学
双膦酸盐类	阿仑膦酸钠	片剂：10 mg；70 mg	该药物为氨基二膦酸盐类骨吸收抑制剂，通过抑制破骨细胞的活性而发挥抗骨吸收作用	1. 治疗绝经后妇女的骨质疏松症以预防髋部和脊柱骨折（椎骨压缩性骨折）。2. 治疗男性骨质疏松症以预防骨折	口服后主要在小肠内吸收，生物利用度约为 0.7%。血浆结合率约80%，血清半衰期短，吸收后的药物20%~60% 被骨组织迅速摄取，达峰时间约为 2 h，其余部分能迅速以原形经肾排泄消除
	唑来膦酸钠	注射液：100 mL/5 mg	属于含氮双膦酸化合物，主要作用于人体骨骼，通过对破骨细胞的抑制，从而抑制骨吸收	用于治疗绝经后妇女的骨质疏松症。用于治疗变形性骨炎	1. 静脉滴注后，活性成分血浆浓度迅速上升。输液结束时达峰值。2. 在最初 24 h，给药剂量的 39%±16% 以原形形式出现在尿中。而剩余药物主要与骨骼组织结合，并经肾脏排出。3. 不能被人体代谢。经肾脏以原形排出。最终清除半衰期是 146 h

使 用 方 法	用药期间安全管理
推荐剂量为：1 次 / 周，70 mg/ 次或 1 次 /d，10 mg/ 次	1. 早餐前用 200 mL 温开水送服，用药后至少 30 min 方可进食。不宜饮用牛奶、奶制品和钙含量较高的饮料，也不宜与饮料、橘子汁或咖啡同服，以免影响阿仑膦酸钠的吸收。患者若需服用其他药物，应间隔至少 30 min。 2. 为减少阿仑膦酸钠对食管的刺激，服药后至少 30 min 之内和当天第 1 次进食前避免躺卧，尽量保持上半身直立，以减少食管刺激，避免发生溃疡性食管炎。 3. 治疗前，必须纠正钙代谢和矿物质代谢紊乱，维生素 D 缺乏和低钙血症。 4. 如出现吞咽困难、吞咽痛、胸骨后疼痛，新发胃灼热，或胃灼热加重，立即停药。警惕可能发生食管反应的任何症状和体征。 5. 避免咀嚼或吮吸药片，以防口咽部溃疡。 6. 禁忌证：食管狭窄或弥漫性食管痉挛患者，肌酐清除率 < 35 mL/min 的患者，妊娠期妇女、儿童。胃肠道功能紊乱、胃炎、食管不适、十二指肠炎、溃疡病患者，轻、中度肾功能异常患者慎用
1. 骨质疏松症的治疗，推荐剂量为静脉滴注 5 mg/ 次，1 次 / 年。 2. 对于变形性骨炎的治疗，推荐剂量为静脉滴注 5 mg/ 次。 3. 恒定速度滴注。滴注时间应 > 15 min。 4. 给药前患者必须进行适当的补水，特别是同时接受利尿剂治疗的患者	1. 静脉滴注给药建议 0.5～1.0 h，药物使用前应充分水化，对于老年患者和接受利尿剂治疗的患者尤为重要。 2. 不能与其他钙制剂或其他药物混合静脉给药，必须通过单独的输液管按照恒量恒速输注。如果经过冷藏，需放置室温后使用。 3. 治疗前，低钙血症患者需服用足量钙和维生素 D。 4. 用药后密切观察不良反应：部分患者首次使用后可能出现一过性发热、骨痛、肌痛等，多在用药 3 d 内自行缓解，症状明显者可予非甾体类抗炎药对症治疗。 5. 禁忌证：对唑来膦酸或其他双膦酸盐或药品成分中任一辅料过敏者，严重肾功能不全患者（肌酐清除率 < 35 mL/min），妊娠期和哺乳期妇女

续 表

种类	代表药物	常见剂型规格	药理作用及机制	临床应用	药代动力学
活性维生素D	阿法骨化醇	片剂：0.25 μg；0.5 μg；1 μg 胶囊：0.25 μg；1 μg	在体内起调节钙、磷平衡作用，增加钙、磷的肠道吸收，促进骨骼矿化，降低血浆中甲状旁腺素水平，减少骨钙消除，解除骨骼、肌肉的疼痛，改善绝经、衰老和使用糖皮质类固醇引起的骨质疏松有关的肠道钙吸收不良	1. 骨质疏松症。2. 继发性甲状旁腺机能亢进。3. 肾性骨病。4. 甲状旁腺功能减退。5. 营养和吸收障碍引起的佝偻病和骨软化症。6. 假性缺钙的佝偻病和骨软化症	在肝脏内迅速转化为1, 25-二羟基维生素D。这是调节钙和磷酸盐代谢的维生素D的代谢物。半衰期为4 h，药理作用3~5 d

表 11-17　非甾体类抗炎药和抑制尿酸合成类药代表药物

种类	代表药物	常见剂型规格	药理作用及机制	临床应用	药代动力学
非甾体类抗炎药	洛索洛芬钠	片剂：60 mg	为前体药物，经消化道吸收后在体内转化为活性代谢物，其活性代谢物通过抑制前列腺素的合成而发挥镇痛、抗炎及解热作用	1. 用于类风湿性关节炎、变形性关节病、腰痛症、肩周炎、颈肩臂综合征的消炎和镇痛。2. 用于术后、外伤后及拔牙后的镇痛和消炎。3. 用于急性上呼吸道感染的解热和镇痛	口服后迅速吸收，到达最高血中浓度时间分别为30 min、50 min，半衰期均为75 min，吸收后迅速从尿中排泄出
抑制尿酸合成类药	非布司他	片剂：20 mg；40 mg；80 mg	该药物为2-芳基噻唑衍生物，是一种黄嘌呤氧化酶抑制剂，通过抑制尿酸合成降低血清尿酸浓度	1. 适用于痛风患者高尿酸血症的长期治疗。2. 不推荐用于无临床症状的高尿酸血症	半衰期在4.46~8 h，并且具有线性药代动力学特征。它主要经肝代谢，通常轻中度肝损伤患者可以使用，但重度肝损伤患者则不建议使用

使 用 方 法	用药期间安全管理
1. 慢性肾衰竭和骨质疏松症：成人 1 次 /d，口服阿法骨化醇 0.5～1.0 μg。 2. 甲状旁腺机能低减症，其他维生素 D 代谢异常所致的疾病：成人 1 次 /d，口服 1.0～4.0 μg。 3. 小儿骨质疏松症，常用量为 1 次 /d，口服 0.01～0.03 μg/kg。其他疾病时，1 次 /d，口服 0.05～0.1 μg/kg	1. 用药前询问过敏史、身体状况、糖尿病、高血压等基础疾病以及近期用药情况等，排除用药禁忌，避免出现严重用药风险。 2. 服用阿法骨化醇片期间，定期监测血钙、尿钙水平，特别是同时补充钙剂者。 3. 肾结石患者、妊娠期妇女要谨慎服用。如病情需要，哺乳期女性服用该药期间需停止哺乳。 4. 用药期间注意监测药物有无恶心、呕吐、发热等不良反应。 5. 禁忌证：高钙血症者

使 用 方 法	用药期间安全管理
饭后服用，慢性炎症疼痛：成人 60 mg/ 次，3 次 /d。急性炎症疼痛：顿服 120 mg。可根据年龄、症状适当增减，最大剂量 < 180 mg/d	1. 慢性疾病，手术后及外伤时应避免同一种药物长期使用。 2. 如长期用药，要定期进行尿液、血液学及肝、肾功能等临床检查，如发现异常应采取减量、停药等措施。 3. 避免与其他镇痛消炎药同用。 4. 消化性溃疡，心、肝、肾功能不全，血液学异常，支气管哮喘、过敏症及其既往史。高血压及高龄患者慎用
初始剂量为 20 mg/d，24 周后血尿酸不达标者，逐渐加量，最大剂量为 80 mg/d。血尿酸值达标后，维持最低有效剂量	1. 口服给药。服药初期，可见痛风发作频率增加。无需终止治疗，可适当调整剂量。 2. 不良反应：主要有肝功能异常、恶心、关节痛、皮疹。 3. 禁忌证：正在接受硫唑嘌呤、巯嘌呤治疗的患者、妊娠期妇女、儿童。合并心脑血管疾病的老人应谨慎使用。 4. 第 1 次用药前需检测肝功能，用药 2 周后检测血清尿酸水平和肝功能

表 11-18　促进尿酸排泄类和碱性药类降尿酸药代表药物

种类	代表药物	常见剂型规格	药理作用及机制	临 床 应 用
促进尿酸排泄类药	苯溴马隆	片剂：50 mg	通过抑制肾小管对尿酸的重吸收，从而降低血中尿酸的浓度	1. 原发性高尿酸血症。 2. 痛风性关节炎间歇期。 3. 痛风结节肿。 4. 继发性高尿酸血症
碱性药类降尿酸药	碳酸氢钠	片剂：0.5 g	该药为抗酸剂，口服后可迅速中和胃酸，解除胃酸过多或烧心症状，但作用较弱，持续时间较短。碱化尿液，使尿酸石溶解，将 pH 维持在 6.5 左右	用于胃酸过多症，痛风间歇期和慢性期的治疗

药代动力学	使 用 方 法	用药期间安全管理
口服易吸收，服药后 24 h 血中尿酸为服药前的 66.5%。4～6 h 血药浓度达峰值。在肝内卤化为苯塞隆和溴苯塞隆，部分与葡萄糖醛酸结合，主要经肠道，小部分经肾排出	初始剂量 25 mg/d，渐增至 50～100 mg/d，早餐后服用。服药期间需口服碳酸氢钠 3～6 g/d 以碱化尿液，并大量饮水，以便于尿酸排出	1. 用药期间应注意大量饮水及碱化尿液，切忌过度碱化，尿液 pH 调整至 6.2～6.9，心肾功能正常者维持尿量 2 000 mL/d 以上。 2. 不良反应：可能出现肝损、胃肠不适、腹泻、皮疹、阳痿等。注意观察，及时发现。 3. 用药期间避免食用高嘌呤食物、动物内脏、海鲜等。 4. 用药期间可以适当体育活动，如慢跑、游泳等，能够促进体内新陈代谢，有利于促进尿酸排泄。但要注意避免剧烈运动。 5. 禁忌证：妊娠和哺乳期妇女。合并慢性肝病的患者慎用，避免与其他具有肝毒性的药物同时使用
该药可以碳酸氢根形式由肾脏排泄，也可以二氧化碳形式由肺排出体外	口服，0.5～2 g/ 次，3 次 /d	1. 观察患者有无不良反应，中和胃酸时所产生的二氧化碳可能引起嗳气，继发性胃酸分泌增加。 2. 连续使用不得超过 7 d，观察患者症状有无缓解。 3. 如服药过量或出现严重不良反应，请立即就医。 4. 注意监测患者的血压，尤其对于少尿和无尿的患者，钠潴留并且有水肿的患者应慎用，比如肝硬化、出血性心力衰竭、肾功能不全、妊娠高血压综合征，因为它可以增加钠的负荷引起血压升高。 5. 禁忌证：阑尾炎或有类似症状而未确诊者或消化道出血原因不明者，可能发生胃穿孔的溃疡患者，6 岁以下小儿

第十一章

第十二章

妇产科药物

表 12-1　促进子宫收缩药代表药物

种类	代表药物	常见剂型规格	药理作用及机制	临床应用	药代动力学
促进子宫收缩药	缩宫素	注射液：1 mL/10 IU	1. 可刺激子宫平滑肌收缩，模拟正常分娩时子宫收缩作用，引发子宫颈扩张。 2. 可刺激乳腺平滑肌收缩，有助于乳汁排出	1. 催产、引产。 2. 了解胎盘储备功能（催产素激惹试验）。 3. 用于产后及流产后因子宫收缩无力而引起的子宫出血	1. 口服：无效。 2. 滴鼻：很快吸收，作用时效约 20 min。 3. 肌内注射：在 3～5 min 起效，作用持续 30～60 min。 4. 静脉滴注：立即起效，15～60 min 内子宫收缩的频率与强度逐渐增加，然后稳定，滴注完毕后 20 min 其效应逐渐减退。 5. 半衰期一般为 1～6 min，经肝、肾代谢，经肾排泄，极少量是原形物
	卡前列素氨丁三醇	注射液：1 mL/250 μg	该药为前列腺素类似物，能有效促进子宫平滑肌收缩，显著减少产后出血量；同时可刺激胃肠道的平滑肌，可引起呕吐或腹泻	本药适用于常规处理方法无效的子宫收缩弛缓引起的产后出血	肌内注射 250 μg，15～30 min 达到最高浓度

一、促进子宫收缩药

常见的促进子宫收缩药包括缩宫素注射液、卡前列素氨丁三醇注射液等（表 12-1）。

二、抑制子宫收缩药

常见的抑制子宫收缩药包括硝苯地平片、硫酸镁注射液、盐酸利托君注射液、醋酸阿托西班注射液等（表 12-2）。

使 用 方 法	用药期间安全管理
1. 催产和引产：用法为静脉滴注，用于足月妊娠引产时，以 2.5 IU 加入 500 mL 的生理盐水或者 5% 葡萄糖溶液中，4～8 滴 /min 起滴，观察 30 min 后，调整滴数，每 30 min 增加 4～8 滴 /min，一般不超过 40 滴 /min。调整滴数的过程中，出现规律的子宫收缩后，停止调整滴数。 2. 催产素激惹试验：用法同催产和引产，出现子宫收缩后进行胎心监护，观察胎心变化。 3. 控制产后出血：胎盘娩出后肌内注射 10 IU；必要时 10～20 IU 加入液体中静脉滴注，不超过 60 IU/d	1. 用于引产、催产和催产素激惹试验时必须使用静脉输液泵严格控制滴数，专人负责观察和调节滴速，每 30 min 记录胎心、滴速和子宫收缩情况，一旦发生子宫收缩过频、胎心异常应立即请示医生并减慢速度或停止静脉滴注，必要时遵医嘱给予子宫收缩抑制剂。 2. 产后长期大剂量使用可引起水肿，需严密监护，及时汇报。 3. 该药贮存条件：避光，≤ 20℃
起始剂量为 250 μg，做深部肌内注射，必要时间隔 15～90 min 多次肌内注射，可得到良好的疗效，总剂量不应超过 2 mg	1. 用药后观察子宫收缩情况，准确记录阴道出血量，注意观察患者的生命体征并做好记录。 2. 用药后观察患者呕吐或腹泻情况。 3. 慎用于有哮喘、低血压、高血压、心血管病、肝肾病变、贫血、黄疸、糖尿病或癫痫病史的患者。 4. 该药品为冷藏药品，使用时避免药品离开冷藏环境时间过长，影响药效

表 12-2 抑制子宫收缩药代表药物

种类	代表药物	常见剂型规格	药理作用及机制	临床应用
抑制子宫收缩药	硝苯地平	片剂：10 mg	该药是钙通道阻滞剂，通过阻断钙通道松弛子宫平滑肌，起到抑制子宫收缩的作用	1. 抑制子宫收缩，保胎，是治疗早产的一线药。 2. 用于各种类型的高血压及心绞痛
	硫酸镁	注射液：10 mL/2.5 g；2 mL/1 g	1. 镁离子可抑制中枢神经的活动，抑制运动神经-肌肉接头乙酰胆碱和钙的释放，使骨骼肌松弛、降低血压，抑制抽搐发生。 2. 高浓度的镁离子直接作用于子宫平滑肌细胞，拮抗钙离子，可抑制子宫收缩	1. 可作为抗惊厥药，用于子痫前期预防子痫发作、治疗子痫。 2. 抑制子宫收缩，治疗早产

药代动力学	使 用 方 法	用药期间安全管理
详见抗高血压药	1. 抑制子宫收缩：首次给予口服 20 mg 负荷剂量，后以每 4～8 h 给予 10～20 mg 维持治疗 48～72 h。 2. 用于各种类型的高血压及心绞痛：详见抗高血压药	1. 严密监测患者子宫收缩情况，严格按照时间节点给药，保证药物浓度，若抑制子宫收缩效果不佳及时报告医生。 2. 服药期间密切监测患者血压，预防低血压的发生，避免变换体位过快引起头晕、黑矇，甚至晕厥等表现。 3. 已使用硫酸镁保胎者慎用，以免血压急剧下降。 4. 该药贮藏条件：15～25℃，遮光
1. 肌内注射后 20 min 起效。 2. 静脉注射后立即起作用。 3. 药物由肾脏排出，排出的速度与血镁浓度和肾小球滤过率相关	1. 治疗子痫前期和子痫：负荷剂量为 4～6 g，溶于 25% 葡萄糖注射液 20 mL 静脉注射（10～20 min）或者溶于 5% 葡萄糖溶液 100 mL 快速静脉滴注（15～20 min），继而 1～2 g/h 静脉滴注维持，24 h 总量一般不超过 25 g，用药时限一般不超过 5 d。 2. 治疗早产：首次负荷量为 4～5 g 静脉注射或者快速静脉滴注，随后 1～2 g/h 缓慢静脉滴注 12 h，一般用药不超过 48 h	1. 静脉滴注期间患者出现膝跳反射减弱或消失、尿量 ≤ 17 mL/h 或者 ≤ 400 mL/24 h、呼吸 ≤ 16 次/min 等情况，警惕患者发生镁中毒，需立即停止静脉滴注，报告医生。 2. 严格控制使用量，24 h 内不可超过 25 g，有条件应使用静脉输液泵控制药物速度。 3. 负荷剂量快速静脉注射时可引起恶心、呕吐、心悸、头晕、眼球震颤等，减慢注射速度后症状可消失，做好患者的安抚工作。 4. 镁中毒应急处置：① 立即停止静脉滴注硫酸镁；② 给予患者低流量吸氧；③ 遵医嘱给予 10% 的葡萄糖氯化钙注射液缓慢静脉注射（5～10 min）。 5. 禁忌证：低血压、呼吸抑制者，有心肌损害、心脏传导阻滞者

续 表

种类	代表药物	常见剂型规格	药理作用及机制	临床应用
抑制子宫收缩药	盐酸利托君	注射液：5 mL/50 mg 片剂：10 mg	作用于子宫平滑肌的 β_2 受体，使子宫平滑肌松弛，抑制子宫收缩；同时也兴奋 β_1 受体，引起心率加快、心肌耗氧量增加	预防妊娠 20 周以后的早产
	醋酸阿托西班	注射液：0.9 mL/6.75 mg；5 mL/37.5 mg	该药是选择性催产素受体拮抗剂，是竞争性结合子宫平滑肌或蜕膜的催产素受体，使催产素作用削弱，从而抑制宫缩	主要用于 24～33 周先兆早产的治疗

药 代 动 力 学	使 用 方 法	用药期间安全管理
1. 口服：30～60 min 血药浓度达到最高，初始半衰期为 1.3 h，口服的生物利用度约 30%。 2. 静脉滴注：半衰期为 6～9 min。 3. 90% 在 24 h 内由尿液排出	1. 静脉滴注：100 mg 加入 500 mL 溶液稀释为 0.2 mg/mL 的浓度，开始静脉滴注时应控制滴速使剂量为 0.05 mg/min（5 滴 /min），每 10 min 增加 0.05 mg/min（增加 5 滴 /min），直至达到预期效果，通常保持在 0.15～0.35 mg/min（15～35 滴 /min），待宫缩停止，继续输注至少 12～18 h。 2. 口服：静脉滴注结束前 30 min 开始口服治疗，最初 24 h 每 2 h 口服 10 mg，此后每 4～6 h 口服 10～20 mg，总量不超过 120 mg/d	1. 慎用于合并心脏病、高血压、未控制的糖尿病，并发重度子痫前期、明显产前出血等妊娠期妇女。 2. 用药期间需密切关注妊娠期妇女主诉，有无心悸，密切监测心率、血压、子宫收缩变化，静脉滴注量不超过 2 000 mL/d，以防肺水肿。如患者心率＞120 次 /min，应减慢滴速；如心率＞140 次 /min，应停药；如出现胸痛，应立即停药并行心电监护。 3. 使用过程中密切监测患者生化指标变化，因该药物可升高血糖及降低血钾
静脉滴注开始后 1 h 内达稳态血浆浓度，静脉滴注结束后阿托西班血浆浓度迅速下降，终止半衰期为 1.4～2 h	1. 静脉给药有三个连续的步骤： 第一步：6.75 mg，静脉注射（多于 1 min）； 第二步：75 mg 加入 90 mL 溶液，18 mg/h 的速度静脉滴注 3 h； 第三步：3 h 后将静脉滴注速度改为 6 mg/h 维持 45 h。 2. 治疗时间不应超过 48 h，一个完整的疗程中，总剂量不应超过 330 mg	1. 严格按照要求配置，使用输液泵控制滴速。 2. 使用期间妊娠期妇女要卧床休息，严密监测子宫收缩的强度、持续时间并做好记录，监测生命体征。 3. 监测胎心胎动情况，遵医嘱听胎心，嘱妊娠期妇女数胎动，做好自我监测

第十二章

三、药物流产相关药

常见的药物流产相关药有米非司酮片、米索前列醇片（表 12-3）。

表 12-3　药物流产相关药代表药物

种类	代表药物	常见剂型规格	药理作用及机制	临床应用	药代动力学
药物流产相关药	米非司酮	片剂：25 mg	该药为孕激素受体拮抗药，具有终止早孕、抗着床、诱导月经及促进宫颈成熟等作用	1.用于紧急避孕。2. 16周以内的终止妊娠	口服吸收迅速，半合成及合成米非司酮血药浓度达峰时间分别为 1.5 h、0.81 h，消除半衰期 20～34 h
	米索前列醇	片剂：0.2 mg	该药为前列腺素衍生物，具有宫颈软化、增强子宫张力及宫内压作用	米非司酮片与米索前列醇片序贯合并使用，可用于终止 16 周以内的宫内妊娠	口服后迅速吸收，30 min 后其活性代谢产物的血药浓度达峰值，半衰期 20～40 min

使 用 方 法	用药期间安全管理
1. 紧急避孕：无防护性生活或避孕失败后 72 h 内，空腹或进食 2 h 后口服 25 mg，服药后禁食 2 h。 2. 药物流产 （1）用于终止 7 周（49 d）内的妊娠：第 1 d、第 2 d 分别空腹或进食后 2 h 口服米非司酮 50 mg，8～12 h 再口服 25 mg，总量为 150 mg； （2）用于终止 8～16 周（50～112 d）内的妊娠：第 1 d、第 2 d 分别空腹或进食后 2 h 口服米非司酮 100 mg，总量为 200 mg。 两种方法均于服药的第 3 d 口服米索前列醇片 0.6 mg，前后空腹 1 h	1. 药物流产必须在医护人员监护下使用，严密观察出血及副作用的发生情况。早期妊娠≤ 49 d 可门诊行药物引产；> 49 d 应酌情考虑，必要时住院流产。 2. 告知患者服用该药物前 2 h 需要空腹，服用后也需要保持空腹状态，以便达到药物最佳吸收效果。 3. 患者服药后可出现恶心、呕吐、腹痛、腹泻等胃肠道症状。 4. 出血时间长、出血多是药物流产的主要副作用，极少数人会大量出血而需急诊刮宫终止妊娠。 5. 使用该药物终止早孕失败者，必须进行人工流产终止妊娠
在服用米非司酮片 38～48 h 后，口服米索前列醇 0.6 mg，前后空腹 1 h	1. 禁忌证：青光眼、哮喘、宫外孕、带宫内节育器妊娠。 2. 用于 16 周以内的终止妊娠时，米非司酮片与米索前列醇片应联合使用，不能单独使用，必须在具有急诊、刮宫手术和静脉滴注、输血条件的医疗机构使用。 3. 密切观察患者体温情况，该药对体温中枢有刺激作用，当患者出现体温升高，应辨别感染还是药物本身因素

第十三章

局部麻醉药物

表 13-1 酯类局麻药代表药物

种类	代表药物	常见剂型规格	药理作用及机制	临床应用
酯类局麻药	普鲁卡因	注射液：2 mL/40 mg	能暂时阻滞神经纤维的传导而具有麻醉作用，但是对皮肤、黏膜穿透力较弱，不适用于表面麻醉。对中枢神经系统常量抑制、过量兴奋。小剂量兴奋交感神经	用于浸润麻醉、阻滞麻醉、蛛网膜下腔麻醉、硬膜外麻醉和封闭疗法

一、酯类局麻药

常见的酯类局麻药有普鲁卡因等（表 13-1）。

二、酰胺类局麻药

常见的酰胺类局麻药有中效的利多卡因和长效的罗哌卡因等（表 13-2）。

药代动力学	使 用 方 法	用药期间安全管理
进入人体吸收和分布都很快，维持药效时间为 30～60 min	1. 浸润麻醉和封闭疗法：范围较大时一般使用 0.25%～0.5% 溶液，注射范围较小用 1% 溶液。不加肾上腺素用量 ≤ 0.5 g/次，加肾上腺素的用量 ≤ 1.0 g/次。 2. 阻滞麻醉：1%～2% 溶液，不加肾上腺素用量 ≤ 0.5 g/次，加肾上腺的用量 ≤ 1.0 g/次。 3. 静脉复合麻醉：盐酸普鲁卡因 5 g 加入葡萄糖注射液 500 mL，静脉滴注，剂量和滴数视麻醉需要而定	1. 禁忌证：对该药过敏者。慎用于高血压患者。 2. 除特殊原因，一般不加肾上腺素，如果需要，应现用现配。 3. 为患者注射时，应注意注射部位避免接触含碘消毒剂，否则会引起普鲁卡因沉淀。 4. 使用期间应注意观察患者是否有因过量而引起中毒的表现，如头昏、目眩、寒战、震颤、多言、惊厥和昏迷，应注意最大剂量不可超过 1.0 g/次

表 13-2　酰胺类局麻药代表药物

种类	代表药物	常见剂型规格	药理作用及机制	临床应用	药代动力学
酰胺类局麻药	利多卡因	注射液：5 mL/50 mg；5 mL/100 mg；10 mL/200 mg；20 mL/400 mg	通过阻断钠离子通道，产生局部麻醉作用	1. 局麻药：主要用于浸润麻醉、硬膜外麻醉、表面麻醉及神经传导阻滞。2. 抗心律失常：具体见抗心律失常药	该药吸收后，组织分布快而广，能透过血脑屏障和胎盘。该药麻醉强度大、起效快、弥散力强，药物从局部消除约需 2 h，加肾上腺素可延长其作用时间
	罗哌卡因	注射液：10 mL/20 mg；10 mL/50 mg；10 mL/75 mg；10 mL/100 mg	可提高神经电刺激的阈值、减慢神经冲动传导、减低动作电位的上升速度，从而阻断神经冲动的产生和传导	1. 外科手术麻醉：硬膜外麻醉、蛛网膜下腔麻醉；区域阻滞。2. 急性疼痛控制：持续硬膜外输注或间歇性单次用药，如术后或阴道分娩镇痛；区域阻滞	血浆浓度取决于剂量、用药途径和注射部位血管分布，最大血浆浓度和剂量成正比。从硬膜外注射的吸收完全，硬膜外用药比静脉用药清除半衰期要长

使 用 方 法	用药期间安全管理
1. 成人常用量：表面麻醉：2%～4% 溶液不超过 100 mg/次。浸润麻醉或静脉注射区域阻滞：0.25%～0.5% 溶液，50～300 mg。 2. 小儿常用量：随个体而异，给药总量每次不超过 4.0～4.5 mg/kg，常用 0.25%～0.5% 溶液，特殊情况才用 1.0% 溶液	1. 局部麻醉时，防止误入血管，观察有无相关中毒表现，如兴奋、多语、头痛、头晕、唇舌麻木、恶心、呕吐、肌肉抽动等。 2. 禁忌证：对酰胺类局麻药过敏者。慎用于对其他局麻药过敏者。 3. 局部浸润的药液中加肾上腺素，应在使用前评估患者是否有心脏病（包括心律失常）、甲状腺功能亢进、高血压、外周血管病等。 4. 用药时应严格掌握浓度和用药总量，如有以上疾病，应谨慎加用肾上腺素。 药物过量的症状：随着血药浓度的递增而逐渐出现舌头麻、轻度头痛、视觉障碍、肌肉颤动、意识消失、抽搐、昏迷、呼吸停止、中枢神经抑制等。 药物过量的处理：① 保持呼吸道通畅，必要时面罩加压给氧，或气管插管进行人工通气；② 患者体位宜头低脚高位；③ 必要时给予恰当的升压药；④ 对惊厥的患者可静脉注射地西泮，顽固惊厥考虑使用肌松药
一般情况下，外科麻醉需要较高的浓度和剂量（神经阻滞：0.25%～0.5% 浓度，最大剂量为 200 mg/次；硬膜外腔阻滞：0.5%～1.0% 浓度，最大剂量为 150 mg/次），而对于急性疼痛的镇痛用药，则使用较低的浓度和剂量（2 mg/mL）	1. 用药前询问过敏史，禁忌证：对酰胺类局麻药过敏者。慎用于严重肝病患者、低血压和心动过缓患者、慢性肾功能不全伴有酸中毒及低血浆蛋白患者、哺乳期妇女和年龄 < 12 岁患儿等。 2. 使用过程中须注意观察患者中枢神经系统和心血管毒性反应。 3. 只适合采用腰或胸的硬膜外麻醉给药，不可静脉滴注或脊髓麻醉并避免大容量的快速注射。 4. 使用前应注意观察患者情况，如果有低血压和心动过缓，应预先输液扩容或使用升压药。一旦发生低血压，应给予对症处理。 5. 用药前应抽回血，禁止将药物注入血管。一旦注入血管产生毒性反应，应立即进行抢救处理

第十四章

抗变态反应药物

表 14-1　肥大细胞稳定剂和白三烯受体阻断药代表药物

种类	代表药物	常见剂型规格	药理作用及机制	临床应用
肥大细胞稳定剂	色甘酸钠	粉雾剂：14 g 滴眼剂：0.16 g 滴鼻剂：200 mg	通过抑制细胞内环磷腺苷磷酸二酯酶，致使细胞内环磷腺苷的浓度增加，阻止钙离子转运入肥大细胞内，从而稳定肥大细胞膜，从而抑制组胺、5-HT、慢反应物质等过敏反应介质的释放，进而阻抑过敏反应介质对组织的不良作用	1. 支气管哮喘。 2. 过敏性鼻炎。 3. 花粉症。 4. 过敏性结膜炎等
白三烯受体阻断药	扎鲁司特	片剂：20 mg；40 mg	通过抑制白三烯活性，有效地预防白三烯多肽所致的血管通透性增加而引起的气道水肿，同时抑制白三烯多肽产生的气道嗜酸细胞的浸润，减少气管收缩和炎症，减轻哮喘症状，仅作用于白三烯受体，不影响前列腺素、血栓素、胆碱能及组胺受体，从而发挥抗炎、平喘和抗过敏作用	用于支气管哮喘的预防和长期治疗

一、H₁ 受体阻断药

常见的 H₁ 受体阻断药（图 14-1）主要包括肥大细胞稳定剂、白三烯受体阻断药、抗组胺药和糖皮质激素（表 14-1~14-3）。

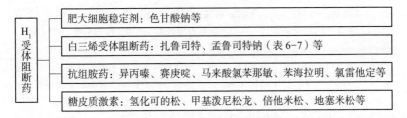

图 14-1 常见 H₁ 受体阻断药分类

药代动力学	使用方法	用药期间安全管理
口服吸收仅 1%，治疗支气管哮喘主要用其微粒粉末吸入给药；约 10% 达肺深部组织并吸收入血，15 min 达血药浓度峰值。以原形从胆汁和尿液排出	1. 患者发生哮喘时，予干粉吸入，3.5~7 mg/ 次。 2. 滴眼时 1~2 滴 / 次，4 次 /d。 3. 过敏性鼻炎 10 mg/ 次，4 次 /d	1. 干粉吸入治疗时，关注患者是否有咽部不适、恶心、胸闷等表现，治疗时不可骤然停药，以免诱发哮喘，停药应逐渐减量。 2. 该药宜在哮喘易发季节前 1~2 周用药。 3. 使用滴眼液时，注意用药前后洗手和清洁鼻腔，避免交叉感染。 4. 服用药物期间，应告知患者减少过敏食物摄入，如海鲜或者牛羊肉，同时也要远离灰尘或者是辐射性较强的地方
口服吸收良好，约 3h 血药浓度达高峰，药物血浆尚未达到峰值时便可产生明显的首剂效应，主要在肝脏代谢。清除半衰期为 10 h	1. 用于预防持续哮喘发作，因此应持续使用。 2. 成人和 12 岁以上儿童：起始剂量 20 mg/ 次，2 次 /d，剂量逐步增加至最大剂量 40 mg/ 次。 3. 老年人起始剂量 20 mg/ 次，2 次 /d，根据临床反应遵医嘱调整剂量	1. 服药期间应关注患者肝功能情况，尤其是氨基转移酶升高情况。 2. 用药剂量不应超过最大推荐量。 3. 与华法林合用时，应密切监测凝血酶原时间

第十四章

表 14-2 抗组胺药代表药物

种类	代表药物	常见剂型规格	药理作用及机制	临床应用
抗组胺药	盐酸异丙嗪	片剂：12.5 mg；25 mg 注射液：1 mL/25 mg	与组织释放的组胺竞争 H_1 受体，能拮抗组胺对胃肠道、气管、支气管或细支气管平滑肌的收缩或挛缩，从而与组胺起竞争性的拮抗作用。通过抑制延髓的催吐化学感受区及中枢性抗胆碱性能，作用于前庭和呕吐中枢及中脑髓质感受器产生止痛及抗胆碱作用。通过间接降低脑干网状上行激活系统的应激性而产生镇静催眠作用	1. 用于各种过敏症（荨麻疹、哮喘等）。 2. 应用于对普鲁卡因或利多卡因过敏或禁忌的需要局部麻醉的患者。 3. 用于妊娠期引起的呕吐、抗癌药物引起的不良反应或乘船等引起的眩晕。 4. 与氯丙嗪等配置成冬眠注射液，用于人工冬眠
	赛庚啶	片剂：2 mg	1. 可与组织中释放出来的组胺竞争效应细胞上的 H_1 受体，从而阻止过敏反应的发作，解除组胺的致痉挛和充血作用。具有轻度的抗胆碱、抗抑郁和中枢镇静作用。 2. 通过抗组胺和抗 5-HT 作用，抑制垂体分泌生长激素和促皮质素，从而达到降糖作用。 3. 通过抑制下丘脑饱觉中枢致食欲增进作用	1. 各种过敏性疾病：尤其适用于各种瘙痒性皮肤病，过敏性鼻炎及其他变态反应性疾病。 2. 由于发作性血管舒缩功能失调所致的偏头痛。 3. 肢端肥大症。 4. 皮质醇增多症。 5. 奈氏综合征。 6. 乳溢-闭经综合征

药代动力学	使 用 方 法	用药期间安全管理
注射给药后吸收快而完全，血浆蛋白质结合率高。肌内注射给药后起效时间为20 min，静脉注射后为3～5 min，抗组胺作用持续为6～12 h，镇静作用可持续2～8 h；主要在肝内代谢，无活性代谢产物经尿排出，经粪便排出量少	1. 发生过敏症状：可选择口服盐酸异丙嗪，口服完全吸收且迅速，6.25～12.5 mg/次，3次/d。若选用肌内注射，25～50 mg/次，必要时2～4 h重复。 2. 头晕、呕吐：可口服或肌内注射盐酸异丙嗪12.5 mg/次，必要时可重复1～2次/d。 3. 镇静、催眠：睡前口服12.5 mg	1. 大量和长期应用时密切观察有无毒副作用，如出现荨麻疹、鼻塞、哮喘及呼吸抑制等，及时暂停并汇报医生，遵医嘱处理。 2. 观察患者有无出现过敏现象，遵医嘱使用灭菌注射用水稀释至0.25%，缓慢静脉注射。 3. 应特别注意有无肠梗阻或药物的超量、中毒等问题，因其症状体征可被异丙嗪的镇吐作用所掩盖。 4. 妊娠期妇女使用本药后，可诱发婴儿的黄疸和锥体外系症状，因此，告知妊娠期妇女在临产前1～2周应停用此药
口服后经胃肠黏膜吸收，30～60 min起效，2～3 h达药峰浓度，可维持6～8 h。通过血脑屏障，在肝脏行首过代谢，还可经汗液排泄，哺乳期妇女用药可经脐带血进入胎儿，故早期妊娠期妇女不宜长期用药	1. 成人：常用量为2～4 mg/次，2～3次/d。 2. 儿童：2～6岁儿童2 mg/次，2～3次/d；7～14岁儿童4 mg/次，2～3次/d	1. 密切观察患者有无嗜睡、头晕、恶心、乏力等不良反应，若出现及时汇报并处理。 2. 告知患者用药期间避免饮酒。 3. 慎用：机动车驾驶员、高空作业者。 4. 禁忌证：妊娠期妇女、哺乳期妇女、青光眼、尿潴留及幽门梗阻者

第十四章

续 表

种类	代表药物	常见剂型规格	药理作用及机制	临床应用
抗组胺药	马来酸氯苯那敏	片剂：4 mg 注射液：1 mL/10 mg	通过对抗过敏反应所致的毛细血管扩张，降低毛细血管的通透性，缓解支气管平滑肌收缩所致的喘息；抗组胺作用较持久，也具有明显的中枢抑制作用，能增加麻醉药、镇痛药、催眠药和局麻药的作用	1. 用于皮肤黏膜过敏。 2. 鼻炎：对常年过敏性鼻炎、季节过敏性鼻炎有效。 3. 除对儿童的上呼吸道感染有效外，还可用于胃肠道变态反应性疾病。 4. 用于预防输血、输液、药物反应引起的药疹及其他症状。 5. 与解热镇痛药配合用于治疗感冒、缓解流泪、打喷嚏、流涕等感冒症状
	氯雷他定	片剂：10 mg	1. 通过拮抗组胺相关受体，起到抗过敏的效果。 2. 对外周 H_1 受体有选择性拮抗作用	1. 用于过敏性鼻炎。 2. 急性或慢性荨麻疹。 3. 过敏性结膜炎。 4. 花粉症及其他过敏性疾病

药代动力学	使用方法	用药期间安全管理
该药口服后经胃肠吸收快，约30 min后即起效，1～2 h达最高血药浓度，可维持疗效3～6 h；由肝脏代谢，经尿液、粪便、汗液排出。哺乳期妇女可经乳汁排出一部分，妊娠期妇女用药可通过脐带血影响胎儿	1. 口服：成人4～8 mg/次，3 次/d。 2. 对于轻症或晚间发作的患者，白天宜减少用药，临睡前集中服用。 3. 对于呕吐严重的患者，可将1次口服剂量用温水溶解成50～100 mL，经直肠保留灌注	1. 观察有无出现毒性反应，及时引吐、洗胃、导泻，加快排出。 2. 嘱患者遵医嘱使用，防止产生耐药性。 3. 用药期间严密观察老年及低血压患者，防止出现头痛、头晕等现象。 4. 给药期间告知避免参赛、高空作业及注意力高度集中的工作。 5. 慎用：妊娠期和哺乳期妇女、甲状腺功能亢进症、青光眼、消化性溃疡、高血压和前列腺肥大者。 6. 禁忌证：对本药过敏者，癫痫患者，接受单胺氧化酶抑制剂治疗的患者
口服吸收良好，在肝内迅速代谢，经尿液和粪便排出；服药后30 min内起效，维持1.5～2 h	1. 过敏症状时：成人及12岁以上儿童口服用药，1次/d，10 mg/次。 2. 2～12岁儿童体重＞30 kg，1次/d，10 mg/次；体重≤30 kg，1次/d，5 mg/次。 3. 肝脏及肾脏功能不全者应减少用量	1. 连续服用超过1个月以上者，应汇报医生更换药物品种，防止产生耐药性。 2. 观察是否有加重嗜睡或其他中枢抑制作用的情况，告知患者用药期间忌饮酒。 3. 需做其他药物皮试时，应在皮试前2 d停用该药，因抗组胺药能防止或减轻皮肤对所用抗原的阳性反应。 4. 慎用：严重肝、肾功能损害者，用药期间严密监测肝功能及肾功能

续　表

种类	代表药物	常见剂型规格	药理作用及机制	临床应用
抗组胺药	苯海拉明	片剂：25 mg 注射液：1 mL/20 mg 乳膏：4 g	1. 抗组胺作用：可与组织中释放出来的组胺竞争效应细胞上的 H_1 受体，从而制止过敏发作。 2. 镇静催眠作用：抑制中枢神经活动的机制。 3. 镇咳作用：直接作用于延髓的咳嗽中枢，抑制咳嗽反射	1. 皮肤黏膜的过敏性疾病。 2. 急性过敏反应。 3. 预防晕车、有较强的镇吐作用。 4. 用于帕金森病和锥体外系症状。 5. 镇静：用于术前给药和催眠。 6. 镇咳：作为一种非成瘾性止咳药适用于治疗感冒或过敏所致咳嗽

药代动力学	使 用 方 法	用药期间安全管理
口服吸收快而完全，15～60 min起效，1 次给药后可维持 3～6 h。注射给药吸收快而完全，1～4 h起效，1 次用药后可维持 3～9 h。在肝内进行首次代谢，经由尿、大便、汗液在 24 h内全部排出	1. 皮肤黏膜性的过敏，如荨麻疹、过敏性鼻炎、皮肤瘙痒症、药疹等：25 mg/次口服，2～3 次 /d，或肌内注射 20 mg/ 次。 2. 急性过敏反应：深部肌内注射，20 mg/ 次，1～2 次 /d。 3. 晕车、呕吐：口服片剂 25 mg，根据需要 1 次 /4～6 h。 4. 帕金森病和锥体外系症状：深部肌内注射，20 mg/ 次，1～2 次 /d。 5. 对局麻药高度过敏时：1% 的苯海拉明注射液可作为局麻药局部应用。 6. 适用于感冒或过敏性所致咳嗽，选用片剂 25～50 mg/ 次口服，2～3 次 /d	1. 告知患者避免注意力高度集中的工作，驾驶机动车以及从事高空作业等具有危险性的工作。 2. 告知患者饮食保持清淡，尤其避免饮酒。 3. 严密监测药物不良反应，如嗜睡、乏力等，避免长期或超剂量服用。 4. 慎用：老年人。 5. 禁忌证：青光眼、重症肌无力、前列腺肥大、妊娠期及哺乳期妇女

表 14-3　糖皮质激素代表药物

种类	代表药物	常见剂型规格	药理作用及机制	临床应用
糖皮质激素	氢化可的松	片剂：10 mg；20 mg 注射液：2 mL/10 mg；5 mL/25 mg；100 mL/50 mg	1. 通过增加血管紧张性，减轻充血，降低毛细血管通透性，从而产生抗炎作用。 2. 防止和抑制细胞介导的免疫反应，延迟性的过敏反应，减少 T 淋巴细胞、单核细胞、嗜酸粒细胞的数目，降低免疫球蛋白与细胞表面受体的结合能力，并抑制白介素的合成与释放，从而降低 T 淋巴细胞向淋巴母细胞转化，并减轻原发免疫反应的扩展。 3. 提高机体的耐受能力，减轻细胞损伤，发挥保护机体的作用。扩张血管，增强心肌收缩力，改善微循环作用	1. 急、慢性肾上腺皮质功能减退。 2. 严重感染并发的毒血症。 3. 过敏性疾病。 4. 抗休克治疗
	甲基泼尼松龙	粉针剂：40 mg/500 mg	该药属合成的糖皮质激素，糖皮质激素扩散透过细胞膜，并与胞质内特异的受体结合，此结合物随后进入细胞核内与 DNA 结合，启动 mRNA 的转录，继而合成各种酶蛋白，通过这些酶发挥抗炎和免疫应答作用	1. 危重疾病的急救。 2. 化疗引起的轻至中度呕吐。 3. 非内分泌失调症。 4. 哮喘

药代动力学	使 用 方 法	用药期间安全管理
氢化可的松口服吸收快而完全，可维持 8～12 h；肌内或皮下注射后迅速吸收。主要在肝脏排泄，最终以葡萄糖醛酸或硫酸结合形式及部分未结合形式由尿排出	1. 治疗成人肾上腺素皮质功能减退及严重过敏反应、哮喘持续状态、休克时，静脉注射游离型 100 mg 或氢化可的松琥珀酸钠 135 mg 静脉滴注，可用至 300 mg/d，疗程不超过 3～5 d。 2. 若口服，剂量 20～30 mg/d，清晨服用 2/3，午餐后服用 1/3。有应激情况时，适当加量，可增至 80 mg/d，分次服用	1. 观察有无中枢神经系统抑制并监测肝功能，需用大剂量时应改用氢化可的松琥珀酸钠。 2. 若药品结晶析出时，可于温水中溶解后使用。 3. 长期大剂量使用糖皮质激素可使皮肤试验结果呈假阴性，如结核菌素试验和过敏反应皮试等。 4. 长期使用氢化可的松者，应定期检查以下项目：血糖、尿糖或糖耐量试验，尤其是糖尿病或者糖尿病倾向患者；小儿生长和发育情况；眼科检查，注意白内障、青光眼的发生；血清电解质和大便隐血
生物利用度为 82%，血浆蛋白结合率为 40%～60%，半衰期约为 2.5 h	1. 急救时，剂量为 30 mg/kg，至少用 30 min 静脉注射，48 h 内每隔 4～6 h 可重复 1 次。 2. 化疗引起的轻至中度呕吐：在化疗前 1 h、化疗开始时及化疗结束后，至少 5 min 静脉注射 250 mg。 3. 长期治疗哮喘，7.5～60 mg 口服，1 次 /d，清晨服用，用于控制哮喘发作	1. 在长期治疗期间，应定期监测尿常规、血糖等。 2. 嘱长期治疗患者切勿自行停药，遵医嘱逐量递减，评估肾上腺皮质的功能。 3. 嘱使用免疫抑制剂的皮质类固醇进行治疗的患者，禁忌接种减毒活疫苗

续 表

种类	代表药物	常见剂型规格	药理作用及机制	临 床 应 用
糖皮质激素	倍他米松	粉针剂：4 mg 注射液：1 mL/5 mg	通过减轻和防止组织对炎症的反应，从而减轻炎症的表现。防止或抑制细胞中介的免疫反应，延迟性的过敏反应，并减轻原发免疫反应的扩展。对抗细菌内毒素对机体的刺激反应，减轻细胞损伤，发挥保护机体的作用	用于缓解皮质类固醇反应性皮肤病的炎症和瘙痒表现。 1. 活动性风湿病。 2. 类风湿关节炎。 3. 严重支气管哮喘
	地塞米松	片剂：0.75 mg 粉针剂：5 mg	抑制细胞介导的免疫反应，延迟性的过敏反应，减少 T 淋巴细胞、单核细胞、嗜酸性细胞的数目，降低免疫球蛋白与细胞表面受体的结合能力，并抑制白介素的合成与释放，从而降低 T 淋巴细胞向淋巴母细胞转化，并减轻原发免疫反应的扩展，从而产生抗炎、抗过敏、抗风湿、免疫抑制作用	主要用于过敏性与自身免疫性炎症性疾病。多用于结缔组织病、活动性风湿病、类风湿关节炎、红斑狼疮、严重支气管哮喘、严重皮炎、溃疡性结肠炎、急性白血病等，也用于某些严重感染及中毒、恶性淋巴瘤的综合治疗

药代动力学	使 用 方 法	用药期间安全管理
该药可以从正常完整的皮肤吸收，一旦通过皮肤吸收，局部皮质类固醇就会通过类似于全身给药的药代动力学途径进行处理。主要在肝脏代谢，肾脏排泄	1. 全身给药：对于大多数疾病，全身治疗的起始剂量为1～2 mL，必要时可重复给药。给药方法是深部肌内注射。 2. 皮肤病经肌内注射该药1 mL治疗后起效，根据病情选择重复给药。 3. 治疗呼吸道疾病时，肌内注射该药数小时内症状得到缓解，注射该药1～2 mL可有效控制。 4. 治疗急性或慢性滑囊炎时，肌内注射后1～2 mL疗效极佳	1. 观察药物不良反应：包括医源性库欣综合征面容和体态、体重增加、下肢水肿、紫纹、出血倾向、痤疮、月经紊乱、骨质疏松等。 2. 观察患者有无出现精神症状：如欣快感、激动、谵妄、定向力障碍、抑郁。 3. 在关节内注射后症状得到改善，告知患者避免过度使用好转的关节。 4. 长期使用时，应结合情况告知医生将注射给药改为口服给药。 5. 慎用：严重的精神病和癫痫，活动性消化性溃疡，新近胃肠吻合手术，骨折，创伤修复期，角膜溃疡，高血压，糖尿病，妊娠期妇女，抗菌药物不能控制的感染如水痘、麻疹、霉菌感染，较重的骨质疏松等
通过肌肉途径吸收比静脉途径吸收慢，血浆蛋白结合率低于其他皮质激素类药物，易于透过胎盘而几乎没灭活，自尿液中排出，主要为非活性代谢产物	1. 过敏性与自身免疫性炎症性疾病：口服时成人开始剂量为0.75～3 mg/次，2～4次/d。维持量视病情而定，约0.75 mg/d。静脉注射2～20 mg/次，应以5%葡萄糖注射液稀释，可2～6 h重复给药直至病情稳定。 2. 各种恶性肿瘤引起的脑水肿时，通常以10 mg的剂量静脉内给药，然后肌内注射4 mg/6 h，直至症状消退	1. 告知患者避免接触水痘或麻疹，一旦接触，立即就医。 2. 嘱患者长期服药后，应遵医嘱循序渐进减量。 3. 慎用：运动员。 4. 告知患者在用药期间不宜接种减毒活疫苗

二、钙剂

常见的钙剂主要包括氯化钙和葡萄糖酸钙（表 14-4）。

表 14-4　钙剂代表药物

种类	代表药物	常见剂型规格	药理作用及机制	临床应用
钙剂	氯化钙	注射液：10 mL/0.5 g；20 mL/1 g	1. 钙离子可以维持神经肌肉的正常兴奋性，促进神经末梢分泌乙酰胆碱。改善细胞膜的通透性，增加毛细血管的致密性，使渗出减少，降低过敏作用。2. 促进骨骼与牙齿的钙化形成	1. 治疗钙缺乏，急性血钙过低、碱中毒及甲状旁腺功能低下所致手足抽搐症。2. 过敏性疾病。3. 镁中毒、氟中毒时解救。4. 心脏复苏时
	葡萄糖酸钙	片剂：0.1 g；0.5 g　注射液：10 mL/1 g	1. 增加血浆中游离钙的水平。2. 通过降低毛细血管通透性，使渗出减少，可消炎、消肿及抗过敏等	1. 用于治疗急性症状性低钙血症。2. 过敏性疾病。3. 镁中毒时的解救。4. 氟中毒解救。5. 心脏复苏时应用（如高钾血症或钙通道阻滞引起的心功能异常的解救）

药代动力学	使用方法	用药期间安全管理
血浆中约45%钙与血浆蛋白结合,甲状旁腺素、降钙素、维生素D的活性代谢物维持血钙含量的稳定性。主要由粪便排出,少量自尿液排出	1. 补钙:0.5～1 g/次,稀释后缓慢静脉注射,根据患者情况、血钙浓度,1～3 d重复给药。 2. 甲状腺疾病:可用该药稀释于生理盐水或右旋糖苷内,滴注0.5～1 mg/min。 3. 强心剂:用0.5～1 g,稀释后静脉滴注,治疗高钾血症时,根据心电图决定剂量。 4. 镁中毒:第1次0.5 g,缓慢静脉注射,根据患者情况决定是否重复使用	1. 严密监测心电图的变化,肾功能以及有无呼吸性酸中毒的发生。 2. 观察有无药物外渗的发生。 3. 长期或大量应用该药时,需监测血清磷酸盐浓度。 4. 不可与强心苷配伍使用
静脉注射后生物利用度100%,钙本身不直接代谢,静脉注射葡萄糖酸钙后离子钙的释放是直接由尿液排出	1. 治疗低钙血症时,1 g静脉注射,必要时可重复注射至抽搐得到控制。 2. 用于心脏复苏及高血镁时,1～2 g静脉注射,不超过5 mL/min,心电图监测控制用量。 3. 用于氟中毒解救时,静脉注射该药1 g,1 h后重复,如有抽搐可注射该药3 g	1. 告知患者输液相关风险,包括局部组织炎症、局部坏死和钙质沉着等。 2. 若注射过量,立即停药,并提供支持性治疗,以恢复血管内容量,必要时促进尿液中的钙排泄。 3. 密切监测心电图变化,若同时服用钙剂和强心苷,可能会发生心律失常。 4. 若发生外溢或皮肤钙化病时,立即停止在该部位静脉给药,必要时遵医嘱进行治疗

第十五章

抗恶性肿瘤药物

表 15-1　铂类抗恶性肿瘤药代表药物

种类	代表药物	常见剂型规格	药理作用及机制	临床应用	药代动力学
铂类抗恶性肿瘤药	顺铂	注射液：2 mL/10 mg；20 mL/20 mg；6 mL/30 mg；50 mL/5 mg 粉针剂：10 mg；20 mg；30 mg	属于铂的金属络合物，能与DNA结合形成交叉链，干扰 DNA 复制；高浓度时抑制 RNA 及蛋白质的合成；属于细胞周期非特异性药物	治疗多种实体肿瘤，如睾丸肿瘤、乳腺癌、肺癌、头颈部癌、卵巢癌、骨肉瘤及黑色素瘤等。为临床联合化疗中最常见的药物之一	静脉给药后迅速吸收，大部分和血浆蛋白结合，$18\sim24$ h后肾内积蓄最多。代谢呈双相性，开始血浆半衰期为 $25\sim49$ min，分布后血浆半衰期为 $55\sim73$ h

一、铂类抗恶性肿瘤药

常见的铂类抗恶性肿瘤药（表15-1）主要包括顺铂、卡铂、奈达铂、奥沙利铂等。

二、烷化剂类抗恶性肿瘤药

常见的烷化剂类抗恶性肿瘤药（表15-2）主要包括环磷酰胺、异环磷酰胺等。

使 用 方 法	用药期间安全管理
1. 途径：可静脉滴注，动脉注射或胸、腹腔内注射。 2. 用法用量 （1）一般剂量：每次 20 mg/m²，1 次 /d，连用 5 d；或每次 30 mg/m²，1 次 /d，连用 3 d，需适当水化利尿。 （2）大剂量：每次 80～120 mg/m²，每2～3周1次，为预防该药物肾毒性，需要充分水化。 3. 配置及输注注意事项：用生理盐水溶解并稀释至 500 mL，避光滴注；应在 2 h 内滴完；铝与该药物会发生反应，产生黑色沉淀及气体，不能选择含铝输液器具	1. 禁忌证：对该药物或其他含铂化合物过敏者、妊娠期及哺乳期妇女、肾功能不全者。慎用于既往有肾病史或中耳炎者、老年患者、水痘、带状疱疹、感染、肾功能减退患者。 2. 药物相关不良反应管理：① 消化道反应：食欲下降、恶心及呕吐，用药前应预防恶心、呕吐为主，遵医嘱使用止吐药；化疗期间进食清淡、易消化、高热量、高蛋白质、高维生素的食物，鼓励患者少量多餐；用药与进餐应间隔一定的时间，化疗前后 2 h 避免进食；进食前后 1 h 不宜多饮水，餐后勿立即躺下；恶心呕吐频繁时应让患者暂停进食，后续以流质和半流质饮食为主。② 肾功能异常：是顺铂的主要不良反应。用药期间充分水化，可嘱患者多饮水，观察尿量，保持出入平衡。③ 神经毒性：是奥沙利铂最常见的不良反应。听神经损伤所致耳鸣、听力下降较常见。末梢神经毒性与累积剂量的增加有关。要密切观察患者听力情况，手脚感觉等；指导患者避免接触冷水、热水，在工作或日常生活时戴手套、穿袜子保护双手双脚，穿舒适的衣服和鞋子；外出时注意保暖，佩戴棉质的口罩、帽子等；夏季避免长期使用风扇和过低温度的冷空调；指导患者将床栏、柜子、门把手、输液架等金属物品上包裹布条或泡沫，避免患者直接接触，从而防止患者受到冷刺激；禁忌饮酒，

续 表

种类	代表药物	常见剂型规格	药理作用及机制	临床应用	药代动力学
铂类抗恶性肿瘤药	卡铂	注射液：10 mL/50 mg；10 mL/100 mg	属于第二代铂类抗肿瘤药物，主要与细胞 DNA 的链间及链内交叉联结，破坏 DNA 而抑制分裂旺盛肿瘤的生长；属于细胞周期非特异性药物	治疗卵巢癌、小细胞肺癌、头颈部鳞癌、食管癌、精原细胞癌、胸膜间皮瘤及恶性淋巴瘤等	终末相半衰期至少为 5 d，分布相半衰期为 1.1～2 h，消除半衰期为 2.6～5.9 h。肌酐清除率 60 mL/min 时，24 h 内由肾脏清除 71%
	奥沙利铂	粉针剂：50 mg；100 mg	属于第三代铂类抗肿瘤药物，通过产生烷化结合物迅速与 DNA 结合，形成链内和链间交联，抑制 DNA 的合成和复制，从而抗肿瘤	治疗结直肠癌晚期一、二线治疗以及早期患者术后辅助化疗；也可用于治疗卵巢癌、乳腺癌、胃癌、胰腺癌、非小细胞肺癌、黑色素瘤、睾丸肿瘤和淋巴瘤等	血浆消除半衰期约 24 h

使 用 方 法	用药期间安全管理
1.途径:仅可静脉滴注。 2.用法用量 (1)成人每次200~400 mg/m²,每3~4周给药1次;2~4次为一疗程。 (2)每次50 mg/m²,1次/d,连用5 d,间隔4周重复。 3.配置及输注注意事项:用5%葡萄糖注射液溶解成浓度为10 mg/mL的溶液使用。药物溶解后,应在8 h内用完。不选择含铝输液器具	饮酒可使化疗引起的周围神经病变加重;建议患者适当多喝水,多吃水果、蔬菜和全麦制品,以获得足够的膳食纤维;对于糖尿病患者,尽量规范控制血糖,防止糖尿病叠加周围神经病变。④ 骨髓抑制:在用药前、中、后均应监测血常规及肝肾功能,如有白细胞和(或)血小板的下降要及时处置,避免重度骨髓抑制情况下用药造成危险事件。白细胞减少的护理:注意口腔、会阴及皮肤清洁;保持室内空气新鲜,经常通风,室温、湿度适宜;指导患者避免去公共场所以减少感染机会,如果必须外出避免着凉、戴好口罩;严格按医嘱应用升白细胞药物,定期复查血常规;告知患者不宜食用生、冷及有刺激性的食物;简易隔离措施 [安排单间病室;每天对房间进行紫外线消毒2次 (紫外线消毒时做好患者及同病房患者及家属的宣教与防护),30 min/ 次,室内台面、地面每天用 500 mg/L 含氯消毒液擦、拖2遍;进入房间接触患者前必须洗手,必要时隔离衣;提供洁净、易于消化的半流质或流质];层流室隔离措施 (严格无菌操作,进入隔离房间前必须洗手,穿隔离衣;注意清洁腋窝、腹股沟、会阴部、臀部、乳房下方等容易出现皮肤损伤感染部位;配制 1 : 5 000 高锰酸钾溶液,指导患者便后坐浴,以预防肛周感染;指导患者饭后用 0.03% 呋喃西林和 3% 碳酸氢钠交替漱口;指导患者用软毛牙刷刷牙,一旦出现口腔溃疡改用棉签蘸生理盐水擦拭牙齿,并在溃疡处涂抹消炎膏 3~5 次 /d;指导患者进行咳嗽、深呼吸练习;严禁有感染性疾病的医护人员或家属进入隔离房间;嘱咐患者多饮水,保持尿量在 2 000~3 000 mL/d,注意观察尿量及颜色的变化)。血小板减少的护理:嘱患者卧床休息,避免剧烈活动及创伤引起出血;给予高热量、高蛋白质、高维生素饮食,半流质或软食,温度不宜过高,避免进食粗糙、坚硬、带刺的食物;嘱患者穿柔软、棉质内衣裤,忌用刺激性强的肥皂洗澡;指导男性患者剃须最好使用电动剃须刀,避免损伤皮肤;观察有无出血表现,皮肤黏膜有无出血点、淤青,大便颜色有无改变等。皮肤黏膜出血护理:
1.途径:仅可静脉滴注,不可直接静脉注射。 2.用法用量 (1)在单独或联合用药时,推荐剂量为每次130 mg/m²,每3周重复1次。 (2)治疗转移性结肠癌及直肠癌,该药物的推荐剂量为85 mg/m²。 3.配置及输注注意事项:用5%葡萄糖注射液250~500 mL稀释后使用,滴注2~6 h。在2~8℃下可保存4~48 h。不选择含铝输液器具	

续　表

种类	代表药物	常见剂型规格	药理作用及机制	临床应用	药代动力学
铂类抗恶性肿瘤药	奈达铂	粉针剂：10 mg；50 mg；100 mg	属于顺铂类似物，以与顺铂相同的方式与DNA结合，并抑制DNA复制，产生抗肿瘤活性	治疗头颈部癌、小细胞肺癌、非小细胞肺癌、食管癌、卵巢癌等实体瘤	单次静脉滴注后，血浆中铂浓度呈双相性减少

使 用 方 法	用药期间安全管理
1. 途径: 仅可静脉滴注。 2. 用法用量: 推荐剂量为给药每次 80～100 mg/m², 每 3～4 周给药 1 次。 3. 配置及输注注意事项: 用生理盐水 500 mL 溶解后使用; 滴注时间不少于 1 h; 不选择含铝输液器具	当血小板 < 30×10^9/L 时, 患者应严格卧床休息, 限制活动; 注意观察皮肤、黏膜有无瘀点、瘀斑, 并记录出血时间、数量、部位、大小等; 观察意识、瞳孔、血压的变化及头痛、呕吐情况, 预防颅内出血形成脑疝; 尽量避免人为的创伤, 如各种注射及穿刺, 若无法避免则应快速拔针后局部加压 5～10 min, 并观察局部有无渗血情况; 卧床患者使用气垫床, 避免皮肤摩擦及肢体受挤压而引起出血; 禁止热敷; 发热时禁用乙醇 (酒精) 擦浴, 以免加重皮肤出血。 3. 顺铂胸腹腔注射护理: 药物胸腔注射过程中加强巡视, 观察药物输注是否顺利, 防止胸腹腔引流管脱落和扭曲打折; 观察患者有无腹痛、腹泻等不适; 嘱患者多变换体位, 每 15～30 min 变换体位, 建议顺序为: 右侧位、左侧位、仰卧位、坐位, 循环 3～4 次, 以确保药物均匀分布到肿瘤表面, 达到治疗效果; 观察穿刺部位有无红肿、硬结及渗出等; 嘱患者多饮水, 保证尿量在 2 000 mL/d 以上。 4. 药液外渗预防及护理: ① 使用该类药物尽可能选择中心静脉, 如患者拒绝行中心静脉置管而使用外周静脉置管, 充分告知相关风险并签字, 尽可能选择粗直静脉, 用药前再次确认导管在位。② 若出现外渗, 立即停药, 从置管处抽吸残余药液。③ 观察注射部位, 若外渗较少, 无明显肿胀, 局部皮肤出现红肿热痛, 立即给予冷敷, 使患部局部组织血管扩张; 若外渗量较多, 有明显肿胀, 出现水疱, 先用无菌注射器抽吸水疱内液体, 再用地塞米松磷酸钠注射液和利多卡因注射液局部封闭, 并保护创面组织不被感染。④ 做好记录及持续观察, 如皮肤溃烂, 及时至外科处置伤口

表 15-2　烷化剂类抗恶性肿瘤药代表药物

种类	代表药物	常见剂型规格	药理作用及机制	临床应用	药代动力学
烷化剂类抗恶性肿瘤药	环磷酰胺	粉针剂：0.1 g；0.2 g；1 g	与 DNA 发生交叉联结，抑制 DNA 的合成，也可干扰 RNA 的功能，属细胞周期非特异性药物	治疗恶性淋巴瘤、急性或慢性淋巴细胞白血病、多发性骨髓瘤、乳腺癌、睾丸肿瘤、卵巢癌、肺癌、头颈部鳞癌、鼻咽癌、神经母细胞瘤、横纹肌肉瘤及骨肉瘤等	几乎全部从胃肠道吸收，静脉滴注后血浆半衰期 4~6 h，48 h 内经肾脏排出 50%~70%
	异环磷酰胺	粉针剂：0.5 g；1 g	同环磷酰胺	治疗睾丸癌、卵巢癌、乳腺癌、恶性淋巴瘤、宫颈癌、尤文氏肉瘤及肺癌等	按体表面积静脉滴注每次 3.8~5.0 g/m²，血药浓度呈双相，终末半衰期为 15 h；按体表面积静脉滴注每次 1.6~2.4 g/m²，血药浓度呈单相，半衰期为 7 h。可经肝降解，活性代谢产物仅少量通过血脑屏障

使 用 方 法	用药期间安全管理
1. 途径：静脉滴注。 2. 用法用量 （1）用注射器吸取适量的生理盐水注入瓶内，使之完全溶解后使用，配置后仅能稳定 2～3 h。 （2）成人常用量：单药静脉滴注按体表面积每次 500～1 000 mg/m², 1 次 / 周，连用 2 次，休息 1～2 周重复。联合用药 500～600 mg/m²。 （3）儿童常用量：静脉滴注每次 10～15 mg/kg，1 次 / 周，连用 2 次，休息 1～2 周重复。也可肌内注射	1. 禁忌证：对该药物过敏者、妊娠期及哺乳期妇女、严重骨髓抑制、尿路梗阻及膀胱炎患者。慎用于感染及肝肾功能损害者。 2. 药物相关不良反应管理：① 骨髓抑制和消化道反应：详见表 15-1 用药期间安全管理。② 泌尿系统和肾脏毒性：在开始治疗前应排除或纠正尿路梗阻；定期检查尿液，环磷酰胺代谢物会引起膀胱炎；给药时可采取水化，遵医嘱同时使用美司钠预防，用药期间嘱患者多饮水，观察尿量，保持出入量平衡。③ 心脏毒性：用药前需要评估心脏功能，用药中及用药后观察心脏体征；观察患者心率变化、有无心悸等不适，发现异常及时处置。④ 肺部毒性：出现肺炎、肺纤维化等其他肺部毒性时，积极监测患者是否有肺部中毒的症状和体征。给药期间密切观察患者呼吸、咳嗽和有无发热等表现；同时进行胸部 X 线检查。如发现异常及时处置。⑤ 神经系统毒性：神经系统表现包括意识模糊，神志不清，共济失调或视觉障碍，注意加强观察；由于潜在的累加作用，作用于中枢神经系统的药物（如止吐药、镇静剂等）必须特别谨慎使用。⑥ 不孕症：在治疗期间，应告知患者不孕的潜在风险。⑦ 其他：脱发、口腔黏膜炎等。脱发的护理：告知患者及家属化疗后有关脱发的可能性、时间、程度以及再生的可能时间和颜色、质地的可能变化；告知患者避免使用电吹风、卷发器，不能用力梳理头发，不搔抓头皮；对于自我形象紊乱的患者，可选择各种丝巾包扎头部或者各种假发套佩戴，建议患者外出时戴柔软的帽子或假发。口腔黏膜炎的护理：指导患者保持口腔清洁，经常漱口；定期检查口腔情况，及时发现口腔溃疡的发生；根据感染的性质选择不同药物抗感染治疗；指导患者多食易消化富含维生素的食物，禁食刺激性大且硬的食物；遵医嘱在口腔溃疡患处涂抹细胞保护剂（如细胞刺激因子等），促进愈合
1. 途径：静脉滴注。 2. 用法用量 （1）用灭菌注射用水溶解后再用 5% 葡萄糖溶液或生理盐水 500～1 000 mL 进一步稀释后缓慢静脉滴注，溶液不稳定，需要现配现用。 （2）单药治疗：静脉滴注按体表面积每次 1.2～2.5 g/m²，连续 5 d 为一疗程。 （3）联合用药：静脉滴注按体表面积每次 1.2～2.0 g/m²，连续 5 d 为一疗程	

三、抗代谢药类抗恶性肿瘤药

常见的抗代谢药类抗恶性肿瘤药（表 15-3）主要包括氟尿嘧啶（5-fluorouracil，5-FU）、卡培他滨、吉西他滨、替吉奥、培美曲塞等。

表 15-3　抗代谢药类抗恶性肿瘤药代表药物

种类	代表药物	常见剂型规格	药理作用及机制	临床应用	药代动力学
抗代谢药类抗恶性肿瘤药	氟尿嘧啶	注射液：10 mL/0.25 g	转变为 5-氟-2-脱氧尿嘧啶核苷酸阻止 DNA 的生物合成，通过阻止尿嘧啶和乳清酸掺入 RNA，达到抑制 RNA 合成的作用。为细胞周期特异性药	治疗消化道肿瘤、绒毛膜上皮癌、乳腺癌、卵巢癌、肺癌、宫颈癌、膀胱癌及皮肤癌等	主要经肝脏代谢，约 15% 的 5-FU 在给药 1 h 内经肾以原形药排出。大剂量用药能透过血脑屏障，静脉滴注 30 min 后到达脑脊液，可维持 3 h
	卡培他滨	片剂：0.15 g；0.5 g	在酶作用下转化为 5-FU，正常细胞和肿瘤细胞都能将 5-FU 代谢为 5-氟-2-脱氧尿苷酸单磷酸和 5-氟尿苷三磷酸。抗肿瘤机制同氟尿嘧啶注射液	治疗结直肠癌、乳腺癌、胃癌等	口服后1.5 h达血药峰浓度，稍后（2 h）5-FU 达峰浓度，大部分从尿排泄

四、抗生素类抗恶性肿瘤药

常见的抗生素类抗恶性肿瘤药（表15-4）主要包括博来霉素、柔红霉素、多柔比星等。

使 用 方 法	用药期间安全管理
1. 途径：静脉滴注、动脉注射或胸腹腔内注射。 2. 用法用量 （1）单药静脉滴注一般按体重 $10\sim20$ mg/（kg·d），连用 $5\sim10$ d，每疗程 $5\sim10$ g。 （2）静脉滴注通常按体表面积 $300\sim500$ mg/（m^2·d），连用 $3\sim5$ d，静脉滴注时间 > $6\sim8$ h/次；静脉滴注时可用输液泵维持 $24\sim48$ h。 （3）用于原发性或转移性肝癌，多采用动脉插管注药。 （4）腹腔注射按体表面积每次 $500\sim600$ mg/m^2。1 次/周，$2\sim4$ 次为 1 疗程	1. 禁忌证：妊娠初期 3 个月内者、严重肾功能损伤、严重骨髓抑制、伴发水痘或带状疱疹者及对此品过敏者。 2. 药物相关不良反应管理：① 骨髓抑制：详见表 15-1。贫血的护理：根据贫血的程度指导患者活动，评估缺氧程度，必要时给予吸氧；病情危重时绝对卧床休息，避免突然改变体位后发生晕厥，注意安全；给予高热量、高蛋白质、高维生素类食物，如瘦肉、猪肝、豆类、新鲜蔬菜等；观察贫血表现，如面色、眼结膜、口唇、甲床等苍白程度；注意有无头昏眼花、耳鸣等中枢缺氧症状；注意有无心悸气促、心前区疼痛等贫血性心脏病的症状；输血时严密观察输血反应，给重度贫血者输血时速度宜慢，以免诱发心力衰竭。② 消化道反应：恶心、食欲减退、呕吐、腹部不适或腹泻等。观察排便情况，包括排便的色、质、量；必要时给予止泻药，严重腹泻时遵医嘱输液，电解质替代；加强肛周皮肤清洁护理；其余详见表 15-1。③ 神经系统毒性：详见表 15-2。④ 手足综合征：表现包括手足部的刺痛感、肿胀和红斑伴压痛和脱屑。卡培他滨片服用者会出现皮肤黏膜反应和皮肤毒性；注意减少摩擦和挤压，避免接触高温物品或太阳暴晒，局部涂抹保湿润肤霜，可以遵医嘱服药缓解不良症状。⑤ 5-FU 可能会引起黏膜炎、口腔炎或食管炎、咽炎，可能导致黏膜脱落或溃疡。详见表 15-2。⑥ 心脏毒性：包括心绞痛、心肌梗死、心律不齐和心力衰竭，用药前需要评估心脏功能，
1. 在静脉滴注化疗药当日开始口服，餐后 30 min 内用水整片吞服，不得压碎或切割。如有漏服及呕吐情况，不补服药物。 2. 推荐剂量为 1250 mg/m^2，口服 2 次/d［早晚各 1 次）；总剂量 2 500 mg/（m^2·d）］，治疗 2 周后停药 1 周，3 周为一个疗程	

续 表

种类	代表药物	常见剂型规格	药理作用及机制	临床应用	药代动力学
抗代谢药类抗恶性肿瘤药	替吉奥	胶囊：20 mg；25 mg	口服后替加氟成分在体内逐渐转化成 5-FU，破坏 RNA 功能	治疗不能切除的局部晚期或转移性胃癌	服药 72 h 内大多数从尿排泄
	培美曲塞二钠	粉针剂：0.1 g；0.2 g；0.5 g	通过破坏细胞复制所必需的叶酸依赖性代谢过程，抑制细胞复制	1. 治疗局部晚期或者转移性非鳞状细胞型非小细胞肺癌患者的一线化疗。2. 联合顺铂用于治疗无法手术的恶性胸膜间皮瘤	通过尿路排泄，在给药后的 24 h 内，70%～90% 药物从尿中排出，对于肾功能正常的患者（肌酐清除率为 90 mL/min），总系统清除率为 91.8 mL/min，血浆中的消除半衰期为 3.5 h
	盐酸吉西他滨	粉针剂：0.2 g；1 g	细胞周期特异性抗代谢类抗癌药，主要杀伤 DNA 合成期（S 期）细胞，也可以阻断细胞进展	1. 治疗局部晚期或已转移的非小细胞肺癌、胰腺癌。2. 与紫杉醇联合可用于治疗经辅助/新辅助化疗后复发，不能切除、局部复发或转移性乳腺癌	短时输注的半衰期为 42～94 min，长时输注在 245～638 min，具体取决于年龄和性别

使 用 方 法	用药期间安全管理
1. 在静脉滴注化疗药当日开始口服，在餐后 30 min 内用水整片吞服，不得压碎或切割。如有漏服及呕吐情况，不补服药物。 2. 根据体表面积计算，口服 2 次 /d（早晚各 1 次），治疗 2 周后停药 1 周，3 周为一个疗程	用药中及用药后观察心脏体征。⑦ 如果在妊娠期间使用该药物，或患者在服用该药时怀孕，应告知患者对胎儿的潜在危害。建议具有生殖潜力的患者停治疗 6 个月内采取有效避孕措施
1. 途径：仅可静脉滴注。 2. 用法用量 （1）每瓶 0.2 g 培美曲塞用 8 mL 不含防腐剂的生理盐水溶解成浓度为 25 mg/mL 的培美曲塞溶液。 （2）滴注时间 > 10 min。每 21 d 为一周期，每周期的第 1 d 给药	1. 禁忌证：对培美曲塞或该制剂中的任何其他成分过敏及严重骨髓抑制或肝肾功能不全者。 2. 药物相关不良反应管理：① 骨髓抑制：详见表 15-1。② 消化道反应：详见表 15-1。③ 大疱性、水疱性和剥脱性皮肤毒性：轻度水疱可挑破引流，并消毒无菌敷料覆盖，如发生重度或危及生命的皮肤毒性，应永久停用培美曲塞。④ 肺部毒性：详见表 15-2。 3. 在第 1 次给药前开始口服叶酸和肌内注射维生素 B_{12}；在治疗期间和末次给药后 21 d 内继续补充维生素，降低血液学和胃肠道毒性的严重程度
1. 途径：仅可静脉滴注。 2. 用法用量 （1）单药化疗：推荐剂量为 1 000 mg/m²，滴注 30 min。1 次 / 周，治疗 3 周后休息 1 周，重复上述的 4 周治疗周期。根据患者的耐受性可考虑在每个治疗周期或一个治疗周期内降低剂量。 （2）联合治疗：3 周疗法：推荐剂量 1 250 mg/m²，滴注 30 min。第 21 d 治疗周期的第 1、8 d 给药。4 周疗法：推荐剂量为 1 000 mg/m²，滴注 30 min。每 28 d 治疗周期的第 1、8 和 15 d 给药	1. 禁忌证：对此药高度过敏者及发生严重骨髓抑制或肝肾功能不全者。 2. 药物相关不良反应管理：① 骨髓抑制：轻到中度，多为中性粒细胞和血小板减少。详见表 15-1。② 肺部毒性：详见表 15-2。③ 可逆性后脑病综合征：可出现头痛、癫痫发作、嗜睡、高血压、意识错乱、失明以及其他视觉和神经系统疾病。护理上应密切观察意识、瞳孔、生命体征，特别是血压的变化；呕吐时头偏向一侧防止呕吐物误吸，呕吐严重者暂禁食，给予口腔护理及心理支持；若视力受损的患者应做好眼部护理和生活护理。④ 建议有生殖潜力的患者在治疗期间以及最终剂量后 3 个月内使用有效的避孕药

表 15-4　抗生素类抗恶性肿瘤药代表药物

种类	代表药物	常见剂型规格	药理作用及机制	临床应用	药代动力学
抗生素类抗恶性肿瘤药	盐酸博来霉素	粉针剂：1.5 万 IU/ 15 mg	与铁复合物嵌入 DNA，引起 DNA 单链和双链断裂	治疗皮肤恶性肿瘤、头颈部肿瘤（上颌窦癌、咽部癌、喉癌、口腔癌）、肺癌（原发及转移性鳞癌）、食管癌、恶性淋巴瘤、子宫颈癌、神经胶质瘤、甲状腺癌	给药后吸收迅速，30～60 min 达血浆峰浓度，注射给药后，被半胱氨酸蛋白酶代谢失活，约 65% 的静脉注射剂量在 24 h 内随尿液排出
	盐酸柔红霉素	粉针剂：20 mg	作用机制在于细胞的核酸合成过程，能直接与 DNA 结合，阻碍 DNA 合成和依赖 DNA 的 RNA 合成反应	1. 急性粒细胞性白血病：适用于治疗该病的各个分期，亦用于治疗早幼粒性白血病。2. 急性淋巴细胞性白血病。3. 其他肿瘤：神经母细胞瘤及横纹肌肉瘤	静脉给药时，该药物可广泛地分布到各个组织中，在肝脏中可以被彻底代谢，通过尿液及胆汁排泄

使 用 方 法	用药期间安全管理
1. 途径：可肌内或皮下注射，静脉滴注，动脉注射或者胸、腹腔内注射。 2. 用法用量 （1）肌内注射或皮下注射：使用不超出 5 mL 的溶液溶解 15～30 mg 的博来霉素进行注射，因局部易引起硬结，不宜在同一部位反复注射。第 1 次用药，应先肌内注射 1/3 剂量，若无反应，再注射其余剂量。 （2）静脉滴注：用溶液 5～20 mL 溶解 15～30 mg 的药物后，缓慢滴注，如患者体温明显升高时，则应减少药物单次使用量，同时可以增加使用次数。滴注时应缓慢，＞10 min/ 次。 （3）动脉内注射：将药物 5～15 mg 溶解后，直接缓慢注射。 （4）治疗癌性胸膜炎：药物 60 mg 溶解后，缓慢注入胸腔内，保留 4～6 h 后，抽出残留积液	1. 禁忌证：发热患者及严重骨髓抑制患者。慎用于妊娠期与哺乳妇女，特别是妊娠初期的 3 个月、70 岁以上老年患者、肺功能损害、肝肾功能损害。 2. 药物相关不良反应管理：① 肺部毒性：详见表 15-2 用药期间安全管理。② 皮肤反应：可引起手指、脚趾、关节处皮肤肥厚和色素沉着，引起趾甲变色脱落、脱发。指导患者保持手足的清洁；涂抹润肤霜保湿；出现感染等情况遵医嘱使用抗感染药物。③ 其他：骨髓抑制、心脏毒性、肝细胞脂肪浸润伴肝肿大、消化道症状、肿瘤坏死引起出血、口腔炎、静脉炎等。详见表 15-1 及 15-2 用药期间安全管理。 3. 其他：淋巴瘤患者易发生高热、过敏，甚至休克，用药前应做好充分准备；遵医嘱预防性使用吲哚美辛、氯苯那敏及肌内注射地塞米松等药物；用药后避免日晒
1. 途径：静脉注射或静脉滴注。 2. 用法用量：一个疗程的用量为 0.4～1.0 mg/kg，儿童用量为 1.0 mg/kg，1 次 /d，共 3～5 次，连续或隔日给药。停药 1 周后重复。总给药量不超过 25 mg/kg。 3. 配置及输注注意事项：使用前每支加 10 mL 生理盐水溶解。静脉滴注用生理盐水 250 mL 溶解后滴注，1 h 内滴完	1. 禁忌证：心脏病患者及有心脏病史的患者、对本药有严重过敏史患者、妊娠期和哺乳期妇女。 2. 药物相关不良反应管理：① 骨髓抑制：贫血、粒细胞减少、血小板减少、出血。详见表 15-1。② 心脏毒性：可引起心动过速、心律失常；严重者可有心力衰竭。护理详见表 15-3。③ 消化道反应：溃疡性口腔炎，食欲不振、恶心、呕吐、腹痛等，详见表 15-1 及 15-2。④ 肝肾损伤：转氨酶及碱性磷酸酶升高、黄疸、尿素氮升高、蛋白尿。观察皮肤黏膜有无黄染、尿液颜色及血检验结果，及时发现，对症处置。⑤ 其他：脱发、倦怠、头痛、眩晕等精神表现，畏寒、呼吸困难、发热、皮疹等过敏症状。详见表 15-1 及 15-2

续 表

种类	代表药物	常见剂型规格	药理作用及机制	临床应用	药代动力学
抗生素类抗恶性肿瘤药	盐酸多柔比星脂质体	注射液：10 mL/20 mg；5 mL/10 mg	抗肿瘤的确切机制尚不清楚。一般认为它具有抑制DNA、RNA和蛋白合成的细胞毒作用	1. 适用于急性白血病、恶性淋巴瘤、乳腺癌、肺癌、卵巢癌、骨及软组织肉瘤、肾母细胞瘤、膀胱癌、甲状腺癌、前列腺癌、头颈部鳞癌、睾丸癌、胃癌、肝癌等。2. 该药物可用于有广泛皮肤黏膜内脏疾病的与艾滋病相关的卡波氏肉瘤患者	静脉给药后，血浆浓度呈多相衰减，终末相半衰期为20~48 h，主要通过代谢和胆汁排泄

五、植物来源的抗肿瘤药及其衍生物

常见的植物来源的抗肿瘤药及其衍生物（表15-5）主要包括长春瑞滨、依托泊苷、伊立替康、紫杉醇、多西他赛等。

六、抗肿瘤激素类药

常见的抗肿瘤激素类药（表15-6）主要包括氟维司群等。

七、分子靶向类抗恶性肿瘤药

常见的分子靶向类抗恶性肿瘤药（表15-7）主要包括吉非替尼、埃克替尼、利妥昔单抗、曲妥珠单抗、西妥昔单抗、尼妥珠单抗、贝伐珠单抗等。

使 用 方 法	用药期间安全管理
1. 途径：仅可静脉滴注。 2. 用法用量：剂量 20 mg/m², 每 2～3 周 1 次静脉内给药，用 5% 葡萄糖注射液稀释后使用，滴注时间 > 30 min。因不能排除药物蓄积和毒性增强的可能，给药间隔不宜少于 10 d。 3. 配置注意事项：瓶内药物处于负压状态，以此减少溶液配制时形成的气雾。在配制药液时应避免吸入任何气雾	1. 禁忌证：严重器质性心脏病和心功能异常，对该药物及蒽环类过敏者。 2. 药物相关不良反应管理：① 心脏毒性：可引起心动过速、心律失常；严重者可有心力衰竭。护理详见表 15-3。② 骨髓抑制：贫血、粒细胞减少、血小板减少、出血。详见表 15-1。③ 肿瘤溶解综合征：可能会导致高尿酸血症，其原因是伴随药物诱导的肿瘤细胞的迅速崩解而产生过度的嘌呤分解代谢。注意观察症状，及时发现，及时处置。④ 膀胱内给药可能会引起化学性膀胱炎相关症状及膀胱痉挛，对于留置尿管的患者，建议在给药期间及药液从膀胱排空后立即给予正确的尿道冲洗。 3. 在给药后 1～2 d 尿液呈红色，为药物正常代谢表现，做好患者宣教

八、免疫检查点抑制剂

常见的免疫检查点抑制剂（表 15-8）主要包括程序性细胞死亡蛋白-1（programmed cell death protein 1，PD-1）及其配体（programmed cell death/ligand 1，PD-L1）抑制剂和细胞毒性 T 淋巴细胞相关蛋白 4（cytotoxic T-lymphocyte associated protein 4，CTLA-4）抑制剂。常见的 PD-1/PD-L1 抑制剂主要包括帕博利珠单抗、纳武利尤单抗、替雷利珠单抗、阿替利珠单抗等。CTLA-4 抑制剂主要包括伊匹木单抗等。

表 15-5　植物来源的抗肿瘤药及其衍生物代表药物

种类	代表药物	常见剂型规格	药理作用及机制	临床应用	药代动力学
植物来源的抗肿瘤药及其衍生物	酒石酸长春瑞滨	注射液：1 mL/10 mg；5 mL/50 mg	长春碱半合成衍生物，主要通过抑制微管蛋白的聚合，使细胞分裂停止于有丝分裂中期，是细胞周期特异性的药物	治疗非小细胞肺癌、转移性乳腺癌、晚期卵巢癌、恶性淋巴瘤	静脉给药后，终末相平均半衰期为 40 h，血浆清除率较高，约为 0.8 L/（kg·h）。主要在肝脏代谢与清除，经胆道，从粪便排出
	依托泊苷	注射液：5 mL/100 mg；2 mL/40 mg	属于半合成衍生物范畴，是治疗细胞周期性疾病的特异性药物，它的主要作用主要归结于 DNA 拓扑异构酶 Ⅱ，DNA 拓扑异构酶 Ⅱ 能通过干扰 DNA 断链后的重新修复，抑制有丝分裂	治疗小细胞肺癌、恶性淋巴瘤、恶性生殖细胞瘤、白血病、神经母细胞瘤、横纹肌肉瘤、卵巢癌、非小细胞肺癌、胃癌和食管癌等	在人体血药浓度的半衰期为 7 h。97% 与血浆蛋白结合，44%～60% 由肾排泄。粪便排泄仅占 16%

使 用 方 法	用药期间安全管理
1. 途径：仅可静脉滴注。 2. 用法用量 （1）单药化疗：推荐剂量为每周 $25\sim30$ mg/m^2，分别在第 1、8 d 各给药 1 次，21 d 为 1 周期，$2\sim3$ 周期为一疗程。药物必须溶于生理盐水并于短时间内（$15\sim20$ min）静脉滴注。 （2）联合化疗：应依照所用化疗方案选用剂量和给药时间	1. 禁忌证：妊娠期、哺乳期妇女及严重肝功能不全者。 2. 药物相关不良反应管理：① 骨髓抑制：表现为粒细胞减少，贫血，偶见血小板降低。详见表 15-1 及 15-2。② 神经毒性：周围神经毒性一般限于深腱反射消失，感觉异常少见，长期治疗可出现下肢无力，评估肌力情况，卧床休息，注意安全；自主神经毒性主要表现为小肠麻痹引起的便秘，麻痹性肠梗阻罕见。指导患者进行饮食调节，选择高维生素、粗纤维饮食；避免脱水状况的发生，多饮水，如新鲜果汁、汤类等；进行适当的身体活动，有助于胃肠道蠕动；应用恰当的粪便软化剂或缓泻剂。③ 其他：恶心、呕吐、脱发、偶见有心律失常、呼吸困难、支气管痉挛、肝功能受损等，详见表 15-1 及 15-2
1. 途径：静脉注射或滴注。 2. 用法用量 （1）实体瘤：$60\sim100$ mg/（$m^2\cdot d$），连续 $3\sim5$ d，每隔 $3\sim4$ 周重复用药。 （2）白血病：$60\sim100$ mg/（$m^2\cdot d$），连续 5 d，根据血检验情况，间隔一定时间重复给药。 （3）小儿常用量：滴注按 $100\sim150$ mg/（$m^2\cdot d$），连用 $3\sim4$ d。 3. 稀释后的溶液应立即使用	1. 禁忌证：严重骨髓抑制（白细胞、血小板明显低下者），心、肝、肾功能有严重障碍者，对该药物过敏者。 2. 药物相关不良反应管理：① 骨髓抑制：主要是白细胞减少、血小板减少。多发生在用药后 $7\sim14$ d，20 d 左右可恢复。详见表 15-1。② 消化道反应：食欲减退、恶心、呕吐、腹痛、腹泻等。详见表 15-1。③ 其他：脱发、乏力、头晕、头痛、发热、指趾麻木等。详见表 15-1 及 15-2

续 表

种类	代表药物	常见剂型规格	药理作用及机制	临床应用	药代动力学
植物来源的抗肿瘤药及其衍生物	盐酸伊立替康	注射液：2 mL/40 mg；5 mL/100 mg；15 mL/300 mg	属于拓扑异构酶抑制剂，它在复制过程中与 DNA/DNA 拓扑异构酶复合物 I 相结合，阻止了单链断裂后的修复，引起双链的断裂，造成细胞的死亡	治疗晚期大肠癌	血浆浓度呈多指数下降，平均终末消除半衰期约为 6～12 h，通过各种酶系统进行广泛的代谢转化，体内分布不明；药物及代谢产物随尿排泄
	紫杉醇	注射液：5 mL/30 mg；10 mL/60 mg；16.7 mL/100 mg；25 mL/150 mg	一种新型抗微管药物，通过促进微管蛋白二聚体聚合并抑制其解聚而达到稳定微管的作用，抑制分裂间期和有丝分裂期细胞功能	治疗进展期卵巢癌、淋巴结阳性的乳腺癌患者、转移性乳腺癌联合化疗失败或者辅助化疗 6 个月内复发的乳腺癌患者、非小细胞肺癌、艾滋病相关性卡波氏肉瘤	静脉给药时血浆中的浓度呈现为一个双相性降低曲线，其第一个快速地下降相表示药物分布到周边室中，后一个时相表示药物相对低速地流出周边室

使 用 方 法	用药期间安全管理
1. 途径: 仅可静脉滴注。 2. 用法用量 (1) 推荐剂量为 350 mg/m^2, 用 5% 葡萄糖或生理盐水稀释后, 滴注 30～90 min, 1 次 /3 周。 (2) 剂量调整: 对于无症状的严重中性粒细胞减少症, 中性粒细胞减少伴发热或感染, 或严重腹泻的患者, 下一周期治疗剂量应从 350 mg/m^2 减至 300 mg/m^2, 若这一剂量仍出现严重中性粒细胞减少症, 或如上所述的与中性粒细胞减少相关的发热及感染或严重腹泻时, 下一周期治疗剂量可进一步从 300 mg/m^2 减量至 250 mg/m^2	1. 禁忌证: 有慢性肠炎或肠梗阻的患者、对该药物或其成分有严重过敏反应史的患者、妊娠期和哺乳期妇女、胆红素超过正常值上限 1.5 倍的患者、严重骨髓功能损伤的患者。 2. 药物相关不良反应管理: ① 消化道反应: 迟发性腹泻为最常见不良反应, 密切观察腹泻的次数及性状, 必要时给予止泻药, 严重腹泻时遵医嘱输液, 补充电解质; 加强肛周皮肤清洁护理。恶心、呕吐反应, 护理详见表 15-1。② 骨髓抑制: 中性粒细胞减少、白细胞减少 (包括淋巴细胞减少) 和贫血。护理详见表 15-1。③ 急性胆碱能综合征: 使用 0.25～1 mg 阿托品皮下注射缓解症状, 可遵医嘱在再次用药时预防性使用阿托品减轻症状
1. 途径: 仅可静脉滴注。 2. 用法用量 (1) 为了预防发生过敏反应, 使用前约 12 h 和 6 h 进行抗过敏药物预处理。 (2) 单药剂量为 135～250 mg/m^2。药物用生理盐水或 5% 葡萄糖氯化钠稀释, 静脉滴注 3 h。 (3) 联合用药剂量为 135～175 mg/m^2, 3～4 周重复	1. 禁忌证: 对该药物或其他的以聚氧乙烯蓖麻油配制的药物有过敏反应病史者。 2. 药物相关不良反应管理: ① 骨髓抑制: 表现为白细胞减少, 白细胞减少与剂量相关。护理详见表 15-1。② 过敏反应: 常见潮红、皮疹, 偶见严重过敏反应, 表现为血压下降, 呼吸困难等。遵医嘱用药前予抗过敏治疗; 用药期间注意观察有无过敏表现; 发现异常及时停止输注药物, 使用抗过敏药物, 继续观察症状有无缓解。③ 消化道反应: 少数患者发生, 如恶心、呕吐、腹泻等。护理详见表 15-1。④ 心脏毒性: 可致心律过缓及心电图异常。护理详见表 15-1。⑤ 其他: 脱发、周围神经病变, 表现为轻度麻木和疲乏, 偶见肌无力、视力模糊。护理详见表 15-1 及 15-2

续 表

种类	代表药物	常见剂型规格	药理作用及机制	临床应用	药代动力学
植物来源的抗肿瘤药及其衍生物	多西他赛	注射液：0.5 mL/20 mg；1 mL/20 mg；2 mL/80 mg	1. 属于紫杉醇类抗肿瘤药，通过干扰细胞有丝分裂和分裂期间细胞功能所必需的微管网络而起抗肿瘤作用。2. 可与游离的微管蛋白结合，促进微管蛋白装配成稳定的微管，同时抑制其解聚，导致丧失了正常功能的微管束的产生和微管的固定，抑制细胞的有丝分裂	治疗乳腺癌、非小细胞肺癌、前列腺癌、胃癌	药代动力学特点与剂量无关。多西他赛及其代谢产物主要从粪便排泄。经粪便和尿排出的量分别约占所给剂量的75%和6%，仅有少部分以原形排出

表 15-6 抗肿瘤激素类药代表药物

种类	代表药物	常见剂型规格	药理作用及机制	临床应用	药代动力学
抗肿瘤激素类药	氟维司群	注射液：5 mL/0.25 g	雌激素受体拮抗剂，雌激素受体下调剂类抗乳腺癌治疗药物。可阻滞受体，抑制雌激素的结合，激发受体发生形态改变，降低雌激素受体浓度而损害肿瘤细胞。可下调人体乳腺癌细胞中的雌激素受体蛋白，将雌激素受体下调在肿瘤细胞内，使肿瘤的生长最小化	治疗抗雌激素疗法治疗后无效，病情进展或激素受体呈阳性的绝经后妇女转移性晚期乳腺癌	肌内注射后在体内分布广泛而快速，并在肝内快速清除；与血浆蛋白结合率高达99%，主要从粪便中排出，从肾清除者不到1%

使 用 方 法	用药期间安全管理
1. 途径：仅可静脉滴注。 2. 用法用量 （1）所有患者在接受该药物治疗期前均必须口服糖皮质激素类药物，如地塞米松，前一天服用，16mg/d，持续至少3d，以预防过敏反应和体液潴留。 （2）推荐剂量为70～75mg/m^2，滴注1h，1次/3周。开始时约20滴/min，持续20min，可耐受后调整滴速。 3. 根据计算患者所用药量，用注射器吸取所需剂量，稀释到5%葡萄糖注射液或生理盐水中，轻轻摇动，混合均匀，最终浓度不超过0.74mg/mL	1. 禁忌证：对该药物有严重过敏史的患者、严重骨髓抑制、肝功能严重损害的患者。 2. 药物相关不良反应管理：① 骨髓抑制：中性粒细胞减少是最常见的不良反应，而且通常较严重。护理详见表15-3。② 过敏反应：部分可致严重过敏反应，其特征为低血压与支气管痉挛，需要中断治疗。停止滴注或治疗后患者可恢复正常。部分发生轻度过敏反应，如脸红、伴有或不伴有瘙痒的红斑、胸闷、背痛、呼吸困难或寒战等。护理同紫杉醇注射液。③ 皮肤反应：常表现为红斑，主要见于手、足，也可发生在臀部、脸部及胸部的局部皮疹，有时伴有瘙痒。通常可能在滴注药物后1周内发生，但可在下次滴注前恢复。可能会发生指/趾甲病变，以色素沉着或变淡为特点，有时发生疼痛和指甲脱落。护理详见表15-4。④ 体液潴留：包括水肿，在停止治疗后，液体潴留逐渐消失。为了减少液体潴留，可遵医嘱给患者预防性使用皮质类固醇。⑤ 心脏毒性：低血压、窦性心动过速、心悸、肺水肿及高血压等有可能发生。护理详见表15-2。⑥ 其他不良反应包括：脱发、无力、黏膜炎和注射部位反应。护理详见表15-1及15-2

使 用 方 法	用药期间安全管理
1. 途径：肌内注射 2. 用法用量：成年女性：推荐剂量为第一次500mg/次，给药后2周后需再给予500mg剂量。后面1次/月，500mg/次。 3. 配置及输注注意事项：臀部连续缓慢肌内注射2支5mL，每5mL注射时间为1～2min，每侧臀部注射1支	1. 禁忌证：对该药过敏患者、妊娠期和哺乳期妇女、儿童、严重肝损伤患者。慎用于潜在出血患者，血小板减少症或使用抗凝药物的患者。 2. 药物相关不良反应管理：① 全身反应：可引起注射部位疼痛、四肢疼痛，应注意观察疼痛的程度，嘱患者注意休息，可听音乐等分散注意力来缓解疼痛，疼痛严重不能缓解者遵医嘱使用药物干预。② 消化道反应：恶心、呕吐，护理详见表15-1。③ 肺部毒性：咳嗽、呼吸困难，护理详见表15-2。④ 出血：观察有无出血的表现，有出血迹象停止用药，遵医嘱使用止血药物。⑤ 神经系统毒性：用药后可能出现虚弱、头痛，应防止跌倒或坠床的发生

表 15-7　分子靶向类抗恶性肿瘤药代表药物

种类	代表药物	常见剂型规格	药理作用及机制	临床应用	药代动力学
分子靶向类抗恶性肿瘤药	吉非替尼	片剂：0.25 g	1. 一种选择性表皮生长因子受体（epidermal growth factor receptor，EGFR）酪氨酸激酶抑制剂，该酶通常表达于上皮来源的实体瘤。 2. 广泛抑制人肿瘤细胞的生长，抑制其血管生成，在体外，可增加人肿瘤细胞衍生系的凋亡并抑制血管生成因子的侵入和分泌	治疗既往接受过化学治疗的局部晚期或转移性非小细胞肺癌	口服后吸收较慢，平均终末半衰期为 41 h。给药 1 次 /d 出现 2～8 倍蓄积，经 7～10 d 的给药后达到稳态。24 h 间隔用药，循环血浆药物浓度一般维持在 2～3 倍。吸收口服给药后，血浆峰浓度出现在给药后的 3～7 h。癌症患者的平均吸收生物利用度为 59%
	埃克替尼	片剂：125 mg	一个高选择性的 EGFR 激酶抑制剂	治疗晚期非小细胞肺癌	口服后吸收迅速，分布广泛。平均血浆半衰期约 6 h，口服 7～11 d 后达到稳态，没有明显的蓄积

使 用 方 法	用药期间安全管理
1. 途径：口服。 2. 用法用量 （1）推荐剂量为 250 mg，1 次/d，口服，空腹或与食物同服。如果有吞咽困难，可将片剂分散于半杯饮用水中，不得使用其他液体。将片剂丢入水中，无需压碎，搅拌至完全分散（约需 10 min），即刻饮下药液。以半杯水冲洗杯子，饮下。也可通过鼻胃管给予药液。 （2）剂量调整：当患者出现不能耐受的腹泻或皮肤不良反应时，可通过短期暂停治疗（最多 14 d）缓解，随后恢复 250 mg/d 的剂量	1. 禁忌证：对该药物及其成分过敏者。慎用于儿童或青少年。 2. 药物相关不良反应管理：① 腹泻：最常见（发生率 20% 以上），护理详见表 15-5。② 皮肤反应：包括皮疹、痤疮、皮肤干燥和瘙痒，一般见于服药后的第一个月内，通常是可逆性的。约 8% 的患者出现严重的皮肤不良反应（常见不良事件评价标准 3 或 4 级）。护理详见表 15-5。③ 肺部毒性：接受治疗的患者，偶可发生急性间质性肺病，部分患者可因此死亡。如果患者气短、咳嗽和发热等呼吸道症状加重，应中断治疗，及时查明原因。确诊间质性肺病时，应停止使用该药物，并对患者进行相应的治疗。护理详见表 15-2。④ 肝功能损伤：嘱患者定期检查肝功能。如果肝功能损害严重，应考虑停药
1. 途径：口服。 2. 用法用量 （1）125 mg/ 次，3 次/d，空腹或与食物同服，高热量食物可能明显增加药物的吸收。 （2）剂量调整：当患者出现不能耐受的皮疹、腹泻等不良反应时，可暂停（1~2 周）用药直至症状缓解或消失；随后恢复 125 mg/次，3 次/d 的剂量；对氨基转移酶升高的患者需密切监测，必要时停药监测	1. 禁忌证：对该药物及其成分过敏者。慎用于儿童或青少年。 2. 药物相关不良反应管理：① 最常见不良反应为皮疹（39.5%）、腹泻（18.5%）和氨基转移酶升高（8.0%），一般见于服药后 1~3 周内，通常是可逆性的，无需特殊处理，可自行消失。护理同吉非替尼。② 肺部毒性：如果患者出现急性发作或进行性加重的呼吸困难、咳嗽，应中断治疗，立即行相关检查。确诊间质性肺病时应停止用药，及时治疗。护理同吉非替尼

续　表

种类	代表药物	常见剂型规格	药理作用及机制	临床应用	药代动力学
分子靶向类抗恶性肿瘤药	利妥昔单抗	注射液：10 mL/100 mg；50 mL/500 mg	一种嵌合鼠/人的单克隆抗体，抗体与纵贯细胞膜的 CD20 抗原特异性结合，此后 CD20 不被内在化或从细胞膜上脱落。与 B 淋巴细胞上的 CD20 结合，并引发 B 细胞溶解的免疫反应	治疗非霍奇金淋巴瘤与慢性淋巴细胞白血病	血清抗体浓度随剂量的增加而增加。在给予 375 mg/m^2 的患者中，平均血清半衰期为 68.1～189.9 h，平均血浆清除率为 0.014 5～0.045 9 L/h
	曲妥珠单抗	注射液：20 mL/440 mg	一种重组人源化单克隆抗体，特异性地作用于人表皮生长因子受体 2（human epidermal growth factor receptor 2，HER2）的细胞外部位	治疗 HER2 阳性的早期、转移性乳腺癌，及既往未接受过针对转移性疾病治疗的 HER2 阳性的转移性胃腺癌或胃食管交界腺癌	药代动力学呈剂量依赖性。随剂量水平的提高，平均半衰期延长，清除率下降。该药物 4 mg/kg 的首次负荷量和 2 mg/kg 每周维持量，其平均半衰期为 5.8 d，在 16～32 周，血浆浓度达到稳定状态，平均浓度约 75 μg/mL

使 用 方 法	用药期间安全管理
1. 途径：仅可静脉滴注。 2. 用法用量 （1）使用生理盐水或 5% 葡萄糖溶液溶解，稀释到浓度为 1 mg/mL。 （2）成人推荐剂量为 375 mg/m²，静脉滴注，1 次 / 周，共 4 次。滴注本药 60 min 前可给予解热镇痛药和抗组胺药。 （3）首次用药量：首次滴入速度 50 mg/h，随后可每 30 min 增加 50 mg/h，最大可达 400 mg/h。如果发生过敏反应或与输液有关的反应，应暂时减慢或停止输入。如患者的症状改善，可加快输入速度。 （4）维持剂量：输入速度开始可为 100 mg/h，每 30 min 增加 100 mg/h，最大可达到 400 mg/h	1. 禁忌证：对该药物及其成分过敏者。慎用于儿童或青少年。 2. 药物相关不良反应管理：① 肺部毒性：轻度流感样反应，表现通常包括发热、畏寒和寒战。护理人员应加强观察，给予对症处置。严重会出现变应性肺炎、间质性肺炎等反应，应结合既往用药史、患者临床表现和胸部 CT 及时明确诊断，停用该药，遵医嘱处置。② 其他：消化道反应、皮肤反应、心脏毒性、神经系统毒性，发生率低。护理详见表 15-1 及 15-2
1. 途径：静脉滴注，不可直接静脉注射。 2. 用法用量 （1）初次负荷剂量：建议初次负荷量为 4 mg/kg，90 min 内静脉滴注。 （2）维持剂量：建议每周用量为 2 mg/kg。如初次负荷量可耐受，则此剂量可于 30 min 内输完。 3. 配置及输注注意事项：应采用正确的无菌操作。每瓶药物应由同时配送的 20 mL 灭菌注射用水稀释，配好的溶液可多次使用，有效期为 28 d，超过有效期的药物不能再次使用。溶剂为生理盐水，不可使用 5% 的葡萄糖液（可使蛋白凝固）	1. 禁忌证：对该药物及其成分过敏者。慎用于儿童或青少年。 2. 药物相关不良反应管理：① 心脏毒性：如心悸、周围性水肿。与治疗相关的充血性心功能衰竭可能较严重，并可引起致命性心功能衰竭、死亡。特别在与蒽环类药（多柔比星或表柔比星）和环磷酰胺合用于治疗转移性乳腺癌的患者中，注意观察中至重度的心功能减退。护理详见表 15-2。② 其他：消化道反应、皮肤反应、肺部毒性、神经系统毒性，发生率低。护理详见表 15-1 及 15-2

第十五章

续　表

种类	代表药物	常见剂型规格	药理作用及机制	临床应用	药代动力学
分子靶向类抗恶性肿瘤药	西妥昔单抗	注射液：20 mL/100 mg	针对 EGFR 的 IgG1 单克隆抗体，两者特异性结合后，通过对与 EGFR 结合的酪氨酸激酶的抑制作用，抑制癌细胞的增殖，诱导癌细胞的凋亡，减少蛋白酶和血管内皮生长因子的产生	单用或与伊立替康联用于 EGFR 过度表达的，对以伊立替康为基础的化疗方案耐药的转移性直肠癌的治疗	初始剂量为 400 mg/m² 时，平均分布容积大致与血容量相同，在靶剂量时具有较长的清除半衰期，为 70～100 h。血清浓度在单药治疗 3 周后达到稳态水平
	尼妥珠单抗	注射液：10 mL/50 mg	一种跨膜糖蛋白，可阻断 EGFR 与其配体的结合，并对 EGFR 过度表达的肿瘤具有抗血管生成、抗细胞增殖和促凋亡作用	治疗 EGFR 阳性表达的 Ⅲ/Ⅳ 期鼻咽癌	在人体内生物学分布的主要器官为肝脏、脾脏、心脏、肾脏和胆囊，其中肝脏摄取量最高
	贝伐珠单抗	注射液：4 mL/100 mg	一种重组人单克隆抗体。通过与血管内皮生长因子（vascular endothelial growth factor, VEGF）结合，阻止 VEGF 与其自然受体 VEGFR 结合，抑制血管内皮细胞增殖和活化，发挥抗血管生成和抗肿瘤作用	适用于转移性结直肠癌，晚期、转移性或复发性非小细胞肺癌，复发性胶质母细胞瘤，肝细胞癌	在 1～10 mg/kg 的剂量范围内，其药代动力学呈线性关系

使 用 方 法	用药期间安全管理
1. 途径：静脉滴注，不可静脉注射。 2. 用法用量 （1）推荐起始剂量为 400 mg/m²，滴注时间 120 min，滴速控制在 5 mL/min 以内。维持剂量为一周 250 mg/m²，滴注时间 > 60 min。联合化疗时，先使用此药，且与化疗药物间隔超过 1 h。 （2）通过输液泵、重力滴注等给药，必须使用单独的输液管。	药物相关不良反应管理：① 皮肤反应：监测皮肤症状，最常见表现有痤疮样皮疹、皮肤干燥、裂伤等，评估症状的严重程度，指导患者做好皮肤清洁，保持皮肤湿润。轻至中度皮肤毒性反应无需调整剂量，必要时使用抗炎及止痒的药物，发生重度皮肤毒性反应者，可酌情遵医嘱减量。护理详见表 15-2。② 消化道反应：容易出现腹泻、恶心、呕吐、便秘等。护理详见表 15-1。③ 其他：过敏反应、输液反应、败血症、肺间质疾病、肾功能衰竭、肺栓塞和脱水等。护理详见表 15-1 及 15-2
1. 途径：静脉滴注。 2. 用法用量 （1）100 mg 该药物稀释于 250 mL 生理盐水中，静脉滴注时间 > 60 min。 （2）药物稀释于生理盐水后，在 2～8℃可保持稳定 12 h，在室温下可保持 8 h。储存时间超过上述时间，则应弃去不宜继续使用	1. 慎用于妊娠期和哺乳期妇女。建议哺乳期妇女在使用该药物期间及最后 1 次用药 60 d 内停止母乳喂养。 2. 药物相关不良反应管理：常见的不良反应主要表现为：轻度发热（发热不超过 24 h，如超出 24 h，应查明是否有其他原因导致的发热）、血压下降、恶心、头晕、皮疹。对症处理后缓解，不影响治疗；其他轻度的不良反应可自行缓解，不影响治疗，应做好密切观察。护理详见表 15-1 及 15-2
1. 途径：静脉滴注、胸腹腔注入。 2. 用法用量：首次静脉输注时间需持续 90 min；如果第 1 次输注耐受性良好，则第 2 次输注的时间可以缩短到 60 min；如果患者对第 2 次输注耐受良好，输注时间可缩短至 30 min	1. 慎用于妊娠期妇女。哺乳期妇女应停止哺乳。 2. 药物相关不良反应管理：① 治疗前及治疗时监测尿蛋白，观察尿液颜色，出现 4 级蛋白尿时应停药。② 治疗前、中、后均应监测血压，出现严重高血压时应暂停用药，若出现难以控制的高血压、高血压危象或高血压脑病时，应永久停药。对于治疗前就有高血压的患者，应将血压控制在 150/100 mmHg 以下。③ 心脏毒性：发生充血性心力衰竭风险增加，护理详见表 15-2。④ 出血：一旦出现胃肠道穿孔、严重的动脉血栓、曾有使用药物后出血的患者应永久停药；手术或大的有创操作前后 28 d 勿用此药。观察有无出血的表现，有出血迹象停止用药，遵医嘱使用止血药物

表 15-8　免疫检查点抑制剂代表药物

种类	代表药物	常见剂型规格	药理作用及机制	临床应用
免疫检查点抑制剂	帕博利珠单抗	注射液：4 mL/100 mg	属于一种可与 PD-1 受体结合的单克隆抗体，可阻断 PD-1 与 PD-L1、PD-L2 的相互作用，解除 PD-1 通路介导的免疫应答抑制，包括抗肿瘤免疫应答	治疗经一线治疗失败的不可切除或转移性黑色素瘤，非小细胞肺癌，一线全身治疗失败的、局部晚期或转移性食管鳞状细胞癌，结直肠癌，转移性或不可切除的复发性头颈部鳞状细胞癌等
	纳武利尤单抗	注射液：4 mL/40 mg；10 mL/100 mg	一种单克隆抗体，通过与 PD-1 受体结合并阻断其与 PD-L1 和 PD-L2 的相互作用，增强抗肿瘤反应	1. 治疗霍奇金病、接受索拉非尼治疗的肝癌、不可切除或转移性恶性黑色素瘤、转移性结直肠癌等。 2. 单药适用于治疗接受含铂类方案治疗期间或之后出现疾病进展且肿瘤 PD-L1 表达阳性的复发性或转移性头颈部鳞状细胞癌患者。 3. 治疗既往接受过两种或以上全身性治疗方案的晚期、复发性胃或胃食管连接部腺癌患者

药代动力学	使 用 方 法	用药期间安全管理
生物利用迅速且完全。通过非特异性途径分解，代谢与其清除无关。稳态下终末半衰期的几何平均值为 22 d	1. 途径：静脉滴注。 2. 用法用量：成人推荐剂量为：200 mg，1 次 / 周或 400 mg 每 6 周 1 次。 3. 配置及滴注注意事项：未使用前冰箱 2～8℃保存，使用前将该药恢复至室温后稀释。给药前，检查注射用药是否存在悬浮颗粒和变色的情况，请勿摇晃。滴注时间 > 30 min，不得通过静脉推注或单次快速静脉滴注给药。使用无菌、无热源、低蛋白结合的孔径 0.2～5 mm 过滤器的输液器进行静脉滴注，勿使用同一输液管与其他药物同时给药。联合给药时，应首先给予帕博利珠单抗	1. 禁忌证：对相应药物过敏的患者。 2. 药物相关不良反应管理：① 免疫相关性肺炎：用药后观察患者有无发热、咳嗽、咳痰、胸痛以及呼吸困难等肺炎相关体征和症状。② 免疫相关性肠炎：用药后观察患者有无腹泻、腹胀、腹痛等肠炎的相关体征和症状。应进食柔软、易消化富有营养及足够热量的食物，避免生、冷、油腻及多纤维食物。③ 免疫相关性肝炎：定期监测患者的肝功能变化，必要时行 B 超检查。④ 免疫相关性内分泌疾病：甲状腺功能紊乱，包括甲状腺功能亢进、甲状腺功能减退和甲状腺炎，应监测患者甲状腺功能的变化及甲状腺疾病的临床体征和症状。⑤ 免疫相关性皮肤疾病：主要表现为瘙痒、皮疹重者可能会出现红斑、皮炎、白癜风等，加强皮肤护理，避免摩擦、抓挠，防止继发感染，可以用温水清洗，勿用肥皂。阿替利珠暂无该相关不良反应。⑥ 免疫相关性肾炎：在治疗过程中监测患者肾功能变化，2 级肾炎患者暂停使用，3 级或 4 级应永久停药。⑦ 输液反应：输注时观察有无输
该药物可能采用与内源性 IgG 相同的方式，通过代谢途径被降解成小肽和氨基酸。其平均消除半衰期为 25 d（77.5%）	1. 途径：静脉滴注。 2. 用法用量：推荐剂量为 3 mg/kg 或 240 mg 固定剂量，1 次 /2 周，直至出现疾病进展或产生不可耐受的毒性。 3. 配置及输注注意事项：输注时所采用的输液管必须配有一个无菌、无热源、低蛋白结合的输液管过滤器（孔径 0.2～1.2 mm），在 30～60 min 输注完毕。不得与其他药品经相同的静脉通道合并输注	

续　表

种类	代表药物	常见剂型规格	药理作用及机制	临床应用
免疫检查点抑制剂	替雷利珠单抗	注射液：10 mL/100 mg	人源化重组抗PD-1单克隆抗体。T细胞表达的PD-1受体与其配体PD-L1和PD-L2结合，可以抑制T细胞增殖和细胞因子生成。部分肿瘤细胞的PD-1配体上调，通过这个通路信号传导可抑制激活的T细胞对肿瘤细胞的免疫监视	1. 适用于经过二线化疗的复发或难治性经典型霍奇金淋巴瘤的治疗。2. 尿路上皮癌、局部晚期或转移性鳞状非小细胞肺癌的一线、局部晚期或转移性非小细胞肺癌的二线或三线治疗。3. 既往接受过一线化疗不可耐受的局部晚期或转移性食管鳞状细胞癌患者。4. 用于一线治疗复发或转移性鼻咽癌患者等
	阿替利珠单抗	注射液：20 mL/1200 mg	一种可直接结合PD-L1并阻断受体之间的交互作用的单克隆抗体	联合卡铂和依托泊苷用于广泛期小细胞肺癌的一线治疗、联合贝伐珠单抗治疗既往未接受过全身系统性治疗的不可切除肝细胞癌、联合培美曲塞和铂类化疗用于表皮生长因子受体基因突变阴性和间变性淋巴瘤激酶阴性的转移性非鳞状非小细胞肺癌的一线治疗
	伊匹木单抗	注射液：10 mL/50 mg；40 mL/200 mg	一种与CTLA-4结合并阻断CTLA-4与其配体CD80/CD86相互作用的单克隆抗体，属一种新型的T细胞增强剂和免疫激活剂	联合纳武利尤单抗用于治疗不可手术切除的、初治的非上皮样恶性胸膜间皮瘤成人患者

药代动力学	使 用 方 法	用药期间安全管理
清除率为 0.171 L/d，个体间变异为 31.9%，终末半衰期约为 26 d	1. 途径：静脉滴注，不可采用静脉注射。 2. 用法用量：推荐剂量为 200 mg，每 3 周给药 1 次，用药直至疾病进展或出现不耐受的毒性。 3. 配置及滴注注意事项：未使用前冰箱 2～8℃保存，使用前将该药恢复至室温后稀释。配置时检查注射用药是否存在悬浮颗粒和变色的情况，勿摇晃药瓶。如观察到可见颗粒或异常颜色，应弃用药物。滴注时采用过滤器（孔径 0.2 或 0.22 mm）的输液器，使用生理盐水进行稀释。第 1 次输注时间不短于 60 min，如果耐受良好，后续每 1 次滴注时间不短于 30 min	液相关反应，如果出现重度或危及生命的输液反应，必须停止治疗，出现轻度或中度输液反应的患者在接受该药治疗时应密切观察生命体征。⑧ 血管疾病：高血压，在使用纳武利尤单抗治疗过程中注意监测血压，观察有无头晕、头痛等高血压临床表现。⑨ 免疫相关性心肌炎：临床表现为心悸、胸闷、乏力等，在使用替雷利珠单抗及阿替利珠单抗过程中应对心肌炎的临床体征和症状进行监测，对于疑似免疫相关性心肌炎，应进行充分的评估以确认病因或排除其他病因，并进行心肌酶谱等相关检查。⑩ 外周神经毒性：主要表现为感觉及自主神经受损，其中疼痛及自主神经功能障碍最为明显，使用替雷利珠单抗时嘱患者减少接触冷刺激物品，护理详见表 15-1。⑪ 免疫相关性脑膜炎：主要表现为发热、寒战、剧烈头痛、呕吐、意识障碍、肢体运动障碍、癫痫、脑神经麻痹以及颈项强直等脑膜刺激征表现，阿替利珠单抗治疗期间应保持充足休息，高热患者做好高热护理，进行物理降温，补充充足水分及营养，必要时增加体温监测频次
清除率为 0.2 L/d，典型的终末消除半衰期为 27 d，目前尚未直接研究该药品的代谢，抗体主要通过分解代谢被清除	1. 途径：静脉滴注，不可静脉推注。 2. 用法用量：推荐剂量为 200 mg，每 3 周给药 1 次。 3. 配置及滴注注意事项：用生理盐水稀释，静脉滴注首次时间至少持续 60 min。如果耐受性良好，则随后的滴注时间可适当缩短，但至少持续 30 min	
全身蓄积为 1.5 倍或更少，稳定状态下平均最低浓度在 3 mg/kg 时为 19.4 μg/mL，10 mg/kg 时为 58.1 μg/mL。最终半衰期的平均值为 15.4 d，清除率为 16.8 mL/h	1. 途径：静脉滴注，不可静脉推注。 2. 用法用量：推荐剂量为 1 mg/kg，每 6 周 1 次，静脉滴注 30 min，联合 360 mg 纳武利尤单抗，每 3 周 1 次，或联合 3 mg/kg 纳武利尤单抗，每 2 周 1 次。 3. 配置及滴注注意事项：可不经稀释用于静脉滴注或采用生理盐水或 5% 葡萄糖溶液稀释，建议滴注时间为 30 min	

第十六章
抗排异药物

表 16-1　钙调磷酸酶抑制剂代表药物

种类	代表药物	常见剂型规格	药理作用及机制	临床应用	药代动力学
钙调磷酸酶抑制剂	他克莫司	注射液：1 mL/5 mg 胶囊：1 mg；0.5 mg	通过与T淋巴细胞内的他克莫司结合蛋白-12受体相结合，抑制细胞毒性T淋巴细胞向移植物的浸润，从而达到预防和（或）治疗排斥反应的目的	1. 用于临床移植排斥反应的治疗。2. 对自身免疫性疾病有一定疗效，可用于类风湿关节炎、肾病综合征等治疗	口服后达峰时间1～3 h，半衰期12～24 h。药物吸收后，大部分在肝脏中分解、代谢，主要经胆汁及粪便排泄
	环孢素	注射液：5 mL/250 mg 胶囊：10 mg；25 mg；50 mg；100 mg	通过选择性抑制T淋巴细胞活化而发挥免疫抑制作用		口服或静脉给药，口服消除半衰期为10～30 h，在体内主要在肝脏代谢，自胆汁排泄

一、钙调磷酸酶抑制剂

常见的钙调磷酸酶抑制剂主要包括他克莫司和环孢素（表 16-1）。

二、抗细胞增殖类药

常见的抗细胞增殖类药主要包括霉酚酸酯、咪唑立宾、硫唑嘌呤和来氟米特（表 16-2）。

使 用 方 法	用药期间安全管理
1. 肾移植患者：口服起始剂量为 0.075～0.25 mg/（kg·d），分 2 次服用，间隔 12 h，静脉注射总量 0.05～0.10 mg/（kg·d），药液稀释于 50 mL 生理盐水中持续静脉泵注，一般总量不超过 2 mg。 2. 肝移植患者：口服起始剂量为 0.075～0.15 mg/（kg·d），若患者不能口服，首剂静脉给药，总量 0.01～0.05 mg/（kg·d），24 h 持续静脉泵注。 3. 心脏移植患者：口服起始剂量可为 0.05～0.25 mg/（kg·d）。 4. 肺移植患者：口服起始剂量一般按 0.04 mg/（kg·d）	1. 慎用于婴幼儿、育龄妇女及哺乳期妇女。 2. 嘱患者餐前 1 h 或餐后 2～3 h 服用。 3. 服药期间避免进食影响其血药浓度的食物，如葡萄、葡萄柚等。 4. 注意不与氟康唑、伏立康唑、胺碘酮、利福平、抗癫痫类等药物同服，因存在相互作用。 5. 通过采集患者晨起服药前空腹状态下外周静脉血，监测其血药浓度的谷值，用以动态调整治疗剂量，指导患者不随意停药、减药和加药
1. 起始剂量通常为 6～8 mg/（kg·d），分 2 次口服。 2. 静脉注射环孢素可遵医嘱剂量稀释于生理盐水或 5% 葡萄糖注射液中缓慢滴注，时间不少于 2～6 h，也可采用微量注射泵持续给药	1. 服药期间避免与葡萄汁、柚子汁同服，以免影响肝脏对其的代谢作用。 2. 注意观察药物引发的肝肾毒性、胃肠道反应及多毛症、齿龈增生、震颤、高血压等不良反应，并及时对症处理。 3. 用药期间，严密监测患者生命体征，尤其是体温变化，护理操作严格执行无菌技术操作，每日对病室进行消毒，以降低用药期间患者的感染风险

表 16-2 抗细胞增殖类药代表药物

种类	代表药物	常见剂型规格	药理作用及机制	临床应用
抗细胞增殖类药	霉酚酸酯	吗替麦考酚酯分散片：0.25 g 胶囊：0.25 g；0.5 g 粉针剂：0.5 g 肠溶片：0.18 g；0.36 g	抑制 T、B 淋巴细胞在有丝分裂原和同种异体抗原刺激下所引起的增殖，抑制 B 淋巴细胞生成抗体，从而起到免疫抑制作用	1. 用于预防肾移植术后的排斥反应。 2. 用于治疗狼疮性肾炎、肾病综合征、IgA 肾病、类风湿关节炎等自身免疫性疾病
		麦考酚钠肠溶片：0.18 g；0.36 g		
	咪唑立宾	片剂：25 mg；50 mg	通过阻止增殖的淋巴细胞进展，抑制抗体的产生及淋巴细胞的产生，延长移植物的存活时间	

药 代 动 力 学	使 用 方 法	用药期间安全管理
服药 1 h 后血药浓度迅速达到高峰，之后随之下降，代谢产物主要由肾脏排泄，也有一部分随胆汁进入小肠，经过肠肝循环引起服药后 6～12 h 血药浓度的第 2 个高峰	口服剂型需经过胃肠道吸收，注射用剂型直接进入血液循环，两种剂型的活性成分都是霉酚酸，最终主要通过肾脏排泄	1. 用药开始时应密切监测血常规，因口服期间可使白细胞减少。 2. 部分患者空腹服用可出现腹泻、腹胀、腹痛等胃肠道反应，应嘱患者饭后服用药物，饮食清淡。 3. 不可随意停药、改药，避免错服、漏服药物
	口服后在肠道内直接释放活性成分霉酚酸，最终主要通过肾脏排泄	
服药后 1.5 h 达到血浆峰值浓度，血浆半衰期 2.2 h，24 h 内基本被清除。85% 以原形经尿液排出	起始剂量为 2～3 mg/（kg·d），每日早晨顿服或分 2 次服用，以后逐渐减量至维持剂量 1～3 mg/（kg·d）	1. 禁忌证：既往对该药有严重过敏史患者、血白细胞计数 < 3×10^9/L 患者、妊娠期或可能妊娠的妇女。 2. 服药期间严密观察有无腹泻、恶心呕吐、食欲不振等胃肠道反应，如有异常，及时对症处理。 3. 需严密监测患者的血尿酸、血清肌酐等指标，因服药可导致血尿酸升高。 4. 定期监测肝功能变化，如有异常，及时处置。 5. 密切监测血常规指标，观察有无出现骨髓抑制现象，指导患者做好手卫生，佩戴口罩，预防感染的发生

续　表

种类	代表药物	常见剂型规格	药理作用及机制	临　床　应　用
抗细胞增殖类药	硫唑嘌呤	片剂：50 mg；100 mg	通过抑制活化的T、B淋巴细胞的增殖，发挥抗炎及免疫抑制作用	1. 用于预防和治疗肾移植术后的排斥反应。2. 用于类风湿关节炎、系统性红斑狼疮等多种自身免疫性疾病的治疗
	来氟米特	片剂：10 mg；20 mg	抑制淋巴细胞介导的细胞性和体液性免疫应答	

药 代 动 力 学	使 用 方 法	用药期间安全管理
口服胃肠吸收良好，血浆达峰值时间为 1～2 h，半衰期为 4～6 h，24 h 尿中排泄量为 50%～60%	口服起始剂量一般为 2～3 mg/（kg·d），1 次 /d 顿服，维持剂量 1～2 mg/（kg·d）	1. 通过分次给药（2～3 次 /d）或睡前服药缓解恶心呕吐、腹痛等胃肠道反应，或遵医嘱使用护胃药物。 2. 严密观察有无发热、寒战、关节痛、肌肉酸痛和结节性红斑等过敏反应，如有异常及时汇报医生。 3. 用药后最初的 4～8 周内每周进行全血细胞计数和肝功能监测，之后每 3 个月复查 1 次
口服吸收后，转变为活化代谢物，口服后 6～12 h 内活化代谢物的血药浓度达峰值，吸收不受高脂肪饮食影响，通过肾脏与胆汁排泄	口服 50 mg/d 的负荷剂量，之后 20 mg/d 维持，24 h 给药 1 次	1. 指导患者餐后 30 min 服药，同时遵医嘱给予胃黏膜保护剂，以减少服药引发的厌食、恶心呕吐、腹泻、腹痛等不适表现。 2. 定期监测患者肝功能，观察有无皮肤瘙痒、巩膜或皮肤发黄、尿黄等表现和谷丙转氨酶增高现象，并予以对症处理。 3. 做好皮肤护理，观察有无皮肤干燥、脱发、湿疹、瘙痒等表现

三、哺乳动物雷帕霉素靶蛋白抑制剂

常见的哺乳动物雷帕霉素靶蛋白抑制剂主要包括西罗莫司和依维莫司等（表 16-3）。

表 16-3　哺乳动物雷帕霉素靶蛋白抑制剂代表药物

种类	代表药物	常见剂型规格	药理作用及机制	临床应用	药代动力学
哺乳动物雷帕霉素靶蛋白抑制剂	西罗莫司	口服液：30 mL/30 mg；50 mL/50 mg 片剂：1 mg 胶囊：0.5 mg	该药品能抑制 T 淋巴细胞的活化和增殖，以及抑制 B 淋巴细胞产生抗体	1. 在器官移植后受者中立即使用。2. 在稳定期的器官移植受者中替换其他免疫抑制剂，如器官移植术后发生肿瘤的受者	经口服后吸收迅速，0.7～3 h 达到血药浓度峰值。半衰期较长，在肾移植患者中平均半衰期约 62 h，主要经胆汁由粪便排泄
	依维莫司	片剂：2.5 mg；5 mg；10 mg	通过抑制白细胞介素的生成和 T 细胞的增殖，发挥免疫抑制作用	用于预防肾移植、心脏移植术后患者移植物排斥反应	口服给药后被机体迅速吸收，达峰时间为 1.3～1.8 h。药物消除半衰期为 18～32 h。98% 以代谢物形式经胆汁排出

四、生物免疫抑制剂

常见的生物免疫抑制剂主要包括多克隆抗体（兔抗人胸腺细胞免疫球蛋白）和单克隆抗体（巴利昔单抗）等（表 16-4）。

使 用 方 法	用药期间安全管理
1. 西罗莫司口服液使用期间应恒定地与或不与食物同服。 2. 建议服用环孢素口服液和（或）环孢素胶囊 4 h 后服用西罗莫司。 3. 服用西罗莫司口服液：将给药器中准确量出的药液注入装有至少 60 mL 水或橙汁的玻璃或塑料容器中。充分搅拌，马上饮毕。另取水或橙汁约 120 mL 加至同一容器内冲洗，并立即全部饮用	1. 给予患者低脂、优质蛋白质饮食，适当补充维生素和膳食纤维，预防高脂血症的发生。 2. 定期监测血常规，观察患者神志、瞳孔、血压的变化，防止颅内出血的发生，因服药期间有血小板和白细胞减少的风险。 3. 需严密观察大便时间与服药的关系，因患者服药后可能出现腹泻现象。 4. 监督患者按时服药，并在服药前 10 min 采血检测血药浓度，以便于医生根据血药浓度值调整服药剂量，同时需定期监测患者的肝肾功能情况
口服给药 1 次 /d，推荐剂量为 10 mg/d	1. 应嘱患者清淡饮食，避免进食辛辣刺激或较咸食物，做好口腔护理，保持口腔清洁，因服药后易出现口腔黏膜炎，表现为口腔溃疡、疼痛等。 2. 需密切监测患者生命体征（特别是呼吸频率和血氧饱和度），注意保暖，预防肺部感染。 3. 治疗期间进食高蛋白质、高热量、易消化、富含维生素的清淡食物，避免进食辛辣或过冷、过热的食物对胃肠道造成的刺激

表 16-4　生物免疫抑制剂代表药物

种类	代表药物	常见剂型规格	药理作用及机制	临床应用	药代动力学
生物免疫抑制剂	多克隆抗体：兔抗人胸腺细胞免疫球蛋白	粉针剂：25 mg	通过对T、B细胞的破坏作用，使受体失去识别抗原的能力。能有效抑制各种抗原引起的初次免疫应答，对再次免疫应答作用较弱	1. 预防急性排斥反应的诱导治疗。2. 治疗急性排斥反应。3. 用于怀疑排斥反应引起的血清肌酐迅速升高或无尿的治疗	清除半衰期为2～3 d。IgG水平在治疗11 d时，逐渐增高至20～170 μg/mg，停药后逐渐降低
	单克隆抗体：巴利昔单抗	粉针剂：10 mg；20 mg	通过抑制T细胞活化和增殖而发挥免疫抑制作用，降低急性排斥反应发生率	1. 用于预防器官移植后发生排斥反应。2. 用于治疗肾移植后急性排斥反应	成人在静脉推注20 mg后，30 min血药浓度达到峰值，消除半衰期为4～10 d。12岁以下儿童的药物清除率约为成人的一半

使　用　方　法	用药期间安全管理
用等渗稀释液（生理盐水或5%葡萄糖注射液）稀释剂量药物至 50～500 mL/d。稀释后经静脉滴注，时间在 6 h 以上	1. 应注意 2～8℃避光保存和运输，不得冰冻，需现配现用。 　　2. 禁忌证：既往使用同类制剂发生严重的全身性过敏反应及存在严重感染者。 　　3. 用药时严密观察患者生命体征及过敏情况，若血压不稳定时，首先减慢输液速度，等血压稳定后再调整。 　　4. 观察输液通道是否通畅，如出现渗液、穿刺点上方出现红肿，有触痛感，应立即停药，拔除留置针，预防静脉炎发生。 　　5. 大剂量使用可能引起红细胞、白细胞或血小板计数急剧下降，应严密观察患者病情，定期监测血常规和凝血指标。 　　6. 用药前遵医嘱应用止吐药，嘱患者用药期间以清淡饮食为主，忌油腻、辛辣、油炸等食物
根据患者体重、年龄、免疫状态、治疗方案等因素决定用量，经生理盐水稀释后于移植手术前后特定时间点使用，儿童剂量减半	1. 该药物需在 2～8℃冷藏条件下保存和运输。 　　2. 经外周静脉留置针输入时，注意妥善固定，控制滴注速度，定期检查留置针血管走向周围皮肤情况，询问患者不适主诉，防止药物外渗。 　　3. 用药期间监测生命体征，遵医嘱预防性使用药物，减少恶心呕吐、腹痛、腹泻等消化道不适的发生。 　　4. 在用药期间及停药后 3 个月内每周监测血巨细胞病毒抗原，关注有无发生巨细胞病毒血症

参考文献

[1] 鲍一笑，陈志敏，程能能，等 . 吸入抗胆碱能药物治疗儿童喘息性疾病专家共识 [J] . 中国实用儿科杂志，2017，32（4）：241-244.

[2] 蔡明，李量 . 尼妥珠单抗联合同步放化疗治疗局部晚期食管癌的疗效观察 [J] . 现代消化及介入诊疗，2023，28（5）：631-634.

[3] 陈晨，岳慧杰，黄晓晖，等 . 肾移植术后咪唑立宾疗效和不良反应与其浓度、剂量和用药时长的相关性研究 [J] . 实用药物与临床，2021，24（5）：405-408.

[4] 陈建波，曹磊，蔡丽婷，等 . 布地奈德联合异丙托溴铵雾化吸入对慢性阻塞性肺疾病患者肺功能炎症和血气指标的影响 [J] . 中国医药科学，2020，10（8）：70-73.

[5] 陈琼，徐金义，赵桂华，等 . 异丙肾上腺素后平卧位血压与血管迷走性晕厥关系的研究 [J] . 中国心血管病研究，2021（6）：512-515.

[6] 陈文倩，张雷，张弋，等 . 实体器官移植他克莫司个体化治疗专家共识 [J] . 中国医院用药评价与分析，2021，21（12）：1409-1424.

[7] 陈新谦 . 新编药物学 [M] . 18 版 . 北京：人民卫生出版社，2018.

[8] 狄潘潘，胡云飞，孟祥松，等 . 阿替利珠单抗的不良事件风险信号挖掘 [J] . 中国药房，2022，33（24）：3025-3028，3033.

[9] 多烯磷脂酰胆碱肝病临床应用专家委员会 . 多烯磷脂酰胆碱在肝病临床应用的专家共识 [J] . 中国肝脏病杂志（电子版），2017，9（3）：1-7.

[10] 顾秋萍，金静芬，祝鸣兰 . 开颅术后丙戊酸钠相关性脑病致呼吸功能障碍的护理 [J] . 护理与康复，2019，18（5）：49-51.

[11] 广西药学会循证药学专业委员会 . 青霉素类药物更换批号或厂家皮肤试验专家共识 [J] . 广西医科大学学报，2022，39（6）：855-858.

[12] 国家卫生部办公厅 . 卫生部办公厅关于抗菌药物临床应用管理有关问题的通知：卫办医政发（2009）38 号 [A]（2009-3-23）. http://www.nhc.gov.cn/bgt/s9508/200903/51dd05f830cc4ef389dc4c97a8c74720.shtmL.

[13] 国家药典委员会 . 中华人民共和国临床用药须知：化学药和生物制品卷 [M] . 北京：中国医药科技出版社，2017.

［14］ 国家药典委员会.中华人民共和国药典（二部）［M］.北京：中国医药科技出版社，2020.

［15］ 海峡两岸医药卫生交流协会睡眠医学专业委员会.曲唑酮临床应用中国专家共识［J］.中华医学杂志，2022，102（7）：468-478.

［16］ 何志光，任中海，代岩，等.桉柠蒎肠溶软胶囊联合噻托溴铵奥达特罗治疗慢性阻塞性肺疾病稳定期的临床研究［J］.现代药物与临床，2021，36（9）：1857-1861.

［17］ 胡笛.硝苯地平控释片在高血压治疗中的应用及意义探究［J］.中国实用医药，2022，17（25）：137-139.

［18］ 胡琳，沈佳.GDF-15 在预测和监控表柔比星／环磷酰胺-多西他赛-曲妥珠单抗辅助治疗 HER-2 阳性乳腺癌患者产生心脏毒性中的作用［J］.实用肿瘤学杂志，2019，33（4）：340-345.

［19］ 胡锐.复方异丙托溴氨联合不同剂量布地奈德雾化吸入治疗儿童咳嗽变异性哮喘的临床效果［J］.临床医学研究与实践，2019，4（28）：107-109.

［20］《活血化瘀类中成药合理用药指南》编写专家组.活血化瘀类中成药合理用药指南（下篇）［J］.中国新药杂志，2023，32（4）：338-347.

［21］ 蒋吴君，郝创利，樊映红，等.硫酸特布他林注射液治疗婴幼儿喘息性疾病的有效性和安全性临床研究［J］.中国实用儿科杂志，2019，34（11）：936-939.

［22］ 柯英.硫酸阿米卡星注射液上市后安全性及临床应用真实世界研究［J］.药学与临床研究，2021，29（4）：305-308.

［23］ 况赟，宋珑，孙媛媛，等.华法林个体化治疗独立指南的现状分析［J］.中国临床药理学杂志，2022，38（17）：2084-2088.

［24］ 李东艇.噻托溴铵联合福莫特罗治疗中重度慢性阻塞性肺疾病的临床效果观察［J］.临床合理用药杂志，2019，12（23）：50-51.

［25］ 李海燕，张玲娟，陆清声.静脉血栓栓塞症防治护理指南［M］.北京：人民卫生出版社，2021.

［26］ 李佳乐，赵莉.达比加群酯抗凝治疗合理性和安全性评价［J］.中国医院药学杂志，2019，39（21）：2176-2180.

［27］ 李金宝，薄禄龙，王嘉锋.华盛顿危重病医学手册［M］.2 版.天津：天津科技翻译出版有限公司，2015.

［28］ 李克爱，郝仲芳，陈洪萍，等.腔内注射贝伐珠单抗联合奥沙利铂治疗肺癌恶性胸腔积液的效果［J］.广东医学，2019，40（23）：3327-3330.

［29］ 李莉，张凝，张泷.托吡酯联合认知康复训练治疗部分性发作癫痫患儿的效果分析［J］.现代医学与健康研究电子杂志，2021，5（19）：117-120.

［30］ 李香荷，张冬，王强，等.注射用克林霉素磷酸酯质量分析［J］.中国抗生素杂志，2022，47（2）：158-166.

［31］ 李燕，莫伟，葛静萍.抗凝剂皮下注射护理规范专家共识［J］.介入放射学杂志，2019，28（8）：709-716.

［32］ 刘芳，张婷，张晓乐，等．基于专家共识和医务人员调查的高警示药品目录建立 ［J］.中国药学杂志，2018，53（17）：1523-1528.

［33］ 鲁国璋，张建中．曲妥珠单抗在抗肿瘤治疗中的应用分析［J］.上海医药，2021，42（19）：42-45.

［34］ 罗详冲，王周清，李琼艳，等.PD-1抑制剂替雷利珠单抗治疗晚期恶性肿瘤的药理作用与临床评价［J］.协和医学杂志，2022，13（4）：679-686.

［35］ 马林沁，张佳琪，刘艺，等.间羟胺与去甲肾上腺素对老年脓毒性休克患者疗效的比较［J］.中华急诊医学杂志，2020，29（4）：547-550.

［36］ 潘集阳，方贻儒，胡少华，等.盐酸曲唑酮缓释剂临床应用专家建议［J］.中国全科医学，2022，25（33）：4099-4105.

［37］ 任文静，张婉璐，付桂英.纳武利尤单抗注射液临床应用的合理性与安全性研究［J］.中国医院用药评价与分析，2022，22（3）：370-373.

［38］ 阮子静，刘超，石浩，等.磷霉素钠注射液临床不良反应分析及与中药联合用药现状［J］.中国抗生素杂志，2022，47（9）：971-976.

［39］ 孙雯娟，胡扬，徐燕，等.帕博利珠单抗致患者肌炎伴重症肌无力的用药分析［J］.中国临床药理学杂志，2023，39（7）：1037-1039.

［40］ 孙鑫，张婷玉，姚俞昊，等.欧洲与我国最新原发性硬化性胆管炎临床实践指南的比较［J］.临床肝胆病杂志，2023，39（1）：43-49.

［41］ 王芳，向红平.静脉注射氯丙嗪副作用的相关因素及护理对策［J］.邵阳学院学报（自然科学版），2018，15（3）：111-116.

［42］ 王乔宇，武明芬，柳鑫，等.2021中国静脉血栓栓塞症防治抗凝药物的选用与药学监护指南［J］.中国临床药理学杂志，2021，37（21）：2999-3016.

［43］ 王旭，陈红斗，刘瑞霞，等.两种甘草酸制剂辅助治疗慢性乙型肝炎的疗效与经济学比较［J］.药物流行病学杂志，2021，30（7）：482-485.

［44］ 谢雯，李燕.双环醇片临床应用专家建议［J］.中华实验和临床感染病杂志（电子版），2014，8（6）：124-128.

［45］ 熊方武，余传隆，白江秋，等.中国临床药物大辞典：化学药卷［M］.北京：中国医药科技出版社，2018.

［46］ 徐萌.多索茶碱与氨茶碱治疗慢性阻塞性肺疾病急性加重期临床疗效及其安全性的比较研究［J］.临床合理用药杂志，2020，13（9）：66-67.

［47］ 杨宝峰，陈建国.药理学［M］.北京：人民卫生出版社，2022.

［48］ 医师协会高血压专业委员会.钙拮抗剂/血管紧张素转换酶抑制剂单片复方制剂在高血压治疗中的应用中国专家建议［J］.中华高血压杂志，2016，24（1）：19-24.

［49］ 尹金妥，李路亚，孟萌，等.盐酸多柔比星脂质体临床应用安全性评价［J］.中国药业，2022，31（16）：115-119.

［50］ 张静.利培酮治疗精神分裂症的不良反应及护理要点分析［J］.中国实用医药，2019，14（10）：110-112.

［51］ 张亮，周秋云，张宇，等．伊立替康在小细胞肺癌化疗中所致重度不良反应的相关因素分析［J］．药学与临床研究，2019，27（5）：332-336.

［52］ 张瑶华，李瑞．中国常用药品集［M］．上海：上海交通大学出版社，2006.

［53］ 张悦，付永莉，罗星．《中国医疗机构药品评价与遴选快速指南》用于便秘治疗药评价及遴选初探［J］．中国药业，2022，31（24）：12-16.

［54］ 浙江省医院药事管理质控中心．浙江省头孢菌素类抗生素皮肤过敏试验指导意见［EB/OL］．（2018-9-19）［2023-3-15］．https://guide.medlive.cn/guideline/16524.

［55］《中成药治疗优势病种临床应用指南》标准化项目组．中成药治疗小儿腹泻病临床应用指南（2021年）［J］．中国中西医结合杂志，2022，42（8）：915-921.

［56］ 中国静脉介入联盟，中国医师协会介入医师分会外周血管介入专业委员会．下肢深静脉血栓形成介入治疗护理规范专家共识［J］．介入放射学杂志，2020，29（6）：531-540.

［57］ 中国抗癌协会肿瘤临床化疗专业委员会，中国抗癌协会肿瘤支持治疗专业委员会．中国肿瘤药物治疗相关恶心呕吐防治专家共识（2022年版）［J］．中华医学杂志，2022，102（39）：3080-3094.

［58］ 中国生物医学工程学会心律分会心律失常药物工作委员会．艾司洛尔注射液抗心律失常中国专家建议［J］．中华内科杂志，2021，60（4）：314-320.

［59］ 中国血脂管理指南修订联合专家委员会．中国血脂管理指南（2023年）［J］．中国循环杂志，2023，38（3）：237-271.

［60］ 中国医师协会急诊医师分会，中国高血压联盟，北京高血压防治协会．中国急诊高血压诊疗专家共识（2017修订版）［J］．中国急救医学，2018，38（1）：1-13.

［61］ 中国医师协会皮肤科医师分会自身免疫病专业委员会．硫唑嘌呤治疗免疫相关性皮肤病专家建议［J］．中华皮肤科杂志，2021，54（2）：116-121.

［62］ 中国医师协会心血管内科医师分会，中国心衰中心联盟，《慢性心力衰竭"新四联"药物治疗临床决策路径专家共识》工作组．慢性心力衰竭"新四联"药物治疗临床决策路径专家共识［J］．中国循环杂志，2022，37（8）：769-781.

［63］ 中国医药生物技术协会药物性肝损伤防治技术专业委员会，中华医学会肝病学分会药物性肝病学组．中国药物性肝损伤诊治指南（2023年版）［J］．胃肠病学，2023，28（7）：397-431.

［64］ 中华消化杂志编辑委员会．双歧杆菌三联活菌散/胶囊应用于消化系统疾病的中国专家共识（2021版）［J］．中华消化杂志，2022，42（4）：224-239.

［65］ 中华医学会老年医学分会，老年消化学组．消化酶制剂在老年人消化不良中应用中国专家共识（2018）［J］．中华老年医学杂志．2018，37（6）：605-611.

［66］ 中华医学会临床药学分会《磺达肝癸钠药学实践专家共识》编写工作组．磺达肝癸钠药学实践专家共识［J］．医药导报，2022，41（11）：1571-1581.

［67］ 中华医学会皮肤性病学分会药物不良反应研究中心．Stevens-Johnson综合征/中毒性表皮坏死松解症诊疗专家共识［J］．中华皮肤科杂志，2021，54（5）：376-381.

［68］ 中华医学会器官移植学分会．器官移植免疫抑制剂临床应用技术规范（2019版）

[J].器官移植，2019，10（3）：213-226.

[69] 中华医学会消化病学分会胃肠功能性疾病协作组，中华医学会消化病学分会胃肠动力学组.2020年中国肠易激综合征专家共识意见［J］.中华消化杂志，2020，40（12）：803-818.

[70] 中华医学会，中华医学会临床药学分会，中华医学会杂志社，等.高血压基层合理用药指南［J］.中华全科医师杂志，2021，20（1）：21-28.

[71] 中华医学会，中华医学会杂志社，中华医学会全科医学分会，等.急性气管-支气管炎基层合理用药指南（2020年）［J］.中华全科医师杂志，2020，19（10）：882-890.

[72] 中华医学会，中华医学会杂志社，中华医学会全科医学分会，等.慢性阻塞性肺疾病基层诊疗指南（2018年）［J］.中华全科医师杂志，2018，17（11）：856-870.

[73] 中华医学会，中华医学会杂志社，中华医学会消化病学分会，等.胃食管反流病基层诊疗指南（实践版·2019）［J］.中华全科医师杂志，2019，18（7）：642-646.

[74] 周婧，陈子春，陈惠娟，等.基于FAERS数据库的伊匹木单抗不良事件信号挖掘与分析［J］.现代药物与临床，2023，38（7）：1767-1774.

[75] 朱有华，曾力.肾移植［M］.北京：人民卫生出版社，2017.

[76] Balar A V, Galsky M D, Rosenberg J E, et al. Atezolizumab as first-line treatment in cisplatin-ineligible patients with lo-cally advanced and metastatic urothelial carcinoma: a single-arm, multicentre, phase 2 trial [J]. Lancet, 2017, 389(10064): 67-76.

[77] Chinese Medical Association, Chinese Medical Journals Publishing House, Chinese Society of General Practice, et al. Guideline for primary care of chronic obstructive pulmonary disease (2018) [J]. Chin J Gen Pract, 2018, 17(11): 856-870.

[78] Institute for Safe Medication Practices. ISMP's List of High-Alert Medications [EB/OL]. (2018-08-31) [2024-06-01]. http://www.ismp.org/tools/highalertmedicationLists.asp.

[79] Kimberly G B, Jonny G P, Jason A T, et al. Antibiotic allergy [J]. Lancet, 2019, 393(10167): 183-198.

[80] Koleczko S, Wolf J.Immune checkpoint inhibitors in lung cancer [J]. Intermist (Berl), 2020, 61: 676-681.

[81] Liu S Y, Wu Y L. Tislelizumab: an investigational anti-PD-1 antibody for the treatment of advanced non-small cell lung cancer (NSCLC) [J]. Expert Opin Investig Drugs, 2020, 29(12): 1355-1364.

药名索引

（按首字汉语拼音排序）